中国医学科技发展报告 2013

中国医学科学院

科学出版社
北京

内 容 简 介

本书是中国医学科学院年度系列报告《中国医学科技发展报告》的第四本，全面回顾了2012年我国医学科技的进展，介绍了2012年我国科学家在医学科技领域取得的具有代表性的部分成果，并对医学科技发展的若干热点、前沿科学问题，公众、科学家关注的医学科技问题进行分析评述。

本书可供医学科技相关领域、生命科学相关领域的管理人员、研究开发人员和高校师生阅读和参考。

图书在版编目（CIP）数据

中国医学科技发展报告2013/中国医学科学院编著. —北京：科学出版社，2013.3

ISBN 978-7-03-036728-0

Ⅰ.①中… Ⅱ.②中… Ⅲ.①医药学-技术发展-研究报告-中国-2013. Ⅳ.①R-12

中国版本图书馆CIP数据核字（2013）第031883号

责任编辑：李 悦/ 责任校对：桂伟利

责任印制：钱玉芬/ 封面设计：王 浩

科学出版社出版

北京东黄城根北街16号

邮政编码：100717

http://www.sciencep.com

骏杰印刷厂 印刷

科学出版社发行 各地新华书店经销

*

2013年3月第 一 版 开本：787×1092 1/16

2013年3月第一次印刷 印张：15

字数：356 000

定价：98.00元

（如有印装质量问题，我社负责调换）

《中国医学科技发展报告 2013》编委会

主　编　刘德培　李立明

副主编　曹雪涛　曾益新　詹启敏　代　涛

编　委　（按姓氏汉语拼音排序）

安新颖　池　慧　杜冠华　方福德　顾东风
郭新彪　赫　捷　胡盛寿　贾晓峰　孔德领
李　鲲　鲁林荣　梁晓峰　刘保延　陆　林
梅品超　彭丹涛　彭小忠　邱五七　施小明
田　玲　汪　楠　王明荣　王汝宽　杨　弋
曾　光　张　华　张建中　张抒扬　周　琪

前 言

健康是人全面发展的基础，也是国家发展的重要保障。而医学科技对实现健康战略目标具有十分重要的意义，医学科技的发展是保障医学进步，促进人类健康的重要基础。中国医学科学院作为我国唯一的国家级医学科学学术中心和综合性医学科学研究机构，长期以来对医学科技的发展趋势、发展方向、发展战略，以及一些重大问题进行了综合性、战略性、前瞻性的系统研究，并形成了系列研究报告。这些报告是充分发挥中国医学科学院战略决策咨询作用，影响国家有关决策，引领医学科技进步，支撑医疗卫生事业发展的重要文献。从 2009 年开始，中国医学科学院组织专家编写《中国医学科技发展报告》，由所属医学信息研究所具体落实，并长期跟踪开展相关研究。

《中国医学科技发展报告 2013》是该系列报告的第四本。全面回顾了 2012 年我国医学科技的进展，介绍了 2012 年我国科学家在医学科技领域所做的具有代表性的部分工作，以反映 2012 年我国医学科技领域取得的主要成果；选取医学科技的若干热点和前沿、专家和公众关注的问题等进行分析评述；对国内外医药卫生领域发表的学术论文、申请及授权的专利、各国批准上市的药物以及开展的临床试验项目进行定量分析，并与美国、英国等主要发达国家进行比较分析，以了解我国医学科技水平及在世界上所处的地位，以及与其他国家相比较的差距和优势。

本研究报告共分为五章。第一章主要介绍 2012 年我国医学科技取得的主要进展、主要成就及未来发展趋势等。第二章选取若干热点、前沿科学问题，包括表观遗传学、非编码 RNA 和纳米医学，邀请相关专家进行分析评述，在分析该领域研究背景、近年国内外进展的基础上，发表评论，并对研究和应用前景进行展望。第三章介绍 2012 年我国科学家在医学科技领域发表的重要论文，以反映 2012 年我国医学科技领域取得的具有代表性的部分成果。第四章针对科学家、公众关注的医学科技领域的重大问题，包括新发与突发传染病防控、老年病防治和我国慢性病防治规划解读等，邀请专家进行分析评述。第五章利用文献计量方法对国内外医药卫生领域发表的学术论文、申请及授权的专利、各国批准上市的药物以及开展的临床试验项目进行定量分析，并与美国、英国等主要发达国家进行比较分析，以了解我国医学科技水平及在世界上所处的地位，以及与其他国家的差距和优势。并对

2002～2012年我国的中医药科技论文从时间分布、核心期刊发文量，以及基金资助等方面进行了统计、分析，以期从文献角度了解和把握近十年来中医药领域的科技发展状况。

本报告是在有关领导和部门的关心支持下，经过多方人员的共同努力完成的。研究成果对政府部门制定医学科技发展政策和战略，企业、高校和研发机构制定优先发展的重点等具有一定的参考价值。

《中国医学科技发展报告2013》编委会

2013年1月29日

目　录

第一章　2012年我国医学科技进展回顾

一、基础医学

方福德　彭小忠　张　靖

中国医学科学院北京协和医学院基础医学研究所

众所周知，基础医学与临床医学是医学学科门类下重要的一级学科。基础医学研究旨在探索疾病发生、发展、转归及诊断、治疗学机理，最终得以深化对疾病的认识，提高诊断治疗水平，并为临床实践服务。而临床医学的主要目的在于培养疾病诊断、治疗的能力，把基础研究的成果应用于具体病例的治疗。因此，二者的关系既紧密结合又各有侧重。2012年，我国医药卫生研究领域尤其是基础医学研究领域取得了可喜的进步，并且在热点研究领域占有量、研究策略、优势成果产出单位的数量较往年均有显著增长。其中，比较明确的特点主要有：①优势研究领域之间出现交叉与融合，从而产生了更为深入的研究成果；②保证较先进的调查性研究成果的同时产生了数量更多的深层次机制挖掘的研究成果；③大陆地区优秀研究成果显著的同时，港台地区的优秀研究成果也有明显增长。总体回顾2012年我国医学研究领域的研究成果，我们有理由认为：近年来我国科研领域的成绩在总体数量快速增长的前提下，正在逐步完成一个质变的过程，即向总体科研水平显著提高的方向迈进。

中国医学科学院《中国医学科技发展报告（2013）》编写小组提供的文献计量学分析结果表明，2012年中国学者在基础医学热点研究领域的突出成果主要集中于癌症（cancer）、神经系统疾病（nervous system disease）、干细胞发育生物学（stem cell）、氧化应激（oxidative stress）、免疫应答（immune response）、自身免疫性疾病（autoimmune disorder）、心肌梗死（myocardial infarction）、脊髓损伤（spinal cord injury）、心脑血管疾病（cardiovascular and cerebrovascular disease）9大类。因此，根据以上文献计量学的结果，我们以公共数据库（PUBMED）为例，调取了其中收录的相关研究论文，并对全球论文发表数量与我国学者发表数量进行了比较。结果（图1）表明：2012年我国学者在基础医学研究热点领域研究论文的发表数量平均占全球同领域论文发表数量的8.52%，这表明我国基础医学科研领域的研究已经占到全球相关研究内容不可忽视的比重，而这些热点领域的占有量也在一定程度上反映出我国基础医学科研一线工作的活跃程度。我国学者的研究成果在国际相关科研领域所占权重的逐年增加，与中央与地方多种形式的重大、重点、专项基金支持是密切相关的，由此也反映出我国政府所提出的由科技大国向科技强国转型的决心。

以下选取2012年我国科研工作者取得的部分重要研究成果进行介绍。

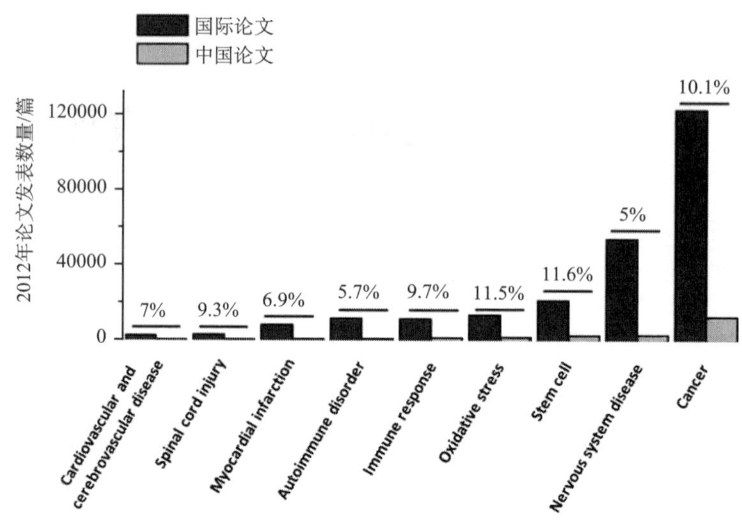

图 1　2012 年基础医学研究热点领域论文发表数量总数与我国学者发表数量的比较

（一）肿瘤学研究领域

2012 年，中国学者在全基因组水平对肿瘤的遗传标志物筛选与鉴定方面依然保持着高质量的产出，他们主要依赖全基因组关联研究的策略，获得了多种肿瘤新的遗传易感基因及标志物。如中国医学科学院北京协和医学院肿瘤医院肿瘤研究所林东昕小组，通过全基因组关联分析，鉴别出多个中国人群食管鳞状细胞癌易感基因位点，并分析了相关基因与环境的互作关系，相关论文发表于《自然-遗传学》杂志；复旦大学遗传工程国家重点实验室余龙教授等，在最新研究中确定了人的 *STAT4* 和 *HLA-DQ* 基因是乙肝患者罹患肝癌的关键易感基因，相关研究论文发表于《自然-遗传学》杂志；第二军医大学孙颖浩课题组与合作者发现了两个新的中国人群特异易感基因位点，揭示了前列腺癌种族差异的遗传学基础，这是世界上首次基于大规模人群和全基因组水平的中国人前列腺癌易感基因筛查研究并取得重要成果，发表于《自然-遗传学》杂志；上海交大医学院附属瑞金医院和国家人类基因组南方研究中心肿瘤基因组课题组与上海生物芯片国家工程研究中心、复旦大学中山医院、无锡市人民医院等合作单位，利用先进 DNA 测序技术对乙肝病毒感染相关的肝癌原发灶和侵犯肝脏门静脉的转移灶的全部基因组外显子进行比对分析，发现肿瘤细胞存在 347 个突变基因，平均每个肿瘤样本有 30～40 个基因突变，其中大多数基因突变是第一次在肝癌样本中发现，并且在原发灶和转移灶中同时出现，这是第一次利用新型大规模基因组分析技术研究肝癌转移问题，所获结果将为肝癌诊断、预后、治疗，以及开发新型治疗药物奠定基础。

在肿瘤相关疾病的深层机制研究方面，2012 年我国学者也取得了一些重要的成果。中国科学院上海生命科学院生物化学与细胞研究所研究员惠利健领导的科研小组日前发现了肝癌发生早期阶段的分子机制，为肝癌早期诊断和预防治疗提供了重要靶点。由于对肝癌发生早期过程的分子机制并不清楚，其早期诊断受到极大限制，被确诊的患者通常已处于肝癌晚期，因此，找到肝癌发生早期阶段的分子标记和有效的预防治疗手段成为肝癌治疗中的重要方向，而揭示肝癌发生早期阶段的分子机制成为关键。这一重大发现发表在《自然-细胞生物学》杂志。

王晓东研究组有关TNF-α诱导的细胞坏死信号转导通路中新发现的工作受到了领域内研究者的广泛重视。他们首次发现一个名叫MLKL的蛋白在细胞坏死中起着关键性作用。研究表明在RIP3介导的细胞坏死信号通路中，MLKL扮演着RIP3激酶其中一个底物的角色。另外，MLKL将"necrosome"与线粒体磷酸酶PGAM5相联系起来。PGAM5的激活可以导致成串排列的线粒体发生线性断裂，这一现象在细胞坏死发生的早期起到了非常重要的作用。他们的工作呈现给我们有关细胞坏死更加详细的分子机制，并将细胞坏死与线粒体的故障联系了起来。这对于设计开发针对细胞坏死相关疾病的药物起到了极大的提示和推动作用。以上工作表于《细胞》杂志。

中国科学院健康科学研究所胡国宏研究组与上海交通大学Med-X中心徐学敏胡晓芳研究组合作，利用来源于乳腺癌MDA-MB-231不同转移能力的各种亚系SCPs细胞，通过分泌蛋白质组学检测，得到128种差异蛋白。研究者结合全基因组表达芯片结果和甲基化芯片的分析结果，认为cystatins家族成员CST6可能在乳腺癌骨转移中起重要的调节作用。相关成果发表于《细胞研究》杂志。中国科学技术大学生命科学学院温龙平教授研究组采用一系列特异性表面结合肽，人为调控稀土纳米材料的细胞自噬行为，从而大大降低纳米材料的毒副作用，并提高对肿瘤靶细胞的杀伤效应，这一成果为纳米材料在体内的诊疗应用提供了新方法新思路，相关成果发表于《自然-材料》。北京大学第一医院血液研究室与华大基因公司合作，在骨髓增殖性肿瘤的研究方面取得突破性进展，该研究首次通过对血液肿瘤患者骨髓的单细胞全基因组外显子测序，探索骨髓增殖性肿瘤的细胞演化和恶性进展规律，相关论文发表于《细胞》杂志。这种新的测序方法开启了一条崭新的研究途径，除了可以阐明骨髓增殖性肿瘤的发生过程，还可以用于探索其他类型肿瘤的起源过程。

胰脏癌患者的5年存活率只有3%～4%，几乎是所有癌症患者中最低的。台湾学者洪明奇领导的研究团队从正常细胞中找到一种癌症凋亡细胞的突变种（BIK-DD）。癌症凋亡细胞（BIK）一般人体内就有，既存在于正常细胞里，也存在于癌细胞中；但这种凋亡细胞平常并不会特别表现，无法杀死肿瘤干细胞。洪明奇找到癌症凋亡细胞的突变种（BIK-DD），且可调控到让它只在肿瘤干细胞中大量表现，而不会表现于正常细胞中，从而引起肿瘤干细胞的凋亡，却不会误杀正常细胞，可望给几无存活机会的胰脏癌患者带来生机，该研究团队相关成果发表于《癌症细胞》杂志。

（二）神经生物学及相关疾病研究领域

癫痫是人群中发病率较高的一种疾病，影响总人口的大约1%，中国约有一千万患者。现有抗癫痫药物治疗对大约30%的患者不起作用，多采取手术治疗，而适合手术的患者只占少数。因此，寻找有效和安全的治疗药物是生物医学重要的目标之一。浙江大学医学院，浙江大学软物质研究中心李晓明课题组的研究人员报道了一个关键的精神分裂症易感基因在抑制性神经元兴奋性的调控作用，从而解析了癫痫发病的机制——

NRG1-ErbB4 信号通过调节 FS-PV 中间神经元的兴奋性，参与了人体癫痫的发生。ErbB4 可能是治疗癫痫的抗惊厥药物的新靶点。相关论文发表于《自然-神经科学》杂志。在同一期《自然-神经科学》杂志中，中国科学院上海神经科学研究所熊志奇研究组及合作者也发现，在不同的癫痫模型、不同种属的啮齿类动物中癫痫发作都可以上调脑内 *Nrg1* 基因的表达及其受体 ErbB4 的酪氨酸磷酸化。通过结合药理学和基因操作的手段，研究者发现，NRG1 是颞叶癫痫病理进程中的一个关键的内源性抑制性因子，它通过激活小清蛋白阳性中间神经元上的 ErbB4 受体，对癫痫发生起到重要的负反馈调节作用。

药物成瘾（如可卡因、海洛因及甲基苯丙胺成瘾等）已成为严重的社会和公共卫生问题。药物成瘾难以根治就在于其强烈而持续的精神依赖性，即心瘾。吸毒者在戒毒过程中遇到毒品相关联的线索（如吸毒的环境或者吸毒的同伴）就会诱发心瘾，从而导致再次吸毒。但目前用于药物成瘾治疗的药物疗效有限，并且存在许多毒副作用，因而限制了其临床应用。北京大学中国药物依赖研究所所长陆林教授领导的课题组，发现了一种基于学习记忆理论的模式——记忆唤起—消退操纵模式，用来防止药物心理渴求和复吸。《科学》杂志报道了这项最新研究成果，在同期杂志上英国剑桥大学著名神经生物学家 Barry Everitt 为该研究撰写了评论文章《消除对毒品的记忆》（*Wiping Drug Memories*）。这一结果的公布引起了广泛的国际关注，英国 BBC 等二十多家国内外媒体都在第一时间予以报道。由于该模式不涉及治疗药物，因此有可能克服药物治疗引发的副作用，从而为药物成瘾及相关疾病的临床治疗提供新的思路。

分泌性成纤维细胞生长因子（FGFs）和其受体在神经系统发育的早期阶段发挥调节功能。FGF13，是 FGF 家族的非分泌性蛋白质。它在神经发展过程中表达于大脑皮质神经元，是 X 染色体连锁性智力障碍综合征（XLMR）的候选基因。然而，其在神经发育过程中的功能尚不清楚。中国科学院上海神经科学研究所张旭研究组发现 FGF13 在神经细胞中作为微管稳定蛋白发挥重要调节功能。FGF13 在细胞内作为轴突必需的微管稳定蛋白并在大脑皮层神经细胞迁移中起着引导的重要作用。敲除 *FGF13* 基因可损害神经元极化并增加轴突的分支化和引导生长作用，导致小鼠大脑皮层和海马的神经细胞迁移缺陷。*FGF13* 缺陷小鼠也表现出学习和记忆能力的减退。这与 XLMR 患者的智力残疾是想对应的。相关研究成果发表于《细胞》杂志。

亨廷顿病产生原因是由于 γ-氨基丁酸（GABA）能神经细胞逐步退化后引起神经“环路”紊乱，该环路对协调“运动功能”非常重要，而 GABA 能神经细胞正是通过这一环路与远处细胞形成突触联系而起作用的。由于亨廷顿病人的这条环路遭到破坏，故出现运动功能障碍和认知能力逐渐丧失等一系列症状，目前尚缺少有效治疗方法。复旦大学上海医学院张素春研究组与合作者成功将人胚胎干细胞转化为表达 DARPP32 的前脑 GABA 能神经细胞群，移植到喹啉酸损伤小鼠可以修复其由于喹啉酸损伤引发的运动障碍，对治疗人类亨廷顿病有重要意义。该项研究成果发表于《细胞-干细胞》杂志。

（三）干细胞及发育生物学研究领域

单倍体细胞是遗传学研究的重要工具。最近成功通过单性生殖获得的小鼠单倍体胚胎干细胞（haESCs），使得研究者可以在哺乳动物细胞中进行基因筛选。然而，从这些haESCs中产生活的动物却一直没有实现——这是将遗传分析扩展到集体水平所必需的。中国科学院上海生命科学院生物化学与细胞生物学研究所的李劲松和徐国良领导的研究团队就取得了这样一项理论概念上的重要突破——首次建立了来自孤雄囊胚的单倍体胚胎干细胞系，而且这些细胞保持了一定水平的雄性印记，并进一步验证了这些细胞能够代替精子在注入卵母细胞后产生健康的小鼠。他们的研究成果表明，AG-haESCs可以作为易于基因操作的受精剂通过注入卵母细胞产生活体动物。相关研究成果发表于《细胞》杂志，并得到重点推荐。

中国科学院动物研究所计划生育与生殖生物学国家重点实验室周琪和赵小阳研究小组合作，他们通过将精子注入到细胞核移除的卵母细胞中可以构建出小鼠雄性单倍体胚胎干细胞。由雄性单倍体胚胎干细胞（ahES）细胞生成的具生育能力的小鼠表明了单倍体胚胎干细胞中的遗传信息是功能上完整且稳定的，因此提高了单倍体ES细胞在遗传学研究中的价值。该研究还提供了在无法获得具有生殖能力的胚胎干细胞的动物模型，包括非人类灵长动物中进行遗传操作的一种新方法。由于这样的单倍体干细胞中的修饰可通过胞质内注射到成熟卵母细胞中传递至后代，这可能作为基因靶向研究的一种更有效和简单的策略。相关论文发表于《自然》杂志。

造血干细胞的胚胎起源是干细胞生物学领域的研究热点。近20年来，主流学术观点认为：胚胎尾侧的主动脉—性腺—中肾区（AGM区）是小鼠胚内唯一产生造血干细胞的区域。尽管有证据提示头侧造血活性的存在，但该假说却一直缺乏系统性研究。为深入分析胚胎头部的造血活动，军事医学科学院附属医院（解放军307医院）刘兵课题组和军事医学科学院生物工程研究所杨晓课题组通过合作，对体内和体外造血活性进行了系统的检测。通过长达一年的移植实验，结果显示，小鼠胚胎10.5～11.5天的头部细胞与AGM区细胞相似，能长期、高效重建经致死剂量照射小鼠的整个造血系统。这表明，其具有标准的造血干细胞潜能，早于其在胚胎循环血中的出现。更重要的是，利用一种独特的脑血管内皮细胞特异性Cre重组酶转基因小鼠，研究人员发现，脑血管内皮细胞不仅可以原位产生造血细胞，还贡献了成体的造血干细胞及各类成熟造血细胞。相关研究发表于《细胞-干细胞》杂志。

在动物包括人类发育的不同阶段，骨骼肌干细胞起着不同的作用，Pax7为骨骼肌干细胞中特有的蛋白质分子，对年幼动物的骨骼肌干细胞起着重要作用；然而科学家对Pax7如何调控骨骼肌干细胞的认识不多。香港科技大学生命科学部邬振国教授及其研究团队在骨骼肌干细胞中，首次发现一具重要功能的新型蛋白质分子Pax3/7BP，对年幼动物中骨骼肌干细胞的分裂生长的作用尤其重要。进一步的研究揭示了Pax7的两个靶基因，它们均受Pax7、Pax3/7BP及组蛋白修饰酶的共同调控，并参与调控骨骼肌干细胞的分裂生长。此项突破性的科研成果，加深了科学界对骨骼肌干细胞中Pax7作用的了解，并对有关以骨骼肌干细胞治疗与肌肉相关疾病的研究，包括各类肌肉萎缩症等，有着重大的裨益。

胚胎植入一直以来是一个少被了解的过程。胚胎最初只接触到子宫内膜表层的上皮细胞，而来自胚胎的物理或化学信号是如何遗传到子宫内膜下面的滋养层细胞，从而引发蜕膜化反应的，研究人员一直没有找到这个问题的答案。香港中文大学的陈小章教授、中山大学的周文良教授和浙江大学医学院的黄荷凤教授的合作研究小组，证实胚胎释放丝氨酸蛋白酶可激活小鼠子宫内膜上皮细胞中的钠离子通道 ENaC，触发钙离子流入从而导致诱导滋养层细胞蜕膜化的重要分子前列腺素 E2（PGE2）释放。阻断或抑制 ENaC 可导致胚胎植入失败。此外，研究人员还发现接受辅助生殖技术未能受孕的妇女，其子宫 ENaC 表达水平相比通过此技术成功受孕的妇女要低。这些发现不仅解开了长期以来关于胚胎植入子宫的启动过程的谜团，并阐述了流产或试管婴儿成功率低下的一个重要原因。同时，亦为诊断不孕及进行避孕提供了新的方法。该研究成果发表于《自然-医学》杂志。

清华大学生命科学学院陈晔光研究组对转化生长因子-β（TGFβ）超家族信号通路在小鼠胚胎干细胞命运决定的分子机制方面进行了系统的研究，其研究组报道了胚胎干细胞如何维持自我更新能力的重要分子机制。体外培养小鼠胚胎干细胞时，骨生成素（BMP）和白血病抑制因子（LIF）两种细胞因子一起就可维持其处于自我更新而不分化的状态。在小鼠胚胎干细胞中，ERK 蛋白的活性对于细胞命运的决定至关重要。维持较低的 ERK 活性有利于细胞处于自我更新而不分化的状态，相反，高 ERK 活性促使细胞分化。令人困惑的是，LIF 信号能够通过调控 STAT3 蛋白活性促进干细胞自我更新，但它同时也能激活 ERK 的活性从而使细胞易于分化。他们的研究解释了这一看似自相矛盾的现象。他们发现 BMP 信号对于 ERK 蛋白的活性起着负调控的作用，进一步的研究发现这种调控需要新蛋白质的合成，而这种新的蛋白质正是 DUSP9，其为一种去磷酸化酶，ERK 蛋白正是它的底物。BMP 信号通过下游的 Smad 蛋白在转录水平直接上调 DUSP9 的表达，从而促使 ERK 蛋白去磷酸化并失去活性。因此，在 BMP 和 LIF 的共同作用下，ERK 活性被维持在合适的水平上，从而使得小鼠胚胎干细胞维持在自我更新而不分化的状态。

（四）遗传生物学研究领域

阵发性运动源性运动障碍（paroxysmal kinesigenic dyskinesia，PKD）是一种运动诱发的以肢体和躯干阵发性舞蹈手足徐动症或肌张力障碍痉挛为特征的一种不常见的散发性、家族性或继发性疾病。家族性大部分呈常染色体显性遗传，少数也可隐性遗传，目前对其基因定位及发病机制尚不清楚。复旦大学上海医学院的吴志英教授和福建医科大学的王柠教授研究组利用外显子组测序法对具有阵发性运动源性运动障碍病史的 8 个汉族家庭成员及其 1000 名对照个体进行了易感基因研究，从中鉴别出 *PRRT2* 基因截短突变。*PRRT2* 是近年来发现的在神经系统发育过程中呈高水平表达的新基因，截短突变可导致 PRRT2 蛋白亚细胞定位发生改变。这一研究发现对于揭示 *PRRT2* 基因的功能，以及阵发性运动源性运动障碍的诊断、治疗具有十分重要的意义，研究成果发表于《自然-遗传学》杂志。

强直性脊柱炎是累及中轴脊柱为主的慢性炎症性疾病，主要临床表现为炎性腰背痛、晨僵、脊柱活动受限等中轴表现，到疾病晚期，会出现脊柱强直或畸形。在强直性脊柱炎的发病机制中遗传因素起的作用超过了90%。在中国，其患病率的报道在0.1%～0.4%。中山大学附属第三医院古洁若研究小组与合作者，完成了基于我国人群的全基因组易感基因筛查研究，发现该疾病两个新的易感基因位点，同时确认了*HLA-B27*基因与强直性脊柱炎发病风险的相关性。该项研究为最终阐明强直性脊柱炎遗传学发病机理提供了重要的基础，并为研制预测强直性脊柱炎发病风险的基因芯片和提高强直性脊柱炎的早期诊断率打下了基础。相关工作发表于《自然-遗传学》。

大脑特发性基底节钙化（IBGC）疾病是一种先天性神经系统锥体外系疾病，常伴随偏头疼、癫痫发作、精神障碍、帕金森、脑梗和痴呆等锥体外系临床症状。IBGC疾病的致病基因的甄选一直是悬而未决的问题。华中科技大学生命学院人类基因组研究中心刘静宇教授和中国医学科学院基础医学研究所张学教授领衔的国际合作研究团队成功克隆颅内钙化疾病的致病基因。研究人员应用传统的定位克隆技术，在7个大脑特发性基底节钙化疾病家系中发现*SLC20A2*基因上存在7个突变，其中5种错义突变、1种缺失突变和1种移码突变。《自然-遗传学》发表了这一研究成果，首次向世界披露了中国科学家在颅内钙化疾病研究中取得的新突破。

中国医学科学院阜外心血管病医院顾东风研究团队，通过对3.3万余名中国冠心病患者以及正常对照人群进行的全基因组关联分析，成功鉴定出8个冠心病相关的遗传易感区域，其中4个区域为国际上首次报道。该研究成果发表于国际著名学术期刊《自然-遗传学》上。研究人员首先用1515名冠心病患者和5019名对照人群的基因组DNA进行全基因组遗传变异的关联分析，随后在15 460名冠心病患者和11 472名对照人群中进行多阶段重复验证，并在8.7万欧洲人群全基因组样本中交叉验证，首次鉴定出2p24.1、4q32.1、6p21.32和12q21.33共4个染色体区域，其遗传变异可显著影响冠心病、心肌梗死的发病风险。同时，还证实了国外报道的6p24.1、6q23.2、9p21.3和12q24.13共4个区域与我国人群冠心病、心肌梗死发病风险相关。该项研究成果对解析冠心病和心肌梗死的遗传分子机制，以及冠心病预警、高危人群的筛查和预测、临床早期诊断、新药研发具有重要的科学价值。

汗孔角化症是一种罕见的遗传性角化皮肤病，该病包括5种亚型，其中DSAP是最常见的一种。目前虽已确定出与之相关的一些染色体区域，但该病的遗传基础和发病机理尚不明确。安徽医科大学和华大基因等单位联合发现，甲羟戊酸激酶MVK基因突变可导致播散型浅表性光敏性汗孔角化症。利用全基因组外显子测序技术发现DSAP的致病基因，标志着我国在单基因遗传病致病基因研究上步入了世界先进行列。相关研究成果发表于《自然-遗传学》。

（五）免疫学研究领域

许多病原细菌在感染过程中都能有效地抑制宿主细胞中起抗感染作用的NF-κB炎症反应信号通路的激活，而该通路的激活严格需要多个具有不同性质的泛素链信号。目前存在的问题是，在感染过程中泛素链信号及其对NF-κB活化的特异性是否受到调节，以及调节方式如何完成尚属未知。北京生命科学研究所邵峰博士等的研究成果表明，病原细菌效应蛋白通过半胱氨酸甲基化修饰宿主NF-κB通路中的TAB2/3分子从而使其失去感受上游泛素链信号的活性，进而有效抑制细菌感染过程中NF-κB炎症反应信号通路的激活。他们发现NleE能直接作用于宿主细胞中NF-κB信号通路中的关键信号转导分子TAB2/3，而TAB2/3感受泛素链信号的功能是通过其C端保守的锌指结构域直接结合泛素链而实现的。这项研究不仅报道了一种新的病原菌效应蛋白阻断宿主炎症信号通路的机制，且揭示了半胱氨酸甲基化作为一种新的翻译后修饰在调节信号转导中起关键作用。鉴于锌指结构域存在的广泛性，且锌离子的螯合作用才使得TAB2/3中的半胱氨酸能够被NleE所甲基化，这也提示了真核细胞蛋白质可能存在的半胱氨酸甲基化这种翻译后修饰和调控机制。该项研究成果发表于《自然》杂志。

人类APOBEC3胞苷脱氨酶是多种逆转录病毒包括HIV-1的有效抑制剂。HIV-1 Vif蛋白和cullin 5（CUL5）、延长因子B、延长因子C形成一种E3泛素连接酶复合物，而HIV-1 Vif是由保守的*vif*基因编码的磷酸化蛋白，它在产生感染性的病毒颗粒中起主要作用。Vif蛋白不能表达或其功能受到限制，会很大程度上减少病毒颗粒的产生。吉林大学白求恩第一医院于晓方研究组与合作者报道了与HIV Vif相互作用的宿主细胞因子——CBFβ，进一步揭示并完善了HIV Vif的作用机理。这一发现为新型的抗HIV抑制剂的发明提供了理论基础，同时为艾滋病鸡尾酒疗法添加药物新成员开辟了新的方向，对HIV的治疗具有重大意义。相关成果发表于《自然》杂志。

真核生物的天然免疫系统主要依靠为数很少的模式识别受体来识别细菌、病毒等外来微生物。在高等动物中迄今已经发现了三大家族的模式识别受体，分别是Toll-样受体（TLR）、视黄酸诱导基因-样受体（RLR）和Nod受体（NLR）。Toll-样受体是免疫系统中的一类重要分子，参与了非特异性免疫（天然免疫），也是连接非特异性免疫和特异性免疫的桥梁。然而目前有关TLR参与巨噬细胞免疫识别的机制以及触发的免疫应答反应和信号转导过程的调节机制还不是十分清楚。第二军医大学医学免疫学国家重点实验室曹雪涛研究组与合作者证实MHC I类分子可通过Fps-SHP-2信号对TLR触发的炎症应答进行负调控，相关研究论文发布在《自然-免疫学》杂志。该研究揭示了TLR信号转导的一条负调控新机制，证明了组成性的MHC I类分子可通过Fps-SHP-2信号负向调控TLR触发的先天炎症反应。

浙江大学医学院的研究人员在新研究中发现了一个在T细胞发育过程中发挥重要功能的新基因*Tespa1*，并揭示了其作用机制。通过生物信息学筛选，发现*Tespa1*基因在胸腺中有特异性表达。随后通过构建*Tespa1*基因敲除小鼠，发现*Tespa1*在T细胞的阳性选择过程中起着必不可少的作用，小鼠中*Tespa1*基因的缺失会导致T细胞发育停滞在特定的$CD4^+CD8^+$双阳性阶段。*Tespa1*的缺失导致T细胞对TCR刺激的反应性显著降低，包括T细胞的活化、增殖，以及效应因子的分泌等。该研究扩充了我们目前对T细胞发育和T细胞信号传导的认识，同时也为T淋巴细胞相关疾病的临床诊断和治疗提供了新的研究靶点和思路，相关成果发表在《自然-免疫学》杂志。

（六）结构生物学

2011年在欧洲爆发的肠溶血性大肠杆菌疫情导致数千人感染，多人死亡，并引起了极大的社会恐慌。大肠杆菌O104：H4菌株是这一疫情的罪魁祸首。食物来源的大肠杆菌必须通过极酸的胃环境（pH约为2）才能到达肠道，为了保证在如此低的pH下仍然能够存活，大肠杆菌进化出了多个抗酸系统来对抗极端酸环境。因此研究大肠杆菌抗酸机制对人类健康有直接的重要意义。清华大学生命科学学院施一公研究组解析了大肠杆菌GadC高分辨率的晶体结构，结果表明，含有12个跨膜螺旋的GadC在pH碱性条件下呈现出转运通道开口朝向胞内的构象，令人惊奇的是，GadC羧基端结构域在细胞内一侧像塞子一样将转运通道封闭住，且GadC对底物的转运严格依赖于环境pH。这种机制既保证了抗酸系统在极酸环境中能够启动并转运底物，又防止其在正常生理条件下造成胞内质子不必要的外流。该成果为进一步研究大肠杆菌抗酸机制提供了重要线索。

组蛋白甲基化是表观遗传学的核心内容之一，主要包括赖氨酸和精氨酸的甲基化修饰。相对于赖氨酸的单甲基、双甲基和三甲基化修饰，精氨酸也存在单甲基及双甲基化修饰。精氨酸双甲基化修饰中，对称性及非对称性修饰有着不同的生物学意义及识别机制。如针对组蛋白H4R3位点的双甲基化修饰中，对称修饰抑制基因表达，非对称修饰则与基因激活密切相关。但关于这两类修饰的反应机理，特别是对称性与非对称性修饰酶催化机制的差别还知之甚少。中国科学院生物物理研究所，遗传与发育研究所的研究人员解析了线虫精氨酸对称双甲基化酶PRMT5的晶体结构，并确定了PRMT5精氨酸甲基转移酶活性。研究结果显示，精氨酸的对称和非对称二甲基化酶具有共同的催化机制，是活性位点的空间排列方式决定了其催化对称/非对称精氨酸二甲基化的特异性。这将有助于科学家们深入了解精氨酸双甲基化修饰的作用机理及调控细节。相关成果公布在《美国国家科学院院刊》杂志上。

据世界卫生组织统计，在2010年1月至5月期间，在中国大陆爆发的手足口病病例达427 278人，其中5454为重症病例，死亡病例数为260例。而肠道病毒71（EV71）是手足口病致病病毒中的优势毒株，由于缺乏针对EV71病毒的疫苗及特效药物，这种威胁直到今天仍然存在。中国科学院生物物理研究所饶子和课题组获得世界上第一张EV71病毒的高分辨率三维结构图谱，也是第一次同时取得同一种病毒颗粒的两种不同构象的高分辨率三维结构。通过对EV71全病毒颗粒结构的分析，确定了EV71病毒与宿主细胞受体作用的区域，并且鉴定出EV71病毒潜在的抗原表位。EV71全病毒颗粒直径达340Å，整个衣壳由240个蛋白质亚基，约40.8万个原子（不包含氢原子）构成，总分子质量达到570万道尔顿，是迄今为止由我国科学家所解析的最大复合物结构。相关论文发表在《自然-结构与分子生物学》上。

（七）微生物学和病毒学

乙型肝炎病毒（HBV）及其卫星病毒丁型肝炎病毒（HDV）必须通过结合细胞表面受体分子，才能实现对宿主细胞的感染。因此，如能找到该受体，将有助于深入理解乙肝感染机制，并为感染及相关疾病提供有用的治疗靶点。可是，这个难题在世界范围内几十年未能解决。北京生命科学研究所李文辉研究组经过数年攻关，终于发现了这一受体分子。他们从树鼩（与灵长动物非常类似的小动物树鼩，是除人类和黑猩猩以外唯一能被乙肝病毒感染的物种）入手，首先绘制了高质量的树鼩肝细胞基因表达图谱；进而通过独创的纯化手段深入分析后发现，肝脏胆汁酸转运体（NTCP，牛磺胆酸钠共转运多肽）会与乙肝病毒包膜蛋白的关键受体结合域发生特异性相互作用；随后，通过细胞内一系列实验，证明肝脏胆汁酸转运蛋白的确是病毒感染所需的细胞受体；且鉴定出了 NTCP 上关键的病毒结合区域。李文辉团队的发现在国际同行中引发轰动。

复旦大学上海医学院华山医院，美国国立卫生研究院等处的研究人员发现一种新发现的金黄色葡萄球菌（*Staphylococcus aureus*）基因 *sasX*，在亚洲大部分地区出现的耐甲氧西林金黄色葡萄球菌疫情中扮演了重要角色。相关成果公布在《自然-医学》杂志上。以往数据表明 *sasX* 基因十分罕见，而在这篇文章中，研究人员分析了过去十年年，来自三家国内医院的 807 位患者的侵入性 *S. aureus* 菌样品后，惊讶地发现中国 MRSA 菌种中 *sasX* 要比之前料想的多，并且这一基因的出现频率也极大地增长。这项研究表明 *sasX* 基因涉及的分子过程能帮助 MRSA 传播，并引发疾病。研究人员通过实验，以及小鼠模型研究，证明 *sasX* 可以帮助细菌在鼻子处寄生，引发皮肤脓肿，以及肺部患病，并且逃避人体免疫防御系统。该研究也证明一个长期理论，即有关高致病性菌种是通过水平基因转移（不同菌种之间的 DNA 交换）产生新克隆的。尤为重要的是，*sasX* 基因也属于所谓的移动遗传元素——易于在菌种之间传递的 DNA 片段。

（八）结语

回顾整个基础医学领域，我国国内科学家在 2011 年取得的成果基础上，2012 年进一步获得了长足的进步，这主要表现在高端研究领域的渗透和研究内容的纵深。在 2011 年的年度报告中我们曾经对当年的本土科研成绩有所总结，即“……已经清楚地观察到我国医学科研领域旺盛的生命力以及逐渐成长起来的国际竞争力；我国基础医学研究在已经取得进步的基础上，仍有相当大的上升空间”。仅仅相隔一年，我们已经观察到了这种上升的活力。

同时，我们也必须清醒地认识到，我国国内的科研工作是在一个复杂的国际科研环境中成长和发展的。回顾近年来国际经济危机之后的国际科研环境的发展变化，各个科技先进大国或多或少都受到了经济环境的影响，这些国家对本国的科技经济结构做出了不同程度和角度的调整。以美国为例，2008 年前后，美国政府出台了一系列的经济刺激计划，对生命科学等高新技术产业加大政府资金的投入，作为美国科研资助的主要发放单位之一的 NIH 从国会的经济刺激预案中获得了逾千亿的经费，用于资助新的科学研究。同样，我国政府在科研产业经济支持政策方面也在明显增长。但是，近期与国际同行交流的过程中，我们获悉，NIH 最近委托多个美国知名大学实验室和科研机构对近十年来国际顶尖杂志发表的重要科研成果进行重复，结果发现仅有少部分工作可以得到很好的重复。因此，NIH 的管理者们正在试图通过反思来辨识巨大科研资助背后的经济利益对一线科研工作者带来的负面影响。事实上，如何避免科研工作中的急功近利不仅仅是NIH需要反思的问题，我们在获得科研工作长足进步的同时，比NIH更早地意识到类似问题可能带来的负面影响，将对我国科研事业的健康发展带来不可低估的作用。如何对科研事业的结构和布局进行科学规划，如何更科学、理性地建立科研成果的评价、激励系统，从而调动科研一线健康活力，不仅仅是科研领域内部面临的课题，这很可能是一个关乎整个科研产业经济链条自上而下需要认真面对的问题。

另外，如何有效地评估和深入转化近年来基础医学的重要科研成果依然是摆在我们面前极为重要的课题。2011年我们在年度报告中曾提到，在我国基础医学科研不断前进和发展的今天，如何有效地对重要的基础医学科研成果进行有组织、高水平的转化，最终应用于我国国内的临床医学领域，将是我国医学科研经济体系是否能够产生最大附加值的前提条件。我们都知道，创新性研究是国家科技实力发展的根本，所以基础科研最终完成实际应用的转化才最终完成了整个创新性研究流程的最后一个环节。因此，转化医学仍然是我国医学科学事业发展的重中之重。

主要参考文献

1. Wu C, Kraft P, Zhai K, et al. Genome-wide association analyses of esophageal squamous cell carcinoma in Chinese identify multiple susceptibility loci and gene-environment interactions. Nat Genet. 2012, 44 (10): 1090-1097.
2. Jiang DK, Sun J, Cao G, et al. Genetic variants in STAT4 and HLA-DQ genes confer risk of hepatitis B virus-related hepatocellular carcinoma. Nat Genet. 2012, 45 (1): 72-75.
3. Xu J, Mo Z, Ye D, et al. Genome-wide association study in Chinese men identifies two new prostate cancer risk loci at 9q31. 2 and 19q13. 4. Nat Genet. 2012, 44 (11): 1231-1235.
4. Huang J, Deng Q, Wang Q, et al. Exome sequencing of hepatitis B virus-associated hepatocellular carcinoma. Nat Genet. 2012, 44 (10): 1117-1121.
5. Min L, Ji Y, Bakiri L, et al. Liver cancer initiation is controlled by AP-1 through SIRT6-dependent inhibition of survivin. Nat Cell Biol. 2012, 14 (11): 1203-1211.
6. Sun L, Wang H, Wang Z, et al. Mixed lineage kinase domain-like protein mediates necrosis signaling downstream of RIP3 kinase. Cell. 2012, 148 (1-2): 213-227.
7. Jin L, Zhang Y, Li H, et al. Differential secretome analysis reveals CST6 as a suppressor of breast cancer bone metastasis. Cell Res. 2012, 22 (9): 1356-1373.
8. Zhang Y, Zheng F, Yang T, et al. Tuning the autophagy-inducing activity of lanthanide-based nanocrystals through specific surface-coating peptides. Nat Mater. 2012, 11 (9): 817-826.
9. Hou Y, Song L, Zhu P, et al. Single-cell exome sequencing and monoclonal evolution of a JAK2-negative myeloproliferative neoplasm. Cell. 2012, 148 (5): 873-885.
10. Ling J, Kang Y, Zhao R, et al. KrasG12D-induced IKK2/β/NF-κB activation by IL-1α and p62 feedforward loops is required for development of pancreatic ductal adenocarcinoma. Cancer Cell. 2012, 21 (1): 105-120.
11. Li KX, Lu YM, Xu ZH, et al. Neuregulin 1 regulates excitability of fast-spiking neurons through Kv1. 1 and acts in epilepsy. Nat Neurosci. 2011, 15 (2): 267-273.
12. Tan GH, Liu YY, Hu XL, et al. Neuregulin 1 represses limbic epileptogenesis through ErbB4 in parvalbumin-expressing interneurons. Nat Neurosci. 2011, 15 (2): 258-266.
13. Xue YX, Luo YX, Wu P, et al. A memory retrieval-extinction procedure to prevent drug craving and relapse. Science. 2012, 336 (6078): 241-245.
14. Milton AL, Everitt BJ. Neuroscience. Wiping drug memories. Science. 2012, 336 (6078): 167-168.
15. Wu QF, Yang L, Li S. Fibroblast growth factor 13 is a microtubule-stabilizing protein regulating neuronal polari-

zation and migration. Cell. 2012, 149 (7): 1549-1564.

16. Ma L, Hu B, Liu Y, et al. Human embryonic stem cell-derived GABA neurons correct locomotion deficits in quinolinic acid-lesioned mice. Cell Stem Cell. 2012, 10 (4): 455-464.
17. Yang H, Shi L, Wang BA, et al. Generation of genetically modified mice by oocyte injection of androgenetic haploid embryonic stem cells. Cell. 2012, 149 (3): 605-617.
18. Wang XJ, Zhao XY, Zhou Q. Androgenetic haploid embryonic stem cells produce live transgenic mice. Nature. 2012, 490 (7420): 407-411.
19. Luo L, Ding Y, Guo W, et al. Mouse embryonic head as a site for hematopoietic stem cell development. Cell Stem Cell. 2012, 11 (5): 663-675.
20. Diao Y, Guo X, Li Y, et al. Pax3/7BP is a Pax7- and Pax3-binding protein that regulates the proliferation of muscle precursor cells by an epigenetic mechanism. Cell Stem Cell. 2012, 11 (2): 231-241.
21. Ruan YC, Guo JH, Liu X, et al. Activation of the epithelial Na^+ channel triggers prostaglandin E_2 release and production required for embryo implantation. Nat Med. 2012, 18 (7): 1112-1117.
22. Li Z, Fei T, Zhang J, et al. BMP4 Signaling Acts via dual-specificity phosphatase 9 to control ERK activity in mouse embryonic stem cells. Cell Stem Cell. 2012, 10 (2): 171-182.
23. Chen WJ, Lin Y, Xiong ZQ. Exome sequencing identifies truncating mutations in PRRT2 that cause paroxysmal kinesigenic dyskinesia. Nat Genet. 2011, 43 (12): 1252-1255.
24. Lin Z, Bei JX, Shen M, et al. A genome-wide association study in Han Chinese identifies new susceptibility loci for ankylosing spondylitis. Nat Genet. 2011, 44 (1): 73-77.
25. Wang C, Li Y, Shi L, et al. Mutations in SLC20A2 link familial idiopathic basal ganglia calcification with phosphate homeostasis. Nat Genet. 2012, 44 (3): 254-256.
26. Lu X, Wang L, Chen S, et al. Genome-wide association study in Han Chinese identifies four new susceptibility loci for coronary artery disease. Nat Genet. 2012, 44 (8): 890-894.
27. Zhang SQ, Jiang T, Li M, et al. Exome sequencing identifies MVK mutations in disseminated superficial actinic porokeratosis. Nat Genet. 2012, 44 (10): 1156-1160.
28. Zhang L, Ding X, Cui J, et al. Cysteine methylation disrupts ubiquitin-chain sensing in NF-κB activation. Nature. 2011, 481 (7380): 204-208.
29. Zhang W, Du J, Evans SL. T-cell differentiation factor CBF-β regulates HIV-1 Vif-mediated evasion of host restriction. Nature. 2011, 481 (7381): 376-379.
30. Xu S, Liu X, Bao Y, et al. Constitutive MHC class I molecules negatively regulate TLR-triggered inflammatory responses via the Fps-SHP-2 pathway. Nat Immunol. 2012, 13 (6): 551-559.
31. Wang D, Zheng M, Lei L, et al. Tespa1 is involved in late thymocyte development through the regulation of TCR-mediated signaling. Nat Immunol. 2012, 13 (6): 560-568.
32. Ma D, Lu P, Yan C, et al. Structure and mechanism of a glutamate-GABA antiporter. Nature. 2012, 483 (7391): 632-636.
33. Sun L, Wang M, Lv Z. Structural insights into protein arginine symmetric dimethylation by PRMT5. Proc Natl Acad Sci USA. 2011, 108 (51): 20538-20543.
34. Wang X, Peng W, Ren J, et al. A sensor-adaptor mechanism for enterovirus uncoating from structures of EV71. Nat Struct Mol Biol. 2012, 19 (4): 424-429.
35. Yan H, Zhong G, Xu G, et al. Sodium taurocholate cotransporting polypeptide is a functional receptor for human hepatitis B and D virus. Elife. 2012, 1: e00049.
36. Li M, Du X, Villaruz AE, et al. MRSA epidemic linked to a quickly spreading colonization and virulence determinant. Nat Med. 2012, 18 (5): 816-819.

二、临床医学

心血管病学领域研究进展

惠汝太　胡盛寿
中国医学科学院北京协和医学院阜外心血管病医院　国家心血管病中心

在研读2012年PubMed收集的7648篇中国范围发表的心血管论文题目的基础上，根据2600余篇SCI论文的创新性（国际同行的社论或评论）与实用性（大样本，随机对照临床试验）进行梳理、归纳形成。

（一）心血管健康现状

中国人群心血管疾病危险因素控制比例仍较低，心血管疾病防治任务艰巨。根据美国心脏病学会的心血管健康理想状态的7个条件，调查20～65岁的101万（1 012 418位）城市居民，发现仅0.6%男性、2.6%的女性符合这7条，大多数（64.6%）较差。

有关中国人群心血管疾病危险因素研究的主要进展如下。

（1）传统危险因素：国人高胆固醇的知晓率（11.0%）、治疗率（5.1%）与控制率（2.8%）仍然非常低。根据年龄≥20岁的46 239例成人空腹血脂推算，边缘性高胆固醇（5.18～6.21 mmol/L）患者占成人的22.5%，2.204亿人；高胆固醇（≥6.22 mmol/L）9.0%，8810万人。边缘性高LDL（3.37～4.13 mmol/L）13.9%，1.335亿人；高LDL（4.14～4.91 mmol/L）3.5%，3380万人；很高LDL（≥4.92 mmol/L）3.0%，2900万。低HDL（<1.04 mmol/L）22.3%，2.149亿人。如不采取措施全民控制血脂，未来心血管病必然井喷。

（2）潜在的危险因素：亚临床甲状腺功能低下，增加全因与心血管病死亡，值得探讨。

（3）冠心病遗传危险因素：根据2个冠心病GWAS荟萃分析及在国人（冠心病15 460例，对照11 472）中验证的结果，与国人冠心病相关遗传位点8个：4个新的，位于基因*TTC32-WDR35*、*GUCY1A3*、*C6orf10-BTNL2*、*ATP2B1*或其附近区域；4个在欧洲人中发现的，位于基因*PHACTR1*、*TCF21*、*CDKN2A-CDKN2B*、*C12orf51*或其附近区域。

（4）先天性心脏病易感基因：利用3个独立先天性心脏病病例（2340例）/对照样本（2270例）进行基因分型与关联分析，发现蛋氨酸合成酶还原酶（MTRR）基因变异（rs326119）是先天性心脏病易感基因，内含子-1变异c.56+781 A>C增加风险1.40倍（OR=1.40；$P=2.32\times10^{-7}$），纯合子CC基因型增加风险1.84倍（OR=1.84；$P=2.3\times10^{-11}$）。可能与MTRR转录降低、CCAAT/增强子结合蛋白-a的结合亲和力降低有关。

（5）用全基因组扫描发现2个Kawasaki病的遗传易感位点。

所有上述遗传危险因素均来自病例/对照研究，需要功能试验及前瞻性队列随访证实。

（二）临床进展

1. 冠心病

我国冠脉架桥（8739 例）住院死亡率（2.2%）与并发症（6.6%）均较低，冠脉架桥技术已达世界先进水平。影响冠脉架桥住院死亡率的因素 11 个，即年龄、BMI、左心室射血分数、术前纽约心功能 III-IV 级、慢性肾衰、心外动脉疾病、阻塞性肺病、术前（2 周内）心房纤颤或扑动，以及急症手术（非选择性手术）、合并瓣膜手术。规避这些危险因素有望进一步降低住院死亡率。有报告指出他汀可增加糖尿病风险，但对心血管仍具较好的保护作用，故不必多虑；冠脉钙化积分极高会增加癌症风险，有待进一步观察。

2. 心肌缺血/损伤再灌注保护

心脏畸形需要心脏停跳体外循环下直视手术矫正，缺血/再灌注损伤时有发生。目前认为氧化应激是缺血/再灌注损伤的主要机制。其中产生大量乙醛（乙醛比氧化自由基稳定），各处弥散，放大氧化损伤效应，毒性最强。乙醛脱氢酶是清除体内醛类物质的关键酶，其中乙醛脱氢酶-2 位于线粒体内，活性最强。先天性心脏病紫绀与慢性缺氧，抑制乙醛脱氢酶活性。手术切下的先心病患者心肌组织显示，乙醛脱氢酶活性明显降低，醛类物质蓄积，谷胱甘肽含量升高。乙醛脱氢酶-2 * 2 型基因变异，编码的酶失去结合辅酶的能力，活性下降；心肌组织乙醛脱氢酶无关醛类代谢途径被激活，在心脏停跳手术期间，醛类物质清除反而不依赖乙醛脱氢酶系统，心肌保护效果好，术后住院时间和 ICU 时间短。而野生型患者完全依赖醛类代谢机制，长期紫绀、缺氧及体外循环过程低温，均抑制乙醛脱氢酶活性，导致醛类物质蓄积，心脏保护效果反而差。

小鼠模型显示，γδT 淋巴细胞来源的白介素 IL-17A 上调，诱导心肌细胞凋亡与中性粒细胞浸润，亦参与心肌缺血/再灌注损伤。

（三）基础进展

1. 心脏重塑、心肌疾病、心衰

miRNAs 大约调控 ≥50%的基因组，包括心脏功能调控，如逆转心脏纤维化。大鼠心梗后心脏间质纤维化研究显示，过表达 miR-101a 可以减轻纤维化，改善心功能，有望成为心脏纤维化的潜在治疗靶点之一。目前公认亲联蛋白（junctophilin）是可兴奋细胞的胞膜与内质网耦联的分子基础。心肌细胞 mir-24 抑制亲联蛋白-2 表达，导致细胞膜与内质网脱耦联，可使心肌兴奋—收缩耦联效率降低，影响收缩能力。因而可成为心衰的新靶点。

血管紧张素-Ⅱ诱导的心脏纤维化：与白介素-12p35 缺乏，CD4(+)T-细胞依赖的 M2 巨噬细胞分化与产生 TGF-β 有关。

糖尿病性心肌病：诊断与治疗仍是难题。大鼠糖尿病心肌病模型实验发现，血管紧张素转化酶-2 能够抑制心肌胶原蓄积，改善左心室重塑与功能，为人糖尿病心肌病的治疗带来希望。

酒精性心肌病：发生与乙醇诱发的硝化应激与凋亡有关，受血管紧张素Ⅱ-AT1 受体激活的 PKC-β1-依赖的 NOX 通路调控。

心脏重塑、心衰、心功能抑制的主要信号系统：上调 G 蛋白耦联受体激酶（GRK）及 PKA，促进β2 肾上腺素受体（β(2)AR）磷酸化，造成β(2)AR - G(i)-信号紊乱，参与心衰发病。

2. 血管平滑肌细胞调控

既往发现在血管平滑肌细胞与损伤动脉，平滑肌（SM）22α 通过阻滞 Ras-ERK1/2 信号，抑制细胞增殖。最近发现破坏 SM22α，激活氧自由基（ROS）-调节的 NF-κB 通路，促进动脉炎症。PKCδ-调控的 SM22α 磷酸化是介导骨骼肌肌动蛋白重塑与氧化应激之间的桥梁。需要证明，是否可以作为心血管病新的治疗靶点。

Ca（2＋）-激活的氯通道（CaCC）参与调控各种生理功能，如配体刺激的血管平滑肌收缩与肌源性张力。全细胞膜片钳研究发现，敲低小鼠钙激活氯通道-跨膜蛋白 16A，导致 CaCC 电流减弱。CaCC 是细胞增殖的负性调控因子，下调 CaCC 在高血压诱发的脑血管重塑中发挥重要作用，有可能成为治疗高血压诱发的心脑血管病（如脑卒中）的新靶点。

（四）细胞治疗：衰老内皮祖细胞“返老还童”

很多再血管化细胞治疗的对象是老年人，以自体骨髓内皮祖细胞为主要细胞来源。业已证明，老年人骨髓来源的内皮祖细胞质与量均下降。剪应力处理体外培养的源自老年的内皮祖细胞，能使他们“返老还童”，恢复修复能力。证明 SDF-1α/CXCR4/JAK-2 通路是衰老内皮祖细胞“返老还童”的关键通路。前期研究证明，体力锻炼改善内皮祖细胞功能，也是通过 CXCR4 表达与激活 JAK-2 完成的。SDF-1α 不但是 CXCR4 的配体，同时也是二肽基肽酶-4（DPP-4）的底物。格列汀类（DPP-4 酶抑制剂）增加糖尿病患者血浆 SDF-1α 浓度及内皮祖细胞水平，除降糖外，将来也可用以改善老化内皮祖细胞功能，为解决老年患者再血管化细胞治疗时内皮祖细胞短缺问题，带来希望。

（五）高脂肪饮食与营养过剩

肥胖、糖尿病与高血压的流行，正在抵消过去 50 年来对抗心血管病所作的努力。为何高脂肪饮食与营养过剩增加代谢性疾病（如肥胖、代谢综合征、糖尿病、心血管病、心肌疾病）风险尚无定论。

1. IGF-1

研究人员利用转基因小鼠，发现心脏高表达 IGF-1，可以减弱与预防高脂饮食诱发的心脏收缩与代谢功能异常。而降低 IGF-1 表达，则使高脂饮食诱发的心脏功能障碍进一步恶化。提高 IGF-1 表达，能逆转高脂饮食造成的心肌病变。美卡舍明（mecasermin）是 FDA 批准治疗 IGF-1 缺乏的唯一药物，长期使用，担心会引起视网膜病变、成纤维细胞增生，以及增加癌症风险。有人采取心脏特异 IGF-1 高表达或高表达 IGF-1 受体的策略，避开长期使用美卡舍明所致的副作用，获得突出治疗效果。这为高脂饮食及糖尿病诱发的心肌病患者带来了希望。

2. C1q/肿瘤坏死因子相关蛋白-3（CTRP3）

脂肪组织分泌一些激素因子，如脂联素（adipokine），以旁分泌形式，调节脂肪及其邻近组织的生物学效应。过多脂肪蓄积导致脂联素代谢紊乱，产生肥胖相关的并发症。CTRP3 是一种新的脂联素，具有抗凋亡、促进血管再生及缺血心脏保护作用。

3. 高营养、高血糖、内质网应激激发骨骼肌、肝脏高表达 TRIB3（果蝇 Tribbles 同源物-3）

Ⅱ型糖尿病患者多组织高表达 TRIB3，肝脏、骨骼肌、血管组织糖代谢紊乱。糖尿病-动脉硬化动物模型（ApoE/LDL 受体基因敲除小鼠，饲以高脂、高糖饮食及注射低剂量链脲霉素）显示，20 周后小鼠出现糖代谢紊乱与动脉硬化表型。静脉注射 TRIB3 siRNA 沉默 TRIB3，使血糖降低、肝糖原含量提高；巨噬细胞异常活性降低，动脉硬化病变缩小，动脉硬化斑块的易损性降低。既往研究证明，动脉硬化易损斑块内 TRIB3 高表达，增加斑块易损性；减少热量摄入及或增加体力锻炼，均会减少骨骼肌 TRIB3 表达，改善组织胰岛素敏感性。因此，TRIB3 可能是糖尿病及其并发症-动脉硬化、急性冠脉综合征的新治疗靶点。

（六）抗动脉硬化信号通路：小肠微生物区系/microRNA-10by-ABCA1/ABCG1 调节的胆固醇逆向转运

小肠微生物区系（microbiota）是肠道隐藏的细菌、病毒、真核生物等所有活的微生物群落的统称，区系之间、区系与宿主机体之间的相互作用，参与宿主的健康与疾病。流行病调查证明，富含花青素的食品［水果（蓝莓、草莓）、蔬菜、红酒、带色素谷物（黑米、茶）］可降低心血管病风险。但是花青素多酚（车菊素-3-O-葡萄糖苷）不宜吸收，需要在肠道被微生物区系转变成代谢产物，如儿茶酸。后者容易进入血循环，能抑制单核细胞黏附，抗动脉硬化。研究发现：①儿茶酸确实是食品中花青素多酚车菊素-3-O-葡萄糖的肠道微生物区系代谢产物；②儿茶酸-依赖性通路促进胆固醇逆转运；③小肠微生物区系/microRNA-10b 与 ABCA1/ABCG1 是调节胆固醇逆向转运、抗动脉硬化的主要信号通路。

上述结果提示，通过益生菌或其他饮食方式干预肠道微生物区系，或直接药物激活或抑制肠道微生物区系酶，可能会遏制肥胖、胰岛素抵抗、防止心血管病。

主要参考文献

1. Wu HY, Sun ZH, Cao DP, et al. Cardiovascular health status in Chinese adults in urban areas: Analysis of the

Chinese Health Examination Database 2010. Int J Cardiol. 2012. S0167-5273 (12) 01358-7. [Epub ahead of print].

2. Yang W, Xiao J, Yang Z, et al. China National Diabetes and Metabolic Disorders Study Investigators. Serum lipids and lipoproteins in Chinese men and women. Circulation. 2012, 125 (18): 2212-2221.
3. Tseng FY, Lin WY, Lin CC, et al. Subclinical hypothyroidism is associated with increased risk for all-cause and cardiovascular mortality in adults. J Am Coll Cardiol. 2012, 60 (8): 730-737.
4. Lu X, Wang L, Chen S, et al. Coronary ARtery DIsease Genome-Wide Replication And Meta-Analysis (CARDIoGRAM) Consortium, Peng X, Wu X, Liu D, Yang Y, Chen R, Qiang B, Gu D. Genome-wide association study in Han Chinese identifies four new susceptibility loci for coronary artery disease. Nat Genet. 2012, 44 (8): 890-894.
5. Zhao JY, Yang XY, Gong XH, et al. Functional variant in methionine synthase reductase intron-1 significantly increases the risk of congenital heart disease in the Han Chinese population. Circulation. 2012, 125 (3): 482-490.
6. Lee YC, Kuo HC, Chang JS, et al. Two new susceptibility loci for Kawasaki disease identified through genome-wide association analysis. Nat Genet. 2012, 44 (5): 522-525.
7. Hu S, Zheng Z, Yuan X, et al. Coronary artery bypass graft: contemporary heart surgery center performance in China. Circ Cardiovasc Qual Outcomes. 2012, 5 (2): 214-221.
8. Zheng Z, Zhang L, Hu S, et al. Chinese Cardiovascular Surgical Registry Study. Risk factors and in-hospital mortality in Chinese patients undergoing coronary artery bypass grafting: analysis of a large multi-institutional Chinese database. J Thorac Cardiovasc Surg. 2012, 144 (2): 355-359.
9. Wang KL, Liu CJ, Chao TF, et al. Statins, risk of diabetes, and implications on outcomes in the general population. J Am Coll Cardiol. 2012, 60 (14): 1231-1238.
10. Chen WT, Huang JH, Hsieh MH, et al. Extremely high coronary artery calcium score is associated with a high cancer incidence. Int J Cardiol. 2012, 155 (3): 474-475.
11. Zhang H, Gong DX, Zhang YJ, et al. Effect of mitochondrial aldehyde dehydrogenase-2 genotype on cardioprotection in patients with congenital heart disease. Eur Heart J. 2012, 33 (13): 1606-1614.
12. Liao YH, Xia N, Zhou SF, et al. Interleukin-17A contributes to myocardial ischemia/reperfusion injury by regulating cardiomyocyte apoptosis and neutrophil infiltration. J Am Coll Cardiol. 2012, 59 (4): 420-429.
13. Zhen W P, Xue L S, Hong L S, et al. MicroRNA-101 inhibited postinfarct cardiac fibrosis and improved left ventricular compliance via the FBJ osteosarcoma oncogene/transforming growth factor-β1 pathway / clinical perspective. Circulation. 2012, 126: 840-850.
14. Xu M, Wu HD, Li RC, et al. Mir-24 regulates junctophilin-2 expression in cardiomyocytes. Circ Res. 2012, 111 (7): 837-841.
15. Li Y, Zhang C, Wu Y, et al. Interleukin-12p35 deletion promotes CD4 T-cell-dependent macrophage differentiation and enhances angiotensin II-Induced cardiac fibrosis. Arterioscler Thromb Vasc Biol. 2012, 32 (7): 1662-1674.
16. Dong B, Yu QT, Dai HY, et al. Angiotensin-converting enzyme-2 overexpression improves left ventricular remodeling and function in a rat model of diabetic cardiomyopathy. J Am Coll Cardiol. 2012, 59 (8): 739-747.
17. Tan Y, Li X, Prabhu SD, et al. Angiotensin II plays a critical role in alcohol-induced cardiac nitrative damage, cell death, remodeling, and cardiomyopathy in a protein kinase C/nicotinamide adenine dinucleotide phosphate oxidase-dependent manner. J Am Coll Cardiol. 2012, 59 (16): 1477-1486.
18. Zhu W, Petrashevskaya N, Ren S, et al. Gi-biased β2AR signaling links GRK2 upregulation to heart failure. Circ Res. 2012, 110 (2): 265-274.
19. Lv P, Miao SB, Shu YN, et al. Phosphorylation of smooth muscle 22α facilitates angiotensin II-induced ROS production via activation of the PKCδ-P47phox axis through release of PKCδ and actin dynamics and is associated with hypertrophy and hyperplasia of vascular smooth muscle cells in vitro and in vivo. Circ Res. 2012, 111 (6):

697-707.

20. Wang M, Yang H, Zheng LY, et al. Downregulation of TMEM16A calcium-activated chloride channel contributes to cerebrovascular remodeling during hypertension by promoting basilar smooth muscle cell proliferation. Circulation. 2012, 125 (5): 697-707.

21. Xia WH, Yang Z, Xu SY, et al. Age-related decline in reendothelialization capacity of human endothelial progenitor cells is restored by shear stress. Hypertension. 2012, 59 (6): 1225-1231.

22. Zhang Y M, Yuan M, Katherine M B, et al. Insulin-Like growth factor 1 alleviates high-fat diet-Induced myocardial contractile dysfunction role of insulin signaling and mitochondrial function. Hypertension. 2012, 59: 680-693.

23. Yi W, Sun Y, Yuan Y, et al. C1q/tumor necrosis factor-related protein-3, a newly identified adipokine, is a novel antiapoptotic, proangiogenic, and cardioprotective molecule in the ischemic mouse heart. Circulation. 2012, 125 (25): 3159-3169.

24. Zhang S, Zhong M, Wang X P, et al. Silence of TRIB3 suppresses atherosclerosis and stabilizes plaques in diabetic ApoE$^{-/-}$ LDL receptor$^{-/-}$ mice. Diabetes. 2012, 61 (2): 463-473.

25. Wang D, Xia M, Yan X, et al. Gut microbiota metabolism of anthocyanin promotes reverse cholesterol transport in mice via repressing miRNA-10b. Circ Res. 2012, 111 (8): 967-981.

26. Lee Y C, Kuo H C, Chang J S, et al. Two new susceptibility loci for kawasaki disease identified through genome-wide association analysis. Nat Genet. 2012, 44 (5): 522-525.

肿瘤学研究进展

赫　捷　高禹舜

中国医学科学院北京协和医学院肿瘤医院

2012年底，美国《时代》杂志公布了“2012年十大医学突破”，包括乳腺癌治疗突破、儿童肿瘤基因解码等，都与肿瘤研究有直接关系。我国的肿瘤防治事业正面临严峻的挑战，欧美国家在肿瘤防治方面所取得的成就，使我们清醒地认识到我们存在的差距和不足，让我们感到了压力和紧迫感，同时也增强了我国肿瘤防治工作者的热情和信心。

回顾2012年国内肿瘤学的发展与进步，作为肿瘤研究工作者也倍感兴奋，我们看到我国肿瘤医务工作者在基础研究和临床工作及新药物、新技术应用等方面都取得了重大成就，使得肿瘤学的理论与实践又向前发展了一步。

深圳华大基因研究院侯勇教授等在肿瘤研究上获得突破性进展，于国际著名学术期刊《细胞》（*Cell*）上同时发表两篇研究论文。该团队研发了一种解析单细胞基因组的新方法，并将该方法应用于原发性血小板增多症（一种血癌）和肾透明细胞癌（一种肾癌）的肿瘤内部遗传特征研究。此新方法解决了之前在用组织样本测序时无法解决的肿瘤高异质性难题，为从单核苷酸水平深入研究癌症发生、发展机制及其诊断、治疗提供了新的研究思路并开辟了新的研究方向。此外，这一新方法还可被广泛用于其他重要的生物研究领域，如组织器官内细胞基因组的异质性研究、干细胞的异质性研究、生殖细胞的遗传重组研究、胚胎的植入前遗传学诊断研究等。

目前，高通量测序技术已经被广泛应用于各种生物学研究中，然而，由于多细胞组织中广泛存在的细胞异质性，使得研究人员难以通过组织样品测序来揭示一些复杂的生物现象，如在肿瘤演化研究中，肿瘤组织的异质性使得研究人员难以分析肿瘤内细胞的遗传结构并识别在肿瘤演化中的重要变化，除非进行额外的细胞分选实验，否则研究人员很难鉴定出癌症发展中具有重要影响的遗传突变。2011 年，来自冷泉港实验室的研究人员运用一种单细胞测序，通过基于拷贝数变异（CNV）的数据结果分析了乳腺癌的癌细胞种群结构，指出肿瘤的进化可能是间断性的（Navin et al.，2011），挑战了传统的肿瘤渐进式演化模型。这一发现成为了癌症研究中的一次重大突破，但是此方法的局限是不能从单个核苷酸水平了解单个癌细胞的遗传特性。

该研究创建了单细胞全基因组外显子测序法，第一次通过基因分析，清楚地展现了骨髓增殖性肿瘤（原发性血小板增多症）患者体内肿瘤发生时的细胞演化过程。结果发现，骨髓增殖性肿瘤患者的肿瘤细胞与正常细胞相比，基因图谱完全不同，不同肿瘤细胞之间也有差异，呈现遗传多样性。

这种新的测序方法开启了一条崭新的研究途径，除了可以阐明骨髓增殖性肿瘤的发生过程，还可以用于探索其他类型肿瘤的起源过程。如果能充分了解肿瘤发生过程中多种基因突变出现的时间和相互作用，就可以不断发现肿瘤不同发展阶段的新的诊断标志，也可以研发影响相关基因的药物，寻找预防疾病发生的有效措施。该方法从单核苷酸水平上为各种复杂疾病和生物学过程的研究开辟了新思路。

为了更好地解析肾癌内部的遗传变异情况，研究人员运用此新方法对一例肾癌进行了研究。他们发现此例肾癌并非由常见的两个突变基因 *VHL* 和 *PBRM1* 导致，这说明在病人群体中所鉴定的频发突变（recurrent mutation）可能与肿瘤个体无关，同时也强调了在癌症分析和诊断过程中进行个性化治疗的重要性。通过遗传学定量分析，研究人员发现在此肾癌中不存在明显的克隆（细胞）亚群，而且在肿瘤细胞群体内不同细胞突变频率的突变之间也存在差异明显的碱基突变谱，研究人员推测这可能与肿瘤演化过程中的选择紧密相关。此外，研究人员还发现了一些与此肾癌发生相关的重要功能基因。

单细胞测序为实体肿瘤研究开拓了一个新的研究视角，并对促进开发更有效的细胞靶向治疗方法具有十分重要的意义。同时，该研究也为其他研究人员利用单细胞测序研究肿瘤提供了一个很好的参照。这两项研究表明，单细胞测序新方法为遗传异质性肿瘤的高精度、全面评估提供了一个非常优秀的研究工具。这种新方法和产生的数据为鉴定与肿瘤发展相关的候选基因提供了科学依据，也必将会推动癌症的遗传机理和生物学过程更深入的研究。使科学家们可以真正从生命活动的最基本单位——细胞这个层次去研究生物的生长、发育、生殖、遗传、变异等过程。

前列腺癌发病率在西方国家位于男性恶性肿瘤首位，而随着我国普遍医疗水平的提高，以及我国社会人口老龄化，该病发病率近年来显著上升。前列腺癌有着明显的种族特异性。以往的研究报道了采用全基因组关联研究（GWAS）揭示欧洲后裔、非裔美国和日本人群前列腺癌风险相关变异。来自第二军医大学上海长海医院的“973”首席科学家孙颖浩教授与来自复旦大学、美国维克森林大学、广西医科大学等 40 多家机构的研究人员共同努力，通过全基因组关联发现发现了中国人群的2个新的前列腺癌易位位点。论文发表在《自然-遗传学》(*Nature Genetics*) 杂志上。

为了系统地研究中国人群的前列腺风险相关变异，在这篇文章中研究人员首次对中国人开展了GWAS研究。除证实了在其他祖先群体中报道的几个关联，该研究在4484个前列腺癌病例和8934个对照中发现了前列腺癌的两个新风险相关位点，分别定位在染色体9q31.2 (rs817826，$P=5.45\times10^{-14}$) 和19q13.4 (rs103294，$P=5.34\times10^{-16}$) 上。19q13.4上的rs103294标记与*LILRA3*基因7个外显子中头6个外显子移除所致6.7kb生殖细胞缺失存在强连锁不平衡 (linkage equilibrium)。*LILRA3*基因是一种调控炎症反应，并与T细胞中*LILRA3*的mRNA表达具有显著相关的基因。该研究鉴定出了2个与前列腺癌相关的新的遗传区域，这些结果为推动对前列腺发生发展机制的认识，同时也为前列腺癌的预防和治疗提供了潜在的靶点。

肝细胞癌 (HCC) 是全世界最常见的癌症之一，在全球范围内肿瘤相关性死亡因素中排名第三，全球每年有超过50万新患者。我国是肝癌高发国家，每年约有11万人死于肝癌。肝癌易发生早期转移，且有浸润至邻近及更远组织的倾向。肝癌的预防和治疗是世界性难题，至今仍缺乏有效治疗手段。因而肝癌发生发展的机制研究受到国内外医学界和生命科学界的广泛关注。

近年来越来越多的研究表明，酪氨酸磷酸酶 (PTP) 功能下调与人类多种不同类型的肿瘤发生密切相关。且在决定细胞酪氨酸磷酸化水平中蛋白酪氨酸磷酸酶起着显著的作用。受体型蛋白酪氨酸磷酸酶O (protein tyrosine phosphatase receptor-type O, PTPRO)是PTP类家族的成员之一。研究表明其在神经组织发育、肾小球足细胞的分化、肿瘤抑制等方面发挥较为重要的作用。在肺癌、肠癌等多种肿瘤细胞中*PTPRO*基因会被逐渐甲基化而沉默。

南京医科大学的孙倍成教授和卫生部活体肝移植重点实验室的研究人员在肝脏疾病杂志*Hepatology*上发表了题为Estrogen-sensitive PTPRO expression represses hepatocellular carcinoma progression by control of STAT3的研究论文，证实雌激素敏感的*PTPRO*表达通过调控STAT3抑制了肝癌进程。研究人员旨在阐明*PTPTO*在肝癌中的作用和分子机制。在180对 (包括120名男性和60名女性) 临床肝癌样本中证实相比邻近组织*PTPRO*的水平显著减少，男性性邻近组织中的*PTPRO*水平低于女性。进一步研究发现雌激素受体α (ERα) 能够作为转录因子上调*PTPRO*的表达。此外，通过体外实验证实，转导*PTPRO*基因的肝癌细胞系细胞增殖受到抑制，凋亡升高。体内实验证实在$ptpro^{-/-}$小鼠中肿瘤数目和大小增加。在接下来的机制研究中，研究人员证实作为肿瘤抑制子，*PTPRO*通过Janus激酶2 (JAK2) 和磷脂酰肌醇-3-激酶 (PI3K) 去磷酸化作用下调了信号转导和转录激活因子3 (STAT3) 的活性。

研究结果表明*PTPRO*表达受到ERα的调控，*PTPRO*表达异常可导致肝癌细胞病理性缺陷和性别偏倚。在肝癌细胞中*PTPRO*是通过失活STAT3来发挥肿瘤抑制作用的。阐明了*PTPRO*在肝癌分子发生机制中的作用，为了解肝癌恶性程度和进展以及判断预后等方面提供了重要的理论依据。

肝癌是世界常见恶性肿瘤，五年存活率仅为7%，高居癌症致死原因的第三位。肝癌在亚洲尤其是中国发病率极高，主要由乙肝病毒感染导致。中国有超过 1.2 亿慢性乙肝病毒携带者，每年有 11 万人死于肝癌，几乎占全球肝癌死亡率的一半。

由于对肝癌发生早期过程的分子机制并不清楚，肝癌的早期诊断受到极大的限制，被确诊的肝癌患者通常已经处于肝癌晚期。除了少数能够进行手术的患者外，大部分肝癌晚期患者几乎没有可行的治疗方案。在这种情况下，找到肝癌发生早期阶段的分子标记和有效的肝癌预防治疗手段，成为肝癌治疗中的重要方向，而揭示肝癌发生早期阶段的分子机制则成为了关键。

中国科学院上海生命科学院生物化学与细胞研究所惠利健研究员领导的科研小组在肝癌发生早期阶段分子机制的研究中，为肝癌早期诊断和预防治疗提供了重要的靶点，具有潜在的应用于预防治疗的前景。《自然-细胞生物学》（*Nature Cell Biology*）发表了题为 Liver Cancer Initiation is Controlled by AP-1 Through SIRT6-dependent Inhibition of Survivin 的文章，该项研究利用基因缺失小鼠模型发现，在肝癌发生的早期阶段，*c-Jun* 通过抑制 *c-Fos* 基因的表达促进了肿瘤的发生。较低的 c-Fos 含量会降低乙酰转移酶 SIRT6 的水平，从而增加细胞内生存素的表达，最后造成肿瘤起始细胞死亡减少，提高其生存性，促进肝癌发生。通过对人类肝癌癌前病变组织的分析，发现这个分子机制在一部分人类肝癌发生早期同样被激活了，而在晚期肝癌中则没有变化。更重要的是，研究证明，如果在肝癌发生的早期阶段增加 SIRT6 的含量或者抑制生存素的活性，均可以抑制小鼠肝癌的发生。

这项工作首次分离鉴定了特异在肝癌发生早期阶段发挥重要作用的分子机制。在野生型小鼠中，靶向干预该分子机制的两个重要的基因 *SIRT6* 以及生存素，都可以有效抑制肝癌的发生，为肝癌的预防治疗提供了潜在的靶点分子。该工作与西班牙国立癌症研究中心 ErwinWagner 共同完成，复旦大学医学院附属中山医院等单位参与了合作研究。

2011 年 5 月，惠利健实验室证明肝脏以外的体细胞可以被诱导直接转化为肝脏细胞，为将来从病人自身体细胞诱导获得肝脏细胞进行移植提供了可能，结果发表在 2011 年《自然》（*Nature*）上。

肝癌导致死亡的原因主要是其高度转移的特性，癌细胞常侵犯肝内血管而后广泛转移，进而导致患者死亡。但导致肝癌转移的分子机制尚不清楚，尤其是决定肿瘤细胞转移的内在变异基因还没有确定。由上海交通大学医学院附属瑞金医院和国家人类基因组南方研究中心肿瘤基因组与上海生物芯片国家工程研究中心、复旦大学中山医院、无锡市人民医院等合作开展的研究得到了科技部“973”计划和卫生部“艾滋病和病毒性肝炎等重大传染病防治”科技重大专项等支持。由韩泽广教授、邓庆博士和黄健研究员领导的课题组在《自然-遗传学》（*Nature Genetics*）发表了研究文章，他们利用 DNA 测序技术对乙肝病毒感染相关的肝癌原发灶和侵犯肝脏门静脉的转移灶的全部基因组外显子进行了比对分析，发现肿瘤细胞存在 347 个突变基因，平均每个肿瘤样本有 30～40 个基因突变，其中大多数基因突变是第一次在肝癌样本中发现，并且在原发灶和转移灶中同时出现。另外，该研究组从碱基突变规律中发现，突变除受黄曲霉素和内源代谢产物影响外，也可能与植物特定成分，如马兜铃酸和塑料工业污染物有关。

结果表明，大多数基因突变并没有发挥关键作用，仅少数基因突变决定了肿瘤发病和转移，其中 *ARID1A*、*VCAM1* 和 *CDK14* 等基因突变最为关键。目前已经发现，13%的肝癌患者发生 *ARID1A* 基因突变；*VCAM1* 除了突变外，还在多数肝癌样本中表达下降。与细胞增殖相关的 *CDK14* 基因突变则会增强该基因功能，导致细胞生长加快，促进转移，可能是肝癌治疗新靶标。

赫捷教授领导的中国医学科学院肿瘤医院胸外科实验室一直致力于转化医学的研究，特别是肺癌和食管癌的基础和临床研究。肺癌居于全世界癌症死亡原因的首位。为了研究可应用于临床的肿瘤标记物，赫捷教授实验室使用 2D 荧光差异凝胶电泳和 MALDI-TOF/TOF 质谱技术，分析了 12 对肺鳞癌组织与癌旁正常组织的差异表达蛋白，共确认 28 个具有显著改变的非冗余蛋白。在独立的 15 对组织样本中，使用 RT-PCR 和 Western blesting 的方法验证了肿瘤组织中上调的异柠檬酸脱氢酶 1（IDH1），超氧化物歧化酶 2，14-3-3，丝裂原活化蛋白激酶 C1 的受体和下调的过氧化物氧化还原酶 2。在 73 个鳞癌和 64 个腺癌标本中，使用免疫组化方法进一步确认了 IDH1 的表达水平，观察到 IDH1 的表达与非小细胞肺癌（NSCLC）较差的总生存相关。更进一步，ELISA 分析血浆中 IDH1 的水平发现，IDH1 在 NSCLC 患者血浆中的水平高于良性肺疾病患者和健康人群。另外，通过 RNAi 敲降 IDH1 可抑制 NSCLC 细胞系的增殖，减慢裸鼠移植瘤的生长。这些观察说明 IDH1 作为一个推动肿瘤生长的蛋白，既是可用于诊断的血浆标记物，也是可用于 NSCLC 预后的组织标记物。该项研究结果发表在 *Mol Cell Proteomics*。

miRNA 作为一类有 21～25 个核苷酸的小的非编码单链 RNA，在不同肿瘤的发展中都起到重要作用。赫捷教授在国内较早开展 miRNA 的研究，中国医学科学院肿瘤医院胸外科实验室在研究中发现 miR-25 的表达水平在 60 个食管鳞癌（ESCC）组织中较癌旁正常组织有上调。并且还发现 miR-25 的上调与淋巴结转移，TNM（肿瘤，淋巴结和转移）分期密切相关。更进一步，miR-25 的过表达显著推动 ESCC 细胞的迁移和侵袭能力。相反的，下调 miR-25 可抑制细胞的侵袭和转移能力。E 钙黏素（CDH1）是一个非常重要的肿瘤转移抑制子。确定了 miR-25 直接靶向作用于 CDH1 的 3′非翻译区(3′UTR)，并且抑制 CDH1 的表达。这些结果第一次阐明了 miR-25 通过抑制 CDH1 的表达来推动 ESCC 细胞的侵袭和转移。

在国家“863”、“973”专项经费和国家自然科学基金创新研究群体科学基金资助下，中国医学科学院肿瘤医院肿瘤研究所分子肿瘤学国家重点实验室和病因及癌变研究室林东昕教授与南京医科大学、中山大学肿瘤防治中心、北京市肿瘤防治研究所、华中科技大学同济医学院和美国国立癌症研究院（NCI）等国内外多家单位合作开展的食管癌全基因关联研究。先后在《自然-遗传学》发表 2 篇论文。

该研究运用高密度 SNP 芯片，在全基因组范围检测了大样本量的食管癌患者和正常对照者的基因变异，并经过多中心、大样本量的病例-对照验证，发现 5 个染色体区段的 7 个变异（5q11 的 rs10052657，21q22 的 rs2014300，6p21 的 rs10484761，10q23 的 rs2274223 和 12q24 的 rs11066015、rs2074356 和 rs11066280）与食管癌发病相关。虽然全基因组关联研究已经发现若干食管癌的易感位点，但这些位点还不足以解释食管癌的总遗传度。因此，在上述研究结果的基础上，林东昕教授带领团队继续在食管癌GWAS数据中挑选 $10^{-7}<P<=10^{-4}$ 的169个SNP，用Illumina的Goldengate芯片进行二期验证。在由8092食管癌病例和8620对照组成的两期验证队列中，又发现9个食管癌易感位点，其中7个位点（4q23、16q12.1、17q21、22q12、3q27、17p13和18p11）显示显著的边际效用，而另外两个位点（2q22和13q33）则只在饮酒加入分析后才显示其作用。发现位于染色体4q23的易感位点是代谢酒精的乙醇脱氢酶家族（ADHs）基因所在的区域，这些位点的变异与饮酒有显著的交互作用。此外，应用全基因组基因—环境交互作用分析方法，还重复验证出含乙醛脱氢酶基因（*ALDH2*）的12q24位点与饮酒的交互作用。联合分析发现，携带*ADH1B*和*ALDH2*危险等位基因者如果饮酒，发生食管癌的风险比携带非危险等位基因的4倍，而如果不饮酒，即使携带*ADH1B*和*ALDH2*危险等位基因发生食管癌的风险也很小。这些结果十分清楚地显示酒精代谢通路的基因变异与饮酒在食管癌病因中起重要作用。

目前这项研究共发现食管癌12个新的遗传易感位点，分布于多个染色体区域。这些基因变异对增加食管癌的风险有累加作用，其中有的与吸烟和饮酒有显著的基因—环境交互作用。这些结果揭示了食管癌的发生涉及多基因以及基因与环境之间的交互作用，对理解食管癌发生发展的分子机理，对食管癌预警和早期诊断、预防都有重要的意义。这项研究两篇论文相继发表于《自然-遗传学》。

中山大学肿瘤防治中心马骏教授课题组开展的一项鼻咽癌多中心随机对照Ⅲ期临床研究显示，10余年前制订的晚期鼻咽癌标准治疗方案未能使患者获益。推翻了既往晚期鼻咽癌治疗标准方案。这是目前全球首个评价鼻咽癌同期放化疗后辅助化疗价值的临床研究，论文发表于《柳叶刀·肿瘤学》杂志。

我们国家肿瘤防治事业正面临严峻挑战，从预防层面看，必须要有大局意识、长远意识和整体意识，突出重点。决策层面越来越重视肿瘤预防工作及早诊早治工作，包括环境改善治理和营养卫生及对高危人群干预方面均做了大量工作。2012年5月31日(世界无烟日)，卫生部发布《中国吸烟危害健康报告》。这是我国首部系统阐述吸烟对健康危害的权威性报告。报告涉及控烟领域以及呼吸、肿瘤、心血管、精神、外科、妇科、儿科和眼科等多个学科，并开展了大规模人群的妇女乳腺癌和宫颈癌普查。

自2011年开始，卫生部组织专家撰写系列《肿瘤诊疗规范》，并于2012年大力推广这一系列规范的学习和执行工作。目前，已经下发的《肿瘤诊疗规范》涉及肺癌、乳腺癌、胃癌、肝癌、结直肠癌和胰腺癌6个癌种。2012年11月，卫生部公布67家通过评审的首批卫生部“癌痛规范化治疗示范病房”，并正式挂牌。这为中国肿瘤临床实践开创了一种新的治疗模式。同时依托中国医学科学院肿瘤医院，对全国市县级医院试点逐步开展肿瘤诊疗规范化的推广和普及。

中华医学会食管癌专业委员会在全国食管癌高发现场开展食管癌规范化治疗的巡讲引起了强烈反响。通过新技术的推广和应用，从而从整体上提高了我国食管癌和肺癌的外科治疗水平。并逐步得到国际同行的认可。

高科技新技术的应用为肿瘤的早期诊断和治愈成为可能，脑外科医生利用计算机三维图像引导切除颅内肿瘤即三维导航技术，使得手术更加精确和安全。心脏外科医生在显微手术机器人的操作下完成手术。胸腔镜、腹腔镜及消化内镜各项新的诊断和治疗技术的开展和普及，使得手术更加微创。无疑扩大了治疗患者手术适应证人群。在肿瘤个体化、规范化、综合治疗的模式下，越来越多的肿瘤患者得到科学合理的治疗。

主要参考文献

1. Hou Y, Song L T, Zhu P, et al. Single-cell exome sequencing and monoclonal evolution of a JAK2-Negative myeloproliferative neoplasm. Cell. 2012, 148 (5): 873-885.
2. Xu X, Hou Y, Yin X Y, et al. Single-cell exome sequencing reveals single-nucleotide mutation characteristics of a kidney tumor. Cell. 2012, 148 (5): 886-895.
3. Navin N, Kendall J, Troge J, et al. Tumour evolution inferred by single-cell sequencing. Nature. 2011, 472: 90-94.
4. Xu J F, Mo Z N, Ye D W, et al. Genome-wide association study in Chinese men identifies two new prostate cancer risk loci at 9q31. 2 and 19q13. 4. Nature Genetics. 2012, 44: 1231-1235.
5. Hou J J, Xu J, Jiang R Q, et al. Estrogen-sensitive PTPRO expression represses hepatocellular carcinoma progression by control of STAT3. Hepatology. 2012 Jul 23. doi: 10. 1002/hep. 25980.
6. Min L H, Ji Y, Bakiri L, et al. Liver cancer initiation is controlled by AP-1 through SIRT6-dependent inhibition of survivin. Nature Cell Biology. 2012, 14: 1203-1211.
7. Min L H, He B K, Hui L J. Induction of functional hepatocyte-like cells from mouse fibroblasts by defined factors. Nature. 2011, 475: 386-389.
8. Huang J, Deng Q, Wang Q, et al. Exome sequencing of hepatitis B virus-associated hepatocellular carcinoma. Nauture Genetics. 2012, 44 (10): 1117-1121.
9. Tan F W, Ying J, Nan S, et al. Identification of idh1 as a potential diagnostic and prognostic biomarker for non-small-cell lung cancer by proteomic analysis. Mol Cell Proteomics. 2012, 11 (2): M111. 008821.
10. Xu X, Chen Z, Zhao X, et al. MicroRNA-25 promotes cell migration and invasion in esophageal squamous cell carcinoma. Biochem Biophys Res Commun. 2012, 421 (4): 640-645.
11. Wu C, Hu Z B, He Z H, et al. Genome-wide association study identifies three new susceptibility loci for esophageal squamous-cell carcinoma in Chinese populations. Nature Genetics. 2011, 43: 679-684.
12. Wu C, Kraft P, Zhai K, et al. Genome-wide association analyses of esophageal squamous cell carcinoma in Chinese identify multiple susceptibility loci and gene-environment interactions. Nature Genetics. 2012, 44: 1090-1097.
13. Chen L, Hu C S, Chen X Z, et al. Concurrent chemoradiotherapy plus adjuvant chemotherapy versus concurrent chemoradiotherapy alone in patients with locoregionally advanced nasopharyngeal carcinoma: a phase 3 multicentre randomised controlled trial. The Lancet Oncology. 2012, 13 (2): 163-171.

风湿免疫学科进展

沈　敏　张奉春

中国医学科学院北京协和医学院北京协和医院风湿免疫科

2012年风湿免疫学科走过了快速发展的一年，风湿免疫学科队伍不断发展壮大，继续教育活动规模空前，临床与基础学术研究普遍开展，转化医学崭露头角，跨学科专业相互合作共同发展，并且完成了多项国家支持的重点项目，取得了令人瞩目的学术成就。

（一）针对重点疾病的临床诊治研究

1. 系统性红斑狼疮（SLE）

由北京协和医院风湿免疫科承担、100 多家三级甲等医院风湿免疫科共同参与的“十一五”国家科技支撑计划项目——SLE 临床诊断及综合治疗研究，已取得以下成果：①共完成全国 2170 例 SLE 患者网络注册登记，建成世界上最大的 SLE 注册数据库（包括临床及生物学样本数据库）；②SLE 临床表型分析；③在课题基础上成立了中国 SLE 研究协作组（CSTAR），形成对 SLE 的临床及基础研究的可持续发展模式。

国家科技部支持的国家“十二五”高技术研究发展计划（863 计划）课题——SLE 分子分型和个体化诊疗技术研究已经启动，由北京协和医院风湿免疫科牵头、联合多家医院进行。

南京鼓楼医院孙凌云教授等对骨髓间充质干细胞（BM-MSC）、脐带血间充质干细胞（UC-MSC）的免疫调节机制进行了广泛深入研究，并进行了对复发性难治性 SLE 应用异体间充质干细胞移植（MSCT）、UC-MSC 治疗 SLE 合并弥漫肺泡出血等临床研究，为 MSCT 的临床应用做出了有益探索。

2012 年，上海仁济医院沈南教授等在 SLE 的表观遗传学方面继续做出深入研究。另外，国内风湿病学家们进行了 SLE 患者的单核苷酸多态性（SNPs）研究，以期对 SLE 患者的不同临床表型、个体化治疗提出新的思路。

2. 类风湿关节炎（RA）

由北京大学人民医院风湿免疫科牵头，北京协和医院及其他 11 家医院风湿免疫科共同参与的“十一五”国家科技支撑计划项目——“RA 早期诊断及治疗方法”的研究，已经完成如下内容：①提出了新的早期 RA 分类标准；②研究了手 MRI 在早期 RA 诊断中的意义；③对 RA 治疗的研究：慢作用抗风湿药强化治疗 RA；来氟米特每周一次治疗早期 RA。

3. 干燥综合征（SS）

由北京协和医院风湿免疫科牵头，其余 15 家医院风湿免疫科共同参与的“十一五”国家科技支撑计划项目——“SS 诊断方法和综合治疗研究”，已取得以下成果：①建立国内最大的 SS 临床数据库和生物标本库；②首次对中国人群 SS 患者的临床表现、诊断及治疗干预进行前瞻性研究；③明确了我国 SS 患者的人口学特征、临床表现；④对不同临床表现患者分组行前瞻性干预研究，用于研究适合我国国情的具有循证医学依据的治疗方案；⑤已完成抗 SSA、SSB、胞衬蛋白、毒蕈碱受体 3 和 SSA 优势抗原表位抗体的检测方法建立，进一步开发出完全具有自主产权的，与当前我国经济发展水平相适应的 pSS 相关自身抗体检测诊断试剂，改变目前此类产品依靠进口的现状；⑥系统验证和评价 SS 相关自身抗体在疾病诊治方面的临床应用价值。

北京协和医院风湿免疫科目前正在开展中国人群 SS 患者全基因组关联研究（GWAS），这是国际上首个关于 SS 患者的 GWAS 研究。目前正在进行 GWAS 分析的第一步，即探索发现阶段，共纳入了 2100 余例 SS 患者，以及 7000 余例健康对照。相信不久的未来会产生令人振奋的结果。

4. 原发性胆汁性肝硬化（PBC）

2012 年，北京协和医院风湿免疫科完成了异体骨髓 MSCT（BM-MSCT）治疗熊去氧胆酸（UDCA）无效的 PBC 的研究，主要评价了 BM-MSCT 的安全性和有效性。下一步将联合“863”课题——晚期肝脏疾病的干细胞再生修复及其临床应用（由北京协和医院风湿免疫科作为主要参与单位之一），共同在转化医学方面寻求新的发展。

北京协和医院风湿免疫科采用蛋白芯片技术研究 PBC 的血清标志物，发现了包括锌指蛋白在内的一共 6 种与 PBC 相关的蛋白，ELISA 法检测这些蛋白对于 PBC 的诊断具有良好的敏感性和特异性，充分体现了转化医学的开展。

5. IgG4 相关疾病

北京协和医院风湿免疫科与核医学科、病理科等协作，在国内率先开展了 IgG4 相关疾病的临床研究，已取得以下成果：①率先开展 IgG4 常规检测；②初步确定我国正常人中 IgG 亚类的水平；③测定了 SLE、SS、系统性硬化症、PBC 患者血清 IgG 亚类的水平；④对我国 IgG4 相关疾病患者进行前瞻性队列研究，观察临床特征和治疗反应；⑤IgG4 相关疾病患者激素治疗前后 PET-CT 研究；⑥IgG4 相关疾病患者的 B 细胞功能检测。

6. 强直性脊柱炎（AS）

中山大学附属第三医院古洁若教授等发表在 *Nature Genetics* 上的关于中国人群 AS 患者 GWAS 研究，发现了两个不同于欧洲人群 AS 患者的中国人群 AS 患者基因易感位点。

301 医院黄烽教授等对 100 例 AS 患者在停用生物制剂后随访了 1 年，分别予沙利度胺、柳氮磺吡啶和 NSAIDS 维持，发现沙利度胺能够显著降低停用生物制剂后的 AS 患者复发率。此外，还有研究发现生物制剂联合甲氨蝶呤对于治疗 AS 患者髋关节受累有效且安全。这些研究都对临床工作具有现实指导意义。

（二）疾病分类标准研究

SS 新分类标准。经过长达数年的全球合作注册研究，SS 国际临床合作联盟（Sjogren's International Collaborative Clinical Alliance，SICCA）在 2012 年提出了美国风湿病学会（ACR）关于 SS 的新分类标准。北京协和医院风湿免疫科作为合作医院之一，为此新标准的提出起到了重要的作用。SS 的 ACR 新分类标准着重强调客观检查，减少了人为和主观因素影响，更加容易标准化，并且有利于减少疾病的误诊和误治。此外，ACR 在新标准中还提出，不再区分原发 SS 和继发 SS 的概念。此新标准尚需要临床进一步验证。

（三）技术平台与数据库建设

1. 新药平台（国家科技部科技重大专项）

由北京协和医院风湿免疫科和药理中心共同负责的国家科技部科技重大专项（重大新药创制）——自身免疫病、糖尿病及骨质疏松症药物新药临床评价研究技术平台，2012年已经开始启动，将进行转化医学方面研究。

2. 风湿免疫病诊疗关键技术临床推广及转化应用研究（卫生行业科研专项）

本研究是国家科技部支持的重点项目，由北京协和医院风湿免疫科牵头，联合其他11家单位，业已启动。研究内容包括：风湿免疫病诊疗相关自身抗体临床检测应用推广研究；建立自身抗体临床检测的质量控制体系、标准及检测规范程序；风湿免疫病自身抗体检测试剂生产示范企业建设及自身抗体检测试剂国产化研究；风湿免疫病诊疗相关生物标记物转化医学的研究。

3. 成立北京协和医院自身抗体中心

2012年，北京协和医院风湿免疫科获得另一项“863课题”——代谢性疾病、感染性疾病、内分泌性疾病等其他常见疾病体外诊断试剂的研制。北京协和医院临床常规检测自身抗体项目总数达到63个。2012年新开展的自身抗体检测项目达到13项，例如：抗肝细胞胞浆抗原Ⅰ型抗体、抗GP210抗体、抗SP100抗体、抗桥粒芯糖蛋白-1抗体、抗酿酒酵母抗体、抗C1q抗体等。广泛涉及包括自身免疫性肝病、炎性肠病、天疱疮、荨麻疹等多个学科多种疾病领域，为临床提供了重要的帮助。

4. 成立国家风湿病数据中心（CRDC）

2011年卫生部医管司委托北京协和医院以CSTAR为基础成立CRDC，进一步加强疾病的分类管理与风湿病诊疗质量评估工作，提高我国风湿病诊疗水平，促进医疗质量持续改进，保障医疗质量和医疗安全：①CRDC已成为国内领先的风湿病研究协作组织；②建立了中国风湿病信息系统（CRIS）；③CRDC拟创建中国风湿病信息数据库和生物样本库、创建中国风湿病规范化培训和多学科交流平台；④CRDC平台已逐渐承载我国风湿学界的多项研究课题，成为我国风湿界学者进行研究的共享平台。

主要参考文献

1. Shiboski SC, Shiboski CH, Criswell L, et al. American College of Rheumatology classification criteria for Sjögren's syndrome: a data-driven, expert consensus approach in the Sjögren's International Collaborative Clinical Alliance cohort. Arthritis Care Res (Hoboken). 2012, 64: 475-487.
2. Lin Z, Bei JX, Shen M, et al. A genome-wide association study in Han Chinese identifies new susceptibility loci for ankylosing spondylitis. Nat Genet. 2011, 44: 73-77.
3. Liao LH, Zhang H, Lai MP, et al. Single-nucleotide polymorphisms and haplotype of CYP2E1 gene associated with systemic lupus erythematosus in Chinese population. Arthritis Res Ther. 2011, 13: R11.

4. Sheng YJ, Gao JP, Tang HY, et al. A single-nucleotide polymorphism rs4639966 in 11q23. 3 is associated with clinical features of systemic lupus erythematosus in the Chinese population. Lupus. 2012, 21: 1538-1542.
5. Wang D, Zhang H, Liang J, et al. Allogeneic mesenchymal stem cell transplantation in severe and refractory systemic lupus erythematosus: 4 years experience. Cell Transplant. 2012 Oct 31. [Epub ahead of print]
6. Chen N, Li X, Zhou S, et al. Umbilical cord mesenchymal stem cells suppress B-cell proliferation and differentiation. Cell Immunol. 2012, 274: 46-53.
7. Akiyama K, Chen C, Wang D, et al. Mesenchymal-stem-cell-induced immunoregulation involves FAS-ligand-/FAS-mediated T cell apoptosis. Cell Stem Cell. 2012, 10: 544-555.
8. Wang D, Akiyama K, Zhang H, et al. Double allogenic mesenchymal stem cells transplantations could not enhance therapeutic effect compared with single transplantation in systemic lupus erythematosus. Clin Dev Immunol. 2012, 2012: 273-291.
9. Shi D, Wang D, Li X, et al. Allogeneic transplantation of umbilical cord-derived mesenchymal stem cells for diffuse alveolar hemorrhage in systemic lupus erythematosus. Clin Rheumatol. 2012, 31: 841-846.
10. Liang J, Li X, Zhang H, et al. Allogeneic mesenchymal stem cells transplantation in patients with refractory RA. Clin Rheumatol. 2012, 31: 157-161.
11. Hu CJ, Song G, Huang W, et al. Identification of new autoantigens for primary biliary cirrhosis using human proteome microarrays. Mol Cell Proteomics. 2012, 11: 669-680.
12. Deng X, Zhang J, Zhang J, et al. Thalidomide reduces recurrence of ankylosing spondylitis in patients following discontinuation of etanercept. Rheumatol Int. 2012 Nov 11. [Epub ahead of print]
13. Lian F, Yang X, Liang L, et al. Treatment efficacy of etanercept and MTX combination therapy for ankylosing spondylitis hip joint lesion in Chinese population. Rheumatol Int. 2012, 32: 1663-1667.
14. Fan W, Liang D, Tang Y, et al. Identification of microRNA-31 as a novel regulator contributing to impaired interleukin-2 production in T cells from patients with systemic lupus erythematosus. Arthritis Rheum. 2012, 64: 3715-3725.
15. Zhu S, Pan W, Song X, et al. The microRNA miR-23b suppresses IL-17-associated autoimmune inflammation by targeting TAB2, TAB3 and IKK-α. Nat Med. 2012, 18: 1077-1086.

生殖内分泌研究现状与发展

郁　琦　陈　蓉　孙正怡

中国医学科学院北京协和医学院北京协和医院妇产科

生殖内分泌学是针对女性生殖内分泌系统相关疾病进行诊断、治疗和相关研究的学科，主要包括绝经相关疾病及其治疗、不育和辅助生育技术（试管婴儿）、月经相关疾病和性发育异常。其中，辅助生育在技术层面在近几年发展极为迅速，但由于牵涉众多的伦理考量，而且这也恰是国内目前较为薄弱的方面，因而一直受到业内外的关注；绝经相关问题与严重影响中老年妇女健康和生活质量的多种老年慢性疾病有关，而中国与世界上许多国家一样正在步入老龄社会，因而涉及卫生资源的分配以及卫生政策的制定，目前我国社会各界对此尚缺乏足够的认识，也日益成为本领域的关注要点。本部分主要针对这两个方面进行概述。

（一）绝经管理

1. 绝经的危害和绝经管理

绝经的真正含义是卵巢功能衰退造成的雌激素缺乏，其后果不仅包括大家所熟知的所谓更年期症状，而且随着时间的延长还会造成泌尿生殖道萎缩，特别是还与骨质疏松、心血管疾病和神经系统的退化密切相关。在女性预期寿命接近80岁的今天，中国目前50岁以上女性的总人口数已经超过2亿，女性将有30年的时间处于缺乏雌激素的绝经状态。从1990年到2010年，中国妇女预期寿命虽然从71.5岁提高到了79岁（提高7.5岁），但健康预期寿命目前仍普遍为60多岁。已有大量证据表明，对于进入绝经状态的女性采用包括生活方式调整、健康咨询和在适宜人群中进行适当的激素补充治疗在内的全方位绝经期管理，可以缓解绝经相关症状，有效减少上述老年慢性疾病的发生。充分利用有限的医疗资源，可改善中老年妇女的生活质量，提高全民健康水平。绝经管理正是“治未病”，从整个社会层面来看，可促进社会和谐稳定，减少医疗费用的支出。

绝经管理包括：①健康的生活方式，这从根本上也符合2011年国务院颁布的《中国妇女2011～2020发展新纲要》；②对骨质疏松症、心血管疾病等疾病进行筛查和危险识别；③施以性激素补充治疗为核心的医疗措施。激素补充治疗不仅是缓解更年期各种症状的最有效措施，而且在“机会治疗窗”，即绝经10年以内开始，还可以预防骨质疏松症和冠心病，对其他慢性病和全身退化性问题也有预防作用。从总体上看减少了60岁以下妇女的总体死亡率约40%。大量研究表明，在达到这些获益的同时，并没有增加包括子宫内膜癌在内的多种癌症的发生，且至少在用药5年之内不增加乳腺癌。

2. 绝经管理在国内的现状和相关研究进展

随着社会的发展，中国女性的生活方式也发生着很大变化，心血管疾病和代谢性疾病的发生大大增加，因此对广大妇女生活方式进行指导非常有必要。同时，由于传统的恐激素心理，激素补充治疗在国内适宜人群中仅有1%～2%的使用率，与欧美国家的30%～50%使用率差距巨大。中华医学会妇产科学分会绝经学组于2000年成立，多年来在全国范围内对广大妇产科医生进行继续教育，每年的巡讲超过50次，并召开多层次学术会议，制定并不断更新《中国绝经管理和激素补充治疗指南》。2012年在绝经管理领域内的多方面都取得了很大进展。

(1) 健康宣教：通过报纸、杂志、电视、网络等多种媒介，既有小范围的针对某个单位职工的宣教，也有全国范围的活动。总体上收到了良好的效果，尤其是在大中城市，很多适龄妇女已经意识到绝经问题的重要性，并主动就医。

(2) 绝经管理门诊（MAP项目）：该项目从2011年启动，2012年大力推进，目前已在全国建立了100家绝经门诊，方便了广大患者的就医。

(3) 流行病学调查：在北京市和江苏省的人群调查，以及全国14家医院门诊患者调查结果显示中国妇女进入围绝经期的年龄平均为47.03岁，绝经平均年龄为49.5岁，从月经紊乱到绝经的平均年限为2.8年，围绝经期的平均年限为3.8年；教育程度低、经济水平低、体重低、14岁以后初潮、未生育以及吸烟与绝经早有关；绝经后最常见的问题有性问题（57.1%）、骨关节肌肉痛（53.3%）、失眠（51.2%），而绝经前和围绝经期最常见的问题是乏力、骨关节肌肉痛和失眠。

(4) 临床研究：激素补充治疗6个月就能明显降低绝经妇女代谢综合征的患病率，

有效防治绝经女性代谢综合征的发生发展。女性在绝经过渡期晚期体内存在一过性的雄激素过多的状态，与总脂肪量、中心脂肪增加和胰岛素抵抗风险增加有关。

（5）激素和激素受体的基础研究：研究显示雌激素受体 α 基因多态性与中国妇女特发性卵巢早衰有关；通过对乳腺癌细胞的研究显示，不同种类的孕激素对乳腺癌细胞的影响不同，其作用机制可能与细胞膜受体 PGRMC1 有关，这一研究对选择更加安全的孕激素有特殊重要意义。

（6）绝经与各种老年慢性疾病关系的基础研究：大鼠研究显示口服戊酸雌二醇可以减少内脏脂肪堆积，对心血管疾病起到一个积极的保护作用；对去势小鼠的研究显示，卵巢切除可增加小鼠认知功能障碍的发生；研究还发现绝经妇女 MTHFR C677T 的 *TT* 基因型女性具有较低的骨密度。

3. 绝经管理今后的任务

（1）开展针对医生和患者的教育，既要对妇产科医生进行教育，还要对其他科室医生进行教育，更要对广大老百姓继续进行相关教育。

（2）探讨全新健康模式，建议以医院为中心，带动社区进行工作，在各大医院已建立的绝经门诊基础上，向基层和周边辐射，提高绝经门诊所在区域对绝经的整体关注度。推动各级医院和管理机构，在政策和管理层面进行改进，方便中老年妇女就医。

（3）亟须全国性的、关于中老年女性中更年期综合征各种症状、代谢综合征、心血管疾病、骨质疏松症发病情况资料。同时，对已经接受健康指导和激素补充治疗等干预措施的人群进行随访，了解绝经相关问题的变化，并进行卫生经济学研究，确定各种干预措施的合理和有效性。

（4）继续进行雌激素和孕激素对于最受关注的心血管、乳腺癌和认知方面开展相关基础研究。

（二）辅助生育（试管婴儿）技术

1. 辅助生育技术国内的现状

“试管婴儿”技术是体外受精—胚胎移植技术的通俗说法，指的是从女性体内取出卵子，在器皿内培养后，加入经技术处理的精子，待卵母细胞受精后继续培养，到形成早期胚胎时，再转移到子宫内着床，发育成胎儿直至分娩的技术。我国大陆地区首例试管婴儿于 1988 年 3 月 10 日诞生，配子输卵管内移植、卵胞浆内单精子注射（intracytoplasmic sperm injection，ICSI）、赠卵、冻融胚胎和着床前遗传学诊断（preimplantation genetic diagnosis，PGD）都已应用于临床。

辅助生殖技术是一个年轻而发展迅速的学术领域，其发展使得人类的繁衍过程从完全受自然法则控制的传统方式，逐渐演变为自然法则约束为主、科技手段干预为辅的现代方式，成为生命科学进步的里程碑。卫生部为了规范化试管婴儿治疗，于 2001 年、2003 年颁布了一系列相关文件，如《人类辅助生殖技术管理办法》、《卫生部人类辅助生殖技术与人类精子库技术规范、基本标准和伦理原则》、《卫生部人类辅助生殖技术与人类精子库评审、审核和审批管理程序》和《卫生部关于加强人类辅助生殖技术和人类精子库设置规划和监督管理的通知》。据不完全统计，目前我国已建立了 200 家左右的辅助生育中心，年开展 ART 治疗超过 18 万周期，近 5 年来临床妊娠率稳定在 40%左右。但绝大多数中心均满负荷甚至超负荷运转，可见其社会需求之巨大。

2. 国内辅助生育技术研究进展

辅助生育技术主要包括超促排卵的临床工作和胚胎培养的实验室技术，2010 年经教育部在国内筹建了辅助生殖、生殖内分泌、生殖遗传三个教育部重点实验室，组织全国各地生殖中心与科研院所承担了“雌性生育力维持调节机制研究及生殖资源库建立”、“排卵障碍相关疾病发生机制研究”、“辅助生殖诱发胚胎源性疾病的风险评估和机制研究”等重大研究项目，近年来国内相关研究取得很大进展。

(1) 临床促排卵的总体趋势是为适应人群的多样化，设计了越来越多的个体化的卵巢刺激方案，特别是卵巢功能低下者促生育研究日益深入，明显改善了总体的临床妊娠率。

(2) 实验室技术侧重进一步改善体外受精实验室的培养条件，有研究报道改进空气质量能够进一步提高临床妊娠率，发现一部分小分子物质能够改善胚胎的体外发育能力。

(3) 卵母细胞和胚胎的冷冻技术以及卵母细胞体外成熟培养技术在最近几年有长足的进步，卵裂期胚胎和囊胚的冷冻复苏存活率在部分中心已经可以达到 98%以上，妊娠率可高达 70%以上，达到了国际先进水平。

(4) 祖国传统医学对不育患者的治疗作用不容忽视。我国的中医界也进行了大量的尝试，从中医的理论方面对子宫内膜异位症、多囊卵巢等患者进行辨证施治，并总结了一定的经验。

(5) 基础研究方面，我国的 PGD 技术也紧跟国际水平，有研究发现单核苷酸多态性分析（SNP）微阵列方法能够发现更多的异常核型。

(6) 患者在治疗过程中的心理情况的也日益受到重视，香港大学对进行体外受精联合胚胎移植技术（IVF）治疗的患者进行群体干预，并进行整合的躯体—意识—精神干预，来改善这些患者的心理社会和精神状态。

3. 辅助生育技术今后的发展及需要解决的问题

(1) 供卵和代孕的管理：供卵和代孕技术在技术上并无难度，但由于相应的伦理原则十分严格，国内正规医院进行供卵的治疗数量较少，而代孕是卫生部相应文件明确禁止的，但社会上需求巨大，给部分违规医疗机构营造了土壤，这严重危及供卵者和代孕母亲的权益。

(2) 配子/胚胎冷冻后管理：近年来全国各辅助生殖中心治疗周期数迅猛增加，大量的多余胚胎在每个生殖中心冷冻保存，怎样处置这样胚胎是现阶段生殖医学中心胚胎管理的难题之一，尚需从法律上界定或明确指出处理这些胚胎的条款。

(3) 胚子和胚胎操作对基因印迹改变的影响：印迹基因的改变有可能导致一些罕见

遗传性疾病的发生，辅助生殖技术作为不孕治疗的重要手段迅速在世界范围内开展起来后，辅助生殖技术是否会影响早期胚胎的基因表达日益受到关注，有待进一步研究。

（4）移植胚胎的选择问题：发展非传统形态学的胚胎选择技术，如动态形态学分析、代谢组学、生物标记物等，其目的是为了降低移植胚胎数目，以减少多胎妊娠。

（5）卵巢组织的冷冻保存：冻融后的卵巢组织主要用于移植和体外培养，已有活产分娩的报道。而对于恶性肿瘤患者来说，自体移植有将恶性肿瘤细胞重新植入体内的风险，而异种移植又受到伦理及免疫排斥的限制，其安全性也是目前研究者关注的焦点。

（6）种植前遗传学诊断（PGD）的技术问题：PGD完全依靠临床实践来不断探索，技术层面上存在的问题主要有：①如何安全有效地获得胚胎的遗传物质以供检测；②如何克服极低样本量对诊断的准确性以及有效性的影响；③如何开发适用范围更广的诊断方法。

（7）胚胎干细胞研究：胚胎干细胞提取自胚胎发育到受精后5～6天时形成的囊胚，具有分化成人体各种细胞、组织和器官的能力。诱导其定向分化，不形成一个完整的人体，而发育成特定的器官或组织的研究还没有取得有意义的进展。生殖性克隆的成功一定先于器官分化，其对于人类社会的影响是不容低估的。此外，如果有朝一日器官合成真的可以成功，人类的寿命必将大大延长，这本身也是会对人类社会造成巨大冲击的事件。目前亟须在科技部和卫生部2003年发布的《人胚胎干细胞研究伦理指导原则》的基础之上做出细化的伦理规范，一方面促进这一领域的发展，跟上国际水平，同时符合中国的伦理原则。

主要参考文献

1. 中华医学会妇产科学分会绝经学组，绝经过渡期和绝经后期激素补充治疗临床应用指南（2009版）. 中华妇产科杂志，2010，45（8）：635-638.
2. 中华医学会妇产科学分会绝经学组，绝经过渡期和绝经后期激素补充治疗临床应用修订稿草案（2006版）. 中华妇产科杂志，2008，43（5）：396-398
3. Sturdee DW，Pines A. International Menopause Society Writing Group. Updated IMS recommendations on postmenopausal hormone therapy and preventive strategies for midlife health. Climacteric. 2011，14（3）：302-320.
4. Pines A，Sturdee DW，Birkhauser MH，et al. IMS updated recommendations on postmenopausal hormone therapy. Climacteric. 2007，10（3）：181-194.
5. Santen RJ，Allred DC，Ardoin SP，et al. Postmenopausal hormone therapy：an Endocrine Society scientific statement. J Clin Endocrinol Metab. 2010，95（7 Suppl 1）：s1-s66.
6. Gompel A，Rozenberg S，Barlow DH；EMAS board members. The EMAS 2008 update on clinical recommendations on post- menopausal hormone replacement therapy. Maturitas. 2008，61：227-232.
7. North American Menopause Society. Estrogen and progestogen use in postmenopausal women：2010 position statement of The North American Menopause Society. Menopause. 2010，17：242- 255.
8. 赵冬，王薇，周美然. 北京地区1984～1997年急性冠心病事件发病率变化趋势（中国MONICA方案的研究）. 中华心血管病杂志，2000，(01)：13-16.
9. 中华人民共和国卫生部. 人类辅助生殖技术管理办法. 2001
10. 中华人民共和国卫生部. 卫生部修订人类辅助生殖技术规范. 2003
11. 黄荷凤. 现代辅助生育技术. 北京：人民军医出版社. 2003
12. Jun S L，Quan B，Ying L，et al. The impact of surgical sperm retrieval on the in vitro fertilization outcomes of in-

fertile patients with temporary ejaculation failure on their oocyte retrieval day. Fertil Steril. 2012 Nov 10. [Epub ahead of print]
13. Chan CH, Chan CL, Ng EH, et al. Incorporating spirituality in psychosocial group intervention for women undergoing *in vitro* fertilization: a prospective randomized controlled study. Psychol Psychother. 2012, 85 (4): 356-373.
14. Fang L, Rui-Xia W, Feng-Mei M. Effects of Chinese Medicines for Tonifying the Kidney on DNMT1 Protein Expression in Endometrium of Infertile Women During Implantation Period. J Altern Complement Med. 2012 Oct 17. [Epub ahead of print]
15. Xin ZM, Xu B, Jin HX, et al. Day 3 embryo transfer may have better pregnancy outcomes in younger than 35-year-old patients with poor ovarian response. J Assist Reprod Genet. 2012 Oct; 29 (10)
16. 张丽珠. 试管婴儿工作的回顾、现状和展望，中国微创外科杂志，2005，10：21-24.
17. 李刚，孙莹璞，金海霞，等. 胚胎植入前遗传学诊断 10 个周期的临床分析. 生殖与避孕，2007，27：718-721.
18. 中华人民共和国科学技术部，中华人民共和国卫生部 . 人胚胎干细胞研究伦理指导原则 . 2003.

神经系统疾病研究进展

中国医学科学院北京协和医学院北京协和医院神经科

2012 年，我国研究者在神经系统疾病临床研究领域继续深入探索，取得了一系列成果与突破，本文选取脑血管病、神经系统变性病、癫痫、中枢神经系统脱髓鞘病、神经肌肉病、睡眠障碍病等重点领域做一回顾。

（一）脑血管病

在 2012 年，始于“十一五”期间的卒中大型登记研究有更多的数据分析结果发表。王拥军等发现“落实指南风险预测模型”能够预测中国急性缺血性脑卒中患者院内死亡率，同时美国国立卫生院神经功能缺损评分（NIHSS）为患者短期死亡风险提供了重要补充信息，是死亡率最强的预测因素。相同的研究团队同时发表了急性卒中患者代谢综合征（41.8%）和抑郁症状（51.35%）的发生率，以及颅内出血患者病后 1 年的预后分析。上述数据整体显示，国内脑卒中患者的整体临床面貌、影响预后的相关危险因素与国外并无本质差异。

在卒中病因、发病机制及病理生理过程等深层次研究中，2012 年国内仅有少数较高质量研究成果发表。有作者对赖氨酸蛋白缺乏激酶 I 基因多态性与维吾尔族人缺血性卒中进行关联研究。血管性认知功能障碍是另一个渐受重视的领域，先后有作者报道脑梗死及白质病变临床分型与血管性认知功能障碍的相关性，皮质下血管性痴呆患者脑注意和执行功能区激活特征及与认知功能损害的相关性，但在该领域并无新的研究视角和发现。

2012 年在脑血管病治疗领域，症状性颅内动脉病变治疗成为热点。凌峰等对症状性颅内动脉狭窄患者的血管介入及药物治疗的比较，发现我国症状性大脑中动脉狭窄低危患者中，血管介入治疗安全但不优于标准抗血小板治疗治疗，可结合支架与强化药物治疗在预防颅内血管狭窄患者卒中复发（stenting and aggressive medical management for preventing recarrent stoke in intracranial stenosis，SAMMPRIS）的比较研究进行解读。提醒临床医生冷静思考国内近年来大量兴起的颅内支架治疗。

近年来，卒中质量管理体系日益建立与完善，是脑血管病诊治领域的重大进步。2012 年，卫生部成立脑卒中筛查与防治办公室及专家委员会，有助于进一步改进卒中防治质量，提高卒中防治水平。

（二）痴呆及其他神经系统变性病

在痴呆研究领域，国内陆续进行了一些国人阿尔茨海默病（Alzheimer disease，AD）的遗传学特征的研究。王等对 598 例晚发 AD 患者与 600 例正常对照的研究中发现，*SORCS1* 基因与 *APOE* 基因型相互作用，与中国汉族人晚发 AD 相关。

近年来，国内对帕金森病患者的非运动症状关注度提高，2012 年发表了帕金森病患者嗅觉障碍、快速动眼睡眠期行为障碍、认知功能障碍等一系列临床研究。应用多种影像学手段，如经颅超声成像技术示黑质区回声增强、分子显像技术评估纹状体多巴胺能神经元支配程度间接反映黑质的退化、磁共振示壳核体积减低、磁敏感加权成像示壳核及苍白球铁含量增加、磁共振光谱评估神经元和髓鞘完整性及退行病变程度对帕金森病患者进行早期诊断亦成为研究热点。

肌萎缩侧索硬化症（ALS）遗传基因的筛查近年来受到重视，至今明确证实的有关 ALS 的致病基因已达 13 种，在我国已经有关于 *TDP43* 和 *FUS* 基因的病例报道。引人关注的是，在额颞叶痴呆患者中也发现 *TDP43* 基因的异常，而在 ALS 认知功能的筛查证实，在近 30%的 ALS 患者，存在不同程度的认知功能减退，并且发现存在与额颞叶痴呆共存的现象。在 2012 年 6 月 21 日，世界神经病学联盟 ALS/MND 分会的 Ludolph教授与我国 ALS 协会崔丽英教授共同主持的 ALS 会议上，也对此进行了重点介绍。这一现象的发现，使得目前对于神经系统变性病又有了一个新的认识。2012 年中华医学会神经肌肉病学组、肌电图和临床神经电生理学组联合推出了肌萎缩侧索硬化的诊断和治疗指南，为我国 ALS 的临床诊断和治疗的规范化提供了依据。

（三）癫痫

2012 年发表的一组我国大样本（5572 例）癫痫病因学分析为癫痫的病因学研究提供了重要的临床数据。研究发现，特发性癫痫仅占 1%，症状性癫痫占 51%，隐源性癫痫占 48%。脑外伤、围产期损伤、中枢神经系统感染、脑肿瘤及脑血管病是最主要的病因。针对小儿顽固性颞叶癫痫的病理学研究显示，病理表现常多样，以海马硬化、良性肿瘤和局灶性皮层发育不良最常见。

有关癫痫综合征易感性的遗传学基础和分子生物学研究方兴未艾。国内学者首次发现位于 15q11.2 的 *NIPA2* 基因（编码一种选择性镁运载体）是儿童失神癫痫的易感基因之一。有研究发现，*NR3C1* 基因（编码糖皮质激素受体）多态性与中国人群婴儿痉挛症遗传易感性有关。有学者对伴热发作附加全面性癫痫（GEFS（+））39 个家系进行了表型和 *SCN1A* 基因突变的筛查，发现 *SCN1A* 基因突变率为 10%，最常见临床表型是热发作及热发作附加，最严重表型是 Dravet 综合征。中国汉族人群遗传学流调研究显示，特发性癫痫多数呈现多基因孟德尔氏累加遗传模式。中国汉族人群中，五羟色胺转运基因的功能性多态性（5-HTTVNTR）与颞叶癫痫的发生有关。另外，癫痫患者药物反应个体差异的遗传学基础研究也有报道。例如，ABCC2基因多态性和单倍型与中国癫痫人群抗癫痫药物抵抗有关联。在汉族部分性癫痫人群中，钠通道α亚单位1型（*SCN1A*）基因单核苷酸多态性（rs3812718）与卡马西平单药治疗的保留率明显相关。另有研究表明，UDP-葡萄糖醛酸基转移酶基因多态性影响中国癫痫人群丙戊酸钠的药代动力学，提示不同基因型的患者可能需要调整丙戊酸钠的剂量。还有研究显示，在中国癫痫儿童中，尿苷二磷酸葡萄糖苷酸（基）转移酶（UGT）基因多态性（UGT 1A6）影响丙戊酸钠血浆水平。

在癫痫治疗方面，由香港中文大学牵头的多中心、随机双盲3期研究显示，治疗新诊断的部分性癫痫，普瑞巴林的耐受性与拉莫三嗪相当，但疗效差于拉莫三嗪。一项前瞻性队列研究显示，中国农村地区应用苯巴比妥控制惊厥发作的长期效果较理想，提示尽管出现了很多抗癫痫新药，旧抗癫痫药物仍占有一席之地。另外，大样本病例的回顾性研究显示，中国人群抗癫痫药物导致皮肤反应以卡马西平、拉莫三嗪及奥卡西平为最常见，对于临床选择药物有指导意义。有学者还报道了服用丙戊酸钠的中国癫痫肥胖人群中代谢综合征的情况。提示对于服用丙戊酸钠的癫痫肥胖人群，不能只监测体重变化，还应注意胰岛素抵抗情况。中国女性癫痫患者多囊卵巢综合征发生率是普通人群的两倍多，危险因素包括癫痫发病年龄早和应用丙戊酸治疗。

对癫痫的神经病理学研究仍是持续的热点。倪海春等研究了PI3K相关通路蛋白在难治性癫痫相关皮质发育畸形的表达，选用宣武医院行手术病理的43例患者，包括局灶性皮质发育不良（FCD）ⅡA型、ⅡB型、结节性硬化综合征和神经节细胞胶质瘤，结果提示PI3K通路部分参与了MCD的发生，并可能发挥了重要作用。高晶在2012年全国神经科年会上介绍了难治性癫痫的新旧病理分类。

（四）中枢神经系统脱髓鞘病

多发性硬化和视神经脊髓炎一直是中枢神经系统脱髓鞘疾病中被关注的焦点。2012年中华医学会神经病学分会神经免疫学组，推出了“多发性硬化诊断和治疗中国专家共识”，为我国多发性硬化临床诊断和治疗的规范化提供了依据。尽管寡克隆区带（oligoclonal band，OB）是目前诊断多发性硬化的重要生物学标志物，但仍具有一定局限性，此外，尚缺乏监测病情和判断预后的指标，因此，寻找多发性硬化的实验室指标是当今也是未来的研究热点。今年，细胞因子和自身抗体等生物学指标与多发性硬化的关系继续被学者们所关注。

自AQP4-IgG发现以来，它在视神经脊髓炎诊断和监测病情中的作用以及寻找检测AQP4-IgG金标准的方法是视神经脊髓炎中研究的热点之一，此方向亦是未来数年研究的热点。AQP4-IgG在中国视神经脊髓炎患者诊断中的作用随着检测方法的推广和简化开始为中国学者关注。此外，AQP4-IgG与系统性免疫病的关系也开始被研究。与多发性硬化不同，有关视神经脊髓炎的治疗目前尚处于空白阶段，我国学者在干扰素治疗视神经脊髓炎方面做了初步尝试，取得一定疗效，但干扰素能否治疗视神经脊髓炎还需进一步论证。有关视神经脊髓炎的治疗亦是未来研究的方向之一。

（五）神经肌肉病

在神经和肌肉疾病方面，陈涓涓等对我国 Nonaka 肌病患者骨骼肌病理改变进行了研究，发现其主要呈肌营养不良样改变伴随肌纤维内镶边空泡形成，部分肌纤维空泡含有 tau 蛋白、β-淀粉样蛋白抗体及泛素阳性物质，内质网分子伴侣蛋白 GRP78 及 calnexin、凋亡相关蛋白 caspase12、Bax 表达升高。认为该病骨骼肌存在异常蛋白沉积，由此诱发的内质网应激和凋亡反应可能参与病理过程。栾兴华等报道 6 个 X 连锁 Charcot-Marie-Tooth 病 1 型（CMTX1）家系，神经活检发现有髓神经纤维出现轻-中度减少伴轴索再生变性，部分病例出现薄髓鞘神经纤维、洋葱球样结构或炎细胞浸润；6 个家系的 *Cx32* 基因存在 5 种新突变和 1 种同义突变。钱敏等对分析了北京协和医院 11 例 POEMS 综合征腓肠神经活检：其中 5 例以轴索变性为主，6 例为混合性轴索髓鞘性损害，可见薄髓纤维或髓鞘厚度不均；均可见神经束间或神经内膜血管增多，4 例可见血管基底膜增厚，未见炎细胞浸润；提示该病周围神经损害的中小血管病变和血管机制。关鸿志等对单一切口下的腓浅神经与腓骨短肌联合活检的诊断意义进行了分析，指出神经肌肉联合活检的诊断阳性率较高，对血管炎和淀粉样变性神经病较为适用。

重症肌无力的临床研究显示感染史、用药不当、身体异常、过度劳累是影响非住院环境下重症肌无力患者病情复发或加重的独立危险因素；感染史、精神创伤是影响住院环境下重症肌无力患者病情复发或加重的独立危险因素。对眼肌型 MG 的观察发现，病程＜2 年者完全缓解率明显高，所以眼肌型 MG 越早治疗临床预后越好。对于伴发复视患者一般加用糖皮质激素或其他免疫抑制剂，激素的敏感性与 GR-α mRNA 表达水平增高有关，而 GR-β mRNA 的表达水平则无明显相关。

（六）睡眠障碍病

近年来睡眠障碍与多种疾病的相关性是研究的热点，本年度国内发表了了几项较大的流行病学研究。调查显示长时间睡眠（＞9h）使得男性心血管病死亡率和总体死亡率的风险增加。并且发现睡眠时间与多种生化指标相关，而这些指标的水平与总体死亡率密切相关。另一些研究者则发现睡眠质量差会增加患 II 型糖尿病和高血压的风险。

发作性睡病的基因方面的研究进一步开展。Han 等发现中国发作性睡病患者下丘脑泌素缺乏与 *HLA-D* 基因密切相关。他的另一项研究显示在中国人群中发作性睡病与 *TCRA* 和 *P2RY11* 的基因多态性相关。

主要参考文献

1. Zhang N, Liu G, Zhang G, et al. A risk score based on Get With the Guidelines-Stroke program data works in patients with acute ischemic stroke in China. Stroke. 2012, 43 (11): 3108-3109.
2. Jia Q, Zheng H, Zhao X, et al. Abnormal glucose regulation in patients with acute stroke across China: prevalence and baseline patient characteristics. Stroke. 2012, 43 (3): 650-657.
3. Yuan HW, Wang CX, Zhang N, et al. Poststroke depression and risk of recurrent stroke at 1 year in a Chinese cohort study. PLoS One. 2012, 7 (10): e46906.

4. Wang WJ, Lu JJ, Wang YJ, et al. Clinical characteristics, management, and functional outcomes in Chinese patients within the first year after intracerebral hemorrhage: analysis from China National Stroke Registry. CNS Neurosci Ther. 2012, 18 (9): 773-780.

5. 蔡坚，张小宁，李淑元. 赖氨酸蛋白缺乏激酶I基因多态性与维吾尔族人缺血性卒中的关联研究. 中华神经科杂志 2012, 45: 634

6. 高薇薇，薛蓉，程焱. 脑梗死及白质病变临床分型与血管性认知功能障碍的相关性. 中华神经科杂志，2012, 45: 318-323

7. 李传明，王健，程琳，等. 皮质下血管性痴呆患者脑注意和执行功能区激活特征及与认知功能损害的相关性. 中华神经科杂志，2012, 45: 24

8. Miao Z, Jiang L, Wu H, et al. Randomized Controlled Trial of Symptomatic Middle Cerebral Artery Stenosis: Endovascular Versus Medical Therapy in a Chinese population. Stroke, 2012, 43 (12): 3284-3290.

9. Wang HF, Yu JT, Zhang W, et al. SORCS1 and APOE polymorphisms interact to confer risk for late-onset Alzheimer's disease in a Northern Han Chinese population. Brain Res, 2012, 1448: 111-116.

10. 陈伟，陈生弟. 嗅棒气味识别能力测试在中国帕金森病患者中的运用：一项配对病例对照研究. 中华神经科杂志，2012, 45 (6): 413.

11. 万赢，刘振国. 伴快速眼球运动睡眠行为障碍的帕金森病患者临床特征. 中华神经科杂志，2011. 44 (8): 533-538.

12. 陈晓霞，王刚，陈生弟. 帕金森病患者学习与记忆障碍及影响因素研究进展. 内科理论与实践，2012. 7 (3): 231-233.

13. 张迎春，方军初，盛余敬，等. 帕金森病与原发性震颤患者的经颅超声研究. 中华神经科杂志，2011. 44 (9): 590-593

14. Zou ZY, Peng Y, Wang XN, et al. Screening of the TARDBP gene in familial and sporadic amyotrophic lateral sclerosis patients of Chinese origin. Neurobiol Aging, 2012, 33 (9): doi: 10. 1016 [Epub ahead of print]

15. Zou ZY, Cui LY, Sun Q, et al. *De novo* FUS gene mutations are associated with juvenile-onset sporadic amyotrophic lateral sclerosis in China. Neurobiol Aging, 2012.

16. 胡湘蜀，李花，刁芳明，等. 癫痫患者5572例病因分析. 中华神经科杂志，2012, 45 (4): 244-248.

17. Jiang Y, Zhang Y, Zhang P, et al. NIPA2 located in 15q11. 2 is mutated in patients with childhood absence epilepsy. Hum Genet, 2012, 131 (7): 1217-1224

18. Yang G, Zou L P, He B, et al. NR3C1 gene polymorphism for genetic susceptibility to infantile spasms in a Chinese population. Life Sci, 2012, 91 (1-2): 37-43

19. Xu XJ, Zhang YH, Sun HH, et al. Phenotype and *SCN1*A gene mutation screening in 39 families with generalized epilepsy with febrile seizures plus. Zhonghua Er Ke Za Zhi, 2012, 50 (8): 580-586.

20. Li M, Heng X, Tao R, et al. A genetic epidemiological survey of idiopathic epilepsy in the Chinese Han population. Epilepsy Res. 2012, 98 (2-3): 199-205.

21. Qu J, Zhou B T, Yin JY, et al. ABCC2 polymorphisms and haplotype are associated with drug resistance in Chinese epileptic patients. CNS Neurosci Ther, 2012, 18 (8): 647-51

22. Chu XM, Zhang LF, Wang GJ, et al. Influence of UDP-glucuronosyltransferase polymorphisms on valproic acid pharmacokinetics in Chinese epilepsy patients. Eur J Clin Pharmacol, 2012, 68 (10): 1395-1401

23. Guo Y, Hu C, He X, et al. Effects of UGT1A6, UGT2B7, and CYP2C9 Genotypes on Plasma Concentrations of Valproic Acid in Chinese Children with Epilepsy. Drug Metab Pharmacokinet, 2012, 27 (5): 536-542.

24. Kwan P, Brodie MJ, Kälriäinen R, et al. Efficacy and safety of pregabalin versus lamotrigine in patients with newly diagnosed partial seizures: a phase 3, double-blind, randomised, parallel-group trial. Lancet Neurol. 2011, 10 (10): 881-890

25. Kwan P, Wang W, Wu J, et al. Long-term outcome of phenobarbital treatment for epilepsy in rural China: A prospective cohort study. Epilepsia. 2012, 54 (11): 1-6.

26. Wang XQ, Lang SY, Shi XB, et al. Antiepileptic drug-induced skin reactions: A retrospective study and analysis in 3793 Chinese patients with epilepsy. Clin Neurol Neurosurg. 2012, 114 (7): 862-865.
27. Fang J, Chen S, Tong N, et al. Metabolic syndrome among Chinese obese patients with epilepsy on sodium valproate. Seizure, 2012, 21 (8): 578-582.
28. Zhou J Q, Zhou L M, Chen L J, et al. Polycystic ovary syndrome in patients with epilepsy: a study in 102 Chinese women. Seizure, 2012, 21 (9): 729-733.
29. 倪海春，孙福海，朴月善，等．PI3K 通路蛋白在难治性癫痫相关脑皮质发育畸形病灶中的表达．中华病理学杂志，2012，41 (06)：391-395.
30. 中华医学会神经病学分会神经免疫学组，中国免疫学会神经免疫分会．多发性硬化诊断和治疗中国专家共识(2011 版)．中华神经科杂志，2012，45 (4)：274-280.
31. 高静茹，张美妮．血清和脑脊液 CXCL13 水平与临床孤立综合征、多发性硬化和视神经脊髓炎的关系. 中国神经免疫学和神经病学杂志，2012，19 (3)：187-190.
32. Wu A, Zhong X, Wang H, et al. Cerebrospinal fluid IL-21 levels in neuromyelitis optica and multiple sclerosis. Can J Neurol Sci. 2012, 39 (6): 813-820.
33. Long Y, Qiu W, Hu X, et al. Anti-aquaporin-4 antibody in Chinese patients with central nervous system inflammatory demyelinating disorders. Clin Neurol Neurosurg. 2012, 114 (8): 1131-1134.
34. Xu Y, Zhang Y, Ye J, et al. Successful treatment of a women with relapsing neuromyelitis optica by interferon beta. Neurol Sci. 2012, 33: 911-913.
35. 陈涓涓，赵丹华，王朝霞，等．Nonaka 肌病的骨骼肌存在内质网应激改变．中华神经科杂志，2012，45 (01)：11-15.
36. 栾兴华，乔晓会，吕鹤，等．X 连锁 Charcot-Marie-Tooth 病 1 型六个家系的病理和基因突变特点．2012，45 (01)：6-10.
37. 钱敏，陈琳，关鸿志．POEMS 综合征的临床和周围神经病理特点．协和医学杂志，2012，3 (03)：293-297.
38. 关鸿志，陈琳，郭玉璞，等．腓浅神经与腓骨短肌联合活体组织检查的诊断意义．中华神经科杂志，2012，45 (01)：51-55.
39. Li Y, Sato Y, Yamaguchi N. Potential biochemical pathways for the relationship between sleep duration and mortality. Sleep Med. 2013, 14: 98-104.
40. Lou P, Chen P, Zhang L. Relation of sleep quality and sleep duration to type 2 diabetes: a population-based cross-sectional survey. BMJ Open. 2012, 2 (4): 1-6.
41. Han F, Lin L, Li J, et al. HLA-DQ association and allele competition in Chinese narcolepsy. Tissue Antigens. 2012, 80 (4): 328-335.
42. Han F, Lin L, Li J. TCRA, P2RY11, and CPT1B/CHKB associations in Chinese narcolepsy. Sleep Med. 2012, 13 (3): 269-272.

三、预 防 医 学

感染性疾病研究进展

张建中

中国疾病预防控制中心传染病预防控制所

感染性疾病（infectious disease）为由病原微生物（病原体）引起的疾病统称，其中传染性较强，易引起宿主间相互传播的疾病称传染病。侵入人体的病原体可被机体清除，或定植、繁殖，进而造成机体组织的炎症和损伤，可表现为病原体被清除、隐性感染、显性感染、持续性感染、病原体携带状态和潜伏性感染等不同的感染类型，感染类型也可随病原体与宿主双方力量的增减而转化或交替发生。感染性疾病作为预防医学领域的热点和重点之一，2012 年我国的相关科技发展令世人瞩目，主要表现在以下几个方面。

（一）重要传染病防控取得进展

1. 中国恢复无脊灰状态

2012 年 11 月 29 日在北京举行的世界卫生组织西太区消灭脊灰证实委员会会议宣布中国恢复无脊灰状态，认为中国的此次成就，使西太区 2000 年认证的无脊灰状态得以保持；也标志着自 2011 年 7 月新疆发生输入性脊灰野病毒疫情（共造成 21 例脊灰病例，其中 2 人死亡）后，中国的相应防控措施达到预期效果，已有效阻断脊灰病毒传播。

此次重大疫情及其应对表明，我国维持无脊灰状态的压力仍然很大，消灭脊灰是一项持续的全球性工作，需要各国和地区的积极参与；目前世界上仍然存在本土脊灰野病毒流行的三个国家为巴基斯坦、阿富汗和尼日利亚，其中巴基斯坦和阿富汗与我国接壤，尼日利亚与我国人员交流频繁，我国今后仍存在输入性脊灰野病毒的风险；采取有效措施确保我国脊灰免疫的高质量覆盖，进一步加强对偏远地区和欠发达地区的脊灰免疫保障，以及确保急性弛缓性麻痹病例（AFP 病例）的监测质量，对我国维持无脊灰状态尤为重要。

2. 获得中国的耐药性结核流行事态描述数据

首次全面调查显示了中国的耐药性结核病传染情况。对结核病的大样本连续监测数据显示，由于不规范治疗所造成的中国的耐药性结核流行情况严重，更暴露出多数多耐性结核和广泛耐药性结核感染菌株的耐药为原发性耐药，表明因耐药而有强致病作用的细菌正在人与人之间传播；此类全面反映我国结核菌流行及耐药特征的数据获得，对制订防控策略意义重大。

3. 艾滋病传播及干预模式分析有所突破

对近年来中国艾滋病传播特征进行的系统资料分析发现，在男同性恋者间 HIV 的传播以惊人的速度蔓延，远超静脉注射吸毒者和以前的商业献血者等其他的高危人群，相关有效干预措施的实施在中国越来越重要。

基于随机临床试验和观察性研究的结果，世界卫生组织（WHO）向所有一方感染 HIV，另一方未受 HIV 感染的不一致夫妇（亦称“HIV 单阳夫妻”）推荐抗逆转录病毒治疗，旨在减少疾病传播风险。然而一直缺乏就这一公共卫生策略在大范围内以及发展中国家中的可行性以及可持续情况展开评估分析。对 2003～2011 年中国 HIV 感染状况不一致夫妇抗逆转录病毒治疗预防 HIV 传播的情况分析表明，用抗逆转录病毒治疗中国 HIV 单阳夫妻中的 HIV 阳性个体，可降低 HIV 传播，这种“治疗即预防”策略是一种适宜在发展中国家全国范围内开展的公共卫生预防策略。但这一保护策略的持久性和可推广性仍需进一步研究。

（二）感染性疾病对慢性非传染性疾病的影响受到关注

1. 与肿瘤相关的感染性疾病负担及相关机制

对27种癌症在184个国家的发病率分析发现，人类乳头状瘤病毒、幽门螺杆菌、乙型肝炎病毒及丙型肝炎病毒感染每年导致全球约190万子宫颈癌、胃癌和肝癌病例，且此类感染相关肿瘤多出现在发展中国家。特别是在中国，总人群癌症发病率中归因于感染因素的部分（又称人群归因分值）达26.1%（全球平均人群归因分值为16.1%），感染所致肿瘤的疾病负担巨大，引发高度关注。

通过对多例乙肝阳性肝癌和门静脉癌组织的外显子（组）测序及体细胞突变分析，发现了多个与肝癌发生相关的基因，有望成为新的潜在肝癌治疗和预后评价的生物标志。通过肝癌组织与癌旁组织的基因组分析比对发现，肝癌组织中有更高的乙肝病毒序列整合，而乙肝病毒整合片段的断点在病毒基因组中也具有特征性分布；乙肝病毒序列在宿主基因组内的整合与肿瘤相关基因的高表达和感染病人预后明显相关。

2. Ⅱ型糖尿病人群的肠道微生物组成分析

通过宏基因组测序获得的特征性数据，揭示了中国人群中Ⅱ型糖尿病和肠道细菌之间的可能联系，显示患有Ⅱ型糖尿病的患者肠道中病原菌水平高，其肠道微生物组成（包括条件致病菌的构成）特征受到关注，不但有望为今后的糖尿病分类提供新的依据，也可能为糖尿病等重要疾病的防控提供新的干预手段。

这项发现虽证明了一种相关性，但尚不清楚是肠道细菌的变化影响了Ⅱ型糖尿病的发展，还是这种变化仅仅只是反映了患有Ⅱ型糖尿病病人的状况，需要进一步深入研究。

（三）预警预测技术与能力建设取得进展

1. 建立了流感疫苗株快速选择新技术

在国际上首次直接从流感病毒主要抗原表面蛋白HA序列出发，通过整合血凝素蛋白的12个结构和理化特征，发展出一种新的计算方法分析流感病毒抗原变异和进化，快速准确地选择流感疫苗株。不仅加深了对季节性流感在国内传播规律的了解，也为中国流感疫苗株的推荐和防控提供了更科学的技术方法。此项基于序列分析流感抗原演化规律及用于疫苗株推荐的新方法，在我国及全球的流感预防与控制中将发挥重要作用。

2. 提出了新的耐药金黄色葡萄球菌菌株流行预警

发现了一种新的金黄色葡萄球菌基因：*sasX*，在亚洲大部分地区出现的耐甲氧西林金黄色葡萄球菌（MRSA）疫情中扮演了重要角色。惊讶地发现中国MRSA菌种中*sasX*的携带率要比之前料想的高，并在2003～2011年，MRSA中*sasX*的携带率几乎翻了一番，从21%增加到39%。预测sasX阳性金葡菌将会在全球范围内明显增加。

（四）感染性疾病的基础研究逐步深入

对具有重要生物功能以及和人类疾病有关的生物大分子的三维结构以及结构与功能的关系方面的研究获得进展。

通过对福氏痢疾杆菌和致病性大肠杆菌研究，揭示了持续性细菌感染和抑制机体免疫系统的分子机制；发现了一种针对细胞囊泡运输关键因子：Rab GTP酶类的病原菌作用机制；发现肠致病性大肠杆菌（EPEC）可通过其分泌蛋白Tir的宿主免疫受体酪氨酸抑制基序（ITIM），来抑制宿主的免疫反应，从而达到免疫逃避目的的作用机制。

证明了受体结合所触发的手足口病病毒脱壳机制，为手足口病的干预治疗提供了新的靶点。揭示了麻疹病毒血凝素与上皮细胞受体nectin-4的复合体结构，并解析了两者之间的相互作用模式。分析了人的葡萄糖转运蛋白GLUT1-4在大肠杆菌中的同源蛋白XylE的晶体结构，并对其工作机理进行了研究。据此结构模型，分析了相关的突变残基的功能与致病机理。

以上基础研究领域的突破，为病原体的致病机理提供了新的分子基础，也为发展新的感染性疾病治疗方法提供了重要理论依据。

主要参考文献

1. http://www. wpro. who. int/immunization/news/wpr_resolves_role_global_polio_eradication/en/index. html
2. Zhao Y, Xu S, Wang L, et al. National survey of drug-resistant tuberculosis in China. N Engl J Med. 2012, 366 (23): 2161-2170.
3. Shang H, Xu J, Han X, et al. HIV prevention: Bring safe sex to China. Nature. 2012, 485 (7400): 576-577.
4. Jia Z, Ruan Y, Li Q, et al. Antiretroviral therapy to prevent HIV transmission in serodiscordant couples in China (2003-2011): a national observational cohort study. Lancet. 2012, S 0140-6736 (12): 61898-61894.
5. Dong N, Zhu Y, Lu Q, et al. Structurally distinct bacterial TBC-like GAPs link Arf GTPase to Rab1 inactivation to counteract host defenses. Cell. 2012, 150 (5): 1029-1041.
6. Huang J, Deng Q, Wang Q, et al. Exome sequencing of hepatitis B virus-associated hepatocellular carcinoma. Nat Genet. 2012, 44 (10): 1117-1121.
7. Sung WK, Zheng H, Li S, et al. Genome-wide survey of recurrent HBV integration in hepatocellular carcinoma. Nat Genet. 2012, 27; 44 (7): 765-769.
8. Yan D, Wang X, Luo L, et al. Inhibition of TLR signaling by a bacterial protein containing immunoreceptor tyrosine-based inhibitory motifs. Nat Immunol. 2012, 13 (11): 1063-1071.
9. Zhang X, Lu G, Qi J, et al. Structure of measles virus hemagglutinin bound to its epithelial receptor nectin-4. Nat Struct Mol Biol. 2012, doi: 10. 1038/nsmb. 2432. [Epub ahead of print]
10. Wang X, Peng W, Ren J, et al. A sensor-adaptor mechanism for enterovirus uncoating from structures of EV71. Nat Struct Mol Biol. 2012, 19 (4): 424-429.
11. Du X, Dong L, Lan Y, et al. Mapping of H3N2 influenza antigenic evolution in China reveals a strategy for vaccine strain recommendation. Nat Commun. 2012, 3: 709.
12. Li M, Du X, Villaruz AE, et al. MRSA epidemic linked to a quickly spreading colonization and virulence determinant. Nat Med. 2012, 18 (5): 816-819.
13. Peiris JS, Poon LL, Guan Y. Public health. Surveillance of animal influenza for pandemic preparedness. Science. 2012, 335 (6073): 1173-1174.

14. de Martel C, Ferlay J, Franceschi S, et al. Global burden of cancers attributable to infections in 2008: a review and synthetic analysis. Lancet Oncol. 2012, 13 (6): 607-615.

15. Qin J, Li Y, Cai Z, et al. A metagenome-wide association study of gut microbiota in type 2 diabetes. Nature. 2012, 490 (7418): 55-60.

16. Sun L, Zeng X, Yan C, et al. Crystal structure of a bacterial homologue of glucose transporters GLUT1-4. Nature.2012, 490 (7420): 361-366.

环境卫生学研究进展

郭新彪　黄　婧　陈义恩

北京大学公共卫生学院劳动卫生与环境卫生学系

环境卫生学是研究自然环境和生活环境与人群健康的关系，揭示环境因素对人群健康影响的发生、发展规律，为充分利用环境有益因素和控制有害因素提出卫生要求和预防政策，以提高人群整体健康水平为目标的科学。随着我国经济的快速发展，环境污染问题凸显，环境形势不容乐观，尤其是环境有机污染物、重金属以及大气 $PM_{2.5}$ 的健康危害已经成为我国环境污染防治的重点。2012 年我国在环境卫生学领域的主要研究热点和科技进展如下。

（一）环境有机污染物健康危害研究进展

自 20 世纪 30 年代以来，人工化学品数量急剧增长，现已达 1000 万种以上，有 10 余万种进入环境。在 20 世纪 60 至 70 年代，科学家在南极和北极开始检测到了“DDT”、多氯联苯等持久性有机污染物（persistent organic pollutants，POPs）。POPs 是指能持久存在于环境中、通过生物食物链（网）累积，并对人类健康造成有害影响的化学物质，通常是具有某些特殊化学结构的同系物或异构体，主要分为有机氯农药类（organochlorine pesticides，OCPs）、多氯联苯类（polychlorinated biphenyls，PCBs）和多环芳烃（polycyclic aromatic hydrocarbons，PAHs）三大类。POPs 具有高毒性、生物蓄积性、长期残留性和长距离迁移性等特点，它们的性质决定了其对人体健康具有极大的危害。多年来的研究显示 POPs 具有内分泌干扰作用、免疫毒性、生殖系统毒性、神经系统毒性、致癌、致畸、致突变等健康危害。POPs 污染已遍及全球，严重威胁着人类生命健康，成为重大的全球性环境问题之一。

当前，我国 POPs 污染防治的形势仍然十分严峻，《全国主要行业持久性有机污染物污染防治“十二五”规划》已于 2012 年 2 月出台，旨在完善政策、强化监管并构建 POPs 污染防治的长效机制。对 POPs 的研究将为上述目的提供基础数据，2012 年我国在 POPs 的研究进展主要集中于生殖毒性、致癌性以及健康风险评价三个方面。

1. POPs 的生殖毒性

由于 POPs 的生物蓄积性和长期残留性，其生殖发育毒性对于人类及其下一代，甚至几代人的健康都构成威胁，目前 POPs 已经引起了国内研究者的高度关注。

一项探索POPs暴露与胎儿神经管畸形相关性的研究分析了80例神经管畸形病例的胎盘中POPs（包括PAHs、OCPs、PCBs和多溴联苯醚等）及其代谢产物的含量，作为胎儿子宫内暴露水平的指标，并与50例正常婴儿进行比较，首次发现胎盘中PAHs和部分OCPs水平与神经管畸形的发生风险存在相关性，并呈现显著的剂量—反应关系。这一相关性在无脑和脊柱裂两种主要亚型中均存在。该研究指出，胎儿母亲对POPs暴露水平的差异以及对污染物代谢的差异很可能是导致这一关联的主要原因。此研究的后续结果显示，宫内低水平的PCBs和多溴联苯醚并不增加胎儿神经管畸形的风险，但不排除宫内较高水平的PCBs和多溴联苯醚会增加胎儿神经管畸形或其他出生缺陷的风险。这项研究为神经管畸形病因和发病机理的基础研究提供了新的思路，为神经管畸形的预防、POPs使用和排放的控制提供了科学依据。

母体对POPs的暴露不仅与新生儿神经管畸形的发生相关，还与新生儿神经行为发育不良相关。一项在太原市和长治市开展的孕妇PAHs暴露与新生儿神经行为发育相关性的研究采用新生儿神经行为发育检查法测定新生儿神经行为发育情况，并且对两地空气中PAHs含量、孕妇尿中PAHs代谢产物含量和新生儿神经行为发育得分进行比较，结果显示新生儿神经行为发育得分与孕妇尿中PAHs代谢产物含量呈负相关，提示孕期呼吸含PAHs浓度较高的空气对新生儿神经行为发育有不良影响。

另一项探讨PAHs生殖毒性的研究同时测定了中国电子垃圾主要集散地广东贵屿镇和对照地区胎儿脐带血中苯并［a］蒽、苯并［a］芘等7种PAHs的含量，并结合出生结局探讨两者之间的关联。结果显示，居住在贵屿镇和孕期烹饪食物时间较长是引起胎儿脐带血中PAHs浓度升高的主要影响因素。脐带血中苯并［a］蒽、苯并［a］芘等PAHs水平较高与新生儿体长及胎龄降低相关。提示孕期对PAHs的暴露可引起胎儿体内PAHs的蓄积，从而导致不良出生结局。

2. POPs的致癌性

国际癌症研究机构在大量动物实验及调查基础上，对POPs的致癌性进行了分类：二噁英被列为Ⅰ类（人类致癌物），PCBs混合物被列为ⅡA类（较大可能的人体致癌物），氯丹、DDT、七氯、六氯苯、灭蚁灵、毒杀芬被列为ⅡB类（可能的人体致癌物）。对于POPs中其他种类的致癌性研究目前仍在探索中。

在广州进行的一项研究收集了广州城区和周边电子垃圾拆解区的空气颗粒物样本以分析暴露于不同类型PAHs的吸入性致癌风险。结果显示，苯并［b］荧蒽、苯并［a］芘、二苯并［ah］蒽、二苯并［al］芘有较高的吸入性致癌风险。暴露于PAHs引起的终身超额肺癌数在电子垃圾拆解区高于广州城区，且电子垃圾拆解区的平均吸入性致癌风险是城区的1.6倍。上述结果提示电子垃圾拆解活动可能引起人群对PAHs的暴露增加从而导致较高的吸入性致癌风险。

一项在癌症高发区开展的PAHs生物监测研究旨在对当地人群PAHs的暴露水平进行监测，并评价PAHs暴露与消化道癌症之间的关联性。研究中肿瘤高、低聚集区病例组血中PAHs水平高于对照组，并且消化道癌症的发病风险随着体内PAHs暴露水平的升高而增加。研究结果提示食管癌、胃癌及肝癌的发病可能与某些致癌性PAHs

的暴露相关。

在临床进行的一项研究对人类胰腺癌和肝癌组织中 PAHs 的含量进行了测定，其目的为探讨 PAHs 在人类胰腺癌和肝癌发生过程中的作用。测定结果显示，2-甲基蒽、芘和苯并［a］芘在胰腺癌组织、癌旁胰腺组织中的含量高于非胰腺组织，差别具有统计学意义（$P<0.05$）；崫在胰腺组织三组标本中的含量差异无统计学意义（$P>0.05$）；PAHs 在肝组织的三组标本中含量差异无统计学意义（$P>0.05$）。研究结果提示人类胰腺组织和肝组织中均存在 PAHs，且人类胰腺组织和肝组织对 PAHs 有很强的生物富集能力；PAHs 暴露与人类胰腺癌的发生可能有一定关系。

3. POPs 的健康风险评价

健康风险评价的结果对于定量化研究污染物对人体健康的影响具有重要意义，也是管理者制定环境决策的重要依据。我国环境介质中 POPs 浓度在全球范围处于较高水平，开展 POPs 的健康风险评价，可为 POPs 的管理和控制提供科学依据，具有重要意义。

一项在兰州地区开展的研究，采用多介质—多途径暴露模型，评价当地居民暴露于 PAHs 的健康风险。评价结果表明，兰州地区居民对环境 PAHs 的终身日均暴露量较高，暴露途径中食物摄取是最主要的途径。当地 PAHs 的居民健康风险高于美国环境保护署制定的可接受健康风险度的标准，PAHs 对当地居民的健康影响不容忽视。

一项对珠江水系主要河流之一的东江流域饮用水源地有机污染物进行健康风险评价的研究，检测了 OCPs、PAHs、PCBs、有机磷农药、邻苯二甲酸酯、挥发性有机物共六大类有机污染物，应用美国环境保护署推荐的环境健康风险评价模型，对不同类型的水源地进行了健康风险评价。结果显示，研究区域有机污染物的致癌风险水平相对较高，超过了美国环境保护署推荐的可接受风险水平；非致癌风险较低，在推荐的可接受范围内。

虽然我国在 POPs 的健康危害方面取得了上述进展，但是目前我国在全国性 POPs 污染的人群研究和深入的毒性机制研究方面相对滞后。在今后的研究中，应进一步开展 POPs 的健康影响研究并探讨其作用机制，为降低 POPs 暴露相关的健康危害提供科学依据。

（二）重金属健康危害研究进展

近年来，随着我国经济快速发展，涉及重金属排放的行业越来越多，包括采矿、金属冶炼、化工、印染、皮革、农药、饲料等。由于工业布局、产业结构尚未明显改善，生产工艺、污染治理水平未有效提高，再加上一些污染企业的违法开采、超标排污等问题突出，使得我国重金属污染事件呈高发态势。

2011 年年初国务院正式批复了《重金属污染综合防治“十二五”规划》（下称《规划》），这是我国历史上第一次把重金属污染的防治纳入国家规划中。《规划》中列出了全国 14 个重金属污染综合防治重点省区和 138 个重点防治区域。采矿、冶炼、铅蓄电池、皮革及其制品、化学原料及其制品是我国重金属污染防治的 5 大重点行业，铅、汞、铬、镉和类金属砷是需要实行总量控制的 5 种重点重金属。

未来 5 年，国家计划投入 750 亿元，开展重金属污染的综合防治。重金属污染防治目标是到 2015 年建立起比较完善的重金属污染防治体系、事故应急体系和环境与健康风险评估体系，解决一批损害群众健康的突出问题；进一步优化重金属相关产业结构，基本遏制住突发性重金属污染事件高发态势；重点区域重点重金属污染物排放量比 2007 年减少 15%，非重点区域重点重金属污染物排放量不超过 2007 年的水平，重金属污染得到有效控制。

但是整治重金属污染是一项长期、复杂和艰巨的任务。目前我国重金属污染呈现出长期积累和近期集中爆发、历史遗留问题和新问题交织的特点。并且重金属污染与其他有机化合物的污染不同，不少有机化合物可通过物理、化学或生物自净途径使其有害性降低，但是重金属很难在环境中降解，增加了治理难度。2012 年有关重金属污染的健康危害研究主要集中于对重金属的健康影响人群调查以及风险评价研究，为重金属污染的防治提供科学依据。

1. 重金属的生殖毒性

胎儿早期暴露于铅会对其产生不良健康影响，但是产前铅暴露与不良出生结局之间的相关性却有待研究。2012 年我国开展的有关此方面的研究同时测定了母血和脐血中的铅含量，并与出生结局之间的相关性进行了分析。结果显示母血中铅浓度升高与胎儿出生体重降低有显著的相关性，脐血中的血铅浓度与胎儿出生长度之间有显著负相关，说明产前铅暴露也会对胎儿健康产生不良影响。此项研究具有重要的公共卫生学意义，并且对推荐血铅值的制定也有一定的参考意义。

2. 重金属的遗传毒性

一项在电镀厂开展的研究探讨了低浓度六价铬职业性暴露与电镀工人中淋巴细胞 DNA 损伤的关系。研究中测定了 157 名电镀工人和 93 名对照的红细胞中铬水平，并采样彗星实验对研究对象淋巴细胞的 DNA 损伤进行了评价。结果显示，电镀工人红细胞中铬水平是对照组的两倍以上，前者淋巴细胞的 DNA 损伤也显著高于对照组。在采用分层方法控制了年龄、性别、吸烟状况等混杂因素后，两组研究对象淋巴细胞的 DNA 损伤仍存在差异。此项研究说明低浓度的职业性铬暴露可能导致遗传毒性。

3. 重金属的健康风险评价

重金属的健康风险评价的目的是将重金属污染和人体健康联系起来，定量描述个体暴露于重金属时健康受到危害的风险。从总体上来看，目前对重金属的健康风险评价主要集中于饮用水、粮食和蔬菜、土壤中的重金属暴露，随着城市化发展和工业化进程加快，2012 年以来对城市地表灰尘、电子废弃物拆解场中重金属暴露健康风险研究逐渐增加。

在上海进行的一项地表灰尘重金属研究显示，城市近郊道路灰尘中的铅、铬、镉等六种重金属含量远高于土壤中的背景值，低于城市中心道路灰尘中的重金属含量。虽然道路灰尘中重金属的致癌风险在可接受风险范围内，但是重金属暴露对儿童的非致癌健康危害已经接近风险阈值。在北京进行的一项城市道路重金属污染健康风险评价研究显示铅、铬、镉等六种重金属的成人和儿童非致癌风险均低于风险阈值。然而风险值随着城市功能区定位呈梯度变化，城市功能核心区高于功能拓展区和发展新区，提示城市地表灰尘中重金属污染的健康风险受人为活动的影响较大，应加强管理和控制其风险。

此外，电子废弃物中含有许多有毒重金属，在拆解及其处置过程中，重金属容易释放到环境中引起污染，电子废弃物拆解场已成为当前重金属污染新的来源。一项对浙江台州某地电子废弃物拆解场地经口介质重金属污染调查和风险评价显示，经口介质如稻米、玉米、农畜牧产品中铅、汞、铬、镉等重金属含量超标，重金属经口暴露的风险度均超过国际组织推荐的可接受风险水平。

但是我国目前进行的重金属健康风险评价一般采用美国的暴露参数，如平均寿命、暴露剂量等，由于人种、生活习惯等方面的差异，美国的暴露参数不能代表我国居民的暴露特征和行为，使得评价结果具有一定的不确定性。因此，在今后的研究工作中建立我国人群的暴露参数，对进行重金属健康风险评价具有重要意义。

（三）大气 $PM_{2.5}$健康危害研究进展

在我国，大气 $PM_{2.5}$的污染已经成为当前一个严峻而普遍的环境问题。在我国多个地区，尤其是经济发达地区如京津冀、长江三角洲和珠江三角洲地区均出现了 $PM_{2.5}$污染加重、灰霾现象频发的现象。虽然国际环境流行病领域近三十年的研究已经确证大气 $PM_{2.5}$与人群呼吸系统和心血管系统疾病的发病率、死亡率密切相关，但是由于大气 $PM_{2.5}$是多种化学成分组成的一种混合物，其不同化学成分引起健康危害的能力不同，目前对大气 $PM_{2.5}$的理化性质与健康效应之间的关系仍不清楚，大气 $PM_{2.5}$与其他因素包括气态污染物以及气象条件之间的相互作用也使得其健康效应变得极为复杂。

2012 年，我国在大气 $PM_{2.5}$健康危害研究进展方面取得了一定的进展，主要包括初步开展了大气 $PM_{2.5}$影响人体健康的主要成分研究，进一步探讨了大气 $PM_{2.5}$影响人体健康的关键机制，研究了大气 $PM_{2.5}$与其他因素在影响人体健康中的协同效应。

1. 大气 $PM_{2.5}$影响人体健康的主要成分

一项有关健康人群心血管生物标志物对大气细颗粒物污染水平改变的早期和持续反应研究显示，尽管城区的大气 $PM_{2.5}$污染水平低于郊区，当一群健康青年人从郊区校园迁至城区校园后，其血压、炎症生物标志及同型半胱氨酸水平整体上呈明显上升趋势，而凝血生物标志水平整体呈降低趋势。进一步对 $PM_{2.5}$中的成分进行分析显示，城区和郊区 $PM_{2.5}$的成分差别较大，城区 $PM_{2.5}$中来源于机动车尾气的碳质含量明显高于郊区，而郊区 $PM_{2.5}$中来源于二次污染的硝酸根和硫酸根含量明显高于城区。$PM_{2.5}$的化学成分中，对血压水平有重要影响的成分包括有机碳、元素碳、氯离子、氟离子、镍、锌、镁、铅和砷等，对心血管生物标志水平有重要影响的化学成分包括锌、钴、锰、硝酸根、氯离子、二次有机碳、铝等。上述在大气 $PM_{2.5}$健康效应中起关键作用的化学成分主要来源于交通排放、扬尘（含建筑扬尘及远距离输送扬尘）和燃煤等污染源。

另一项研究以我国某北方城市为例，首次分析了我国大气 $PM_{2.5}$及其关键组分的日均变化与居民每日死亡率变化的关联，研究结果显示我国北方城市冬季采暖期间的$PM_{2.5}$暴露对于呼吸系统和心血管疾病死亡率，特别是慢性阻塞性肺疾病和冠心病的增加有更为显著的影响，$PM_{2.5}$中的二次粒子、元素碳及过渡金属相比其他成分具有更显著的健康危害。

2. 大气$PM_{2.5}$影响人体健康的关键机制

由于大气$PM_{2.5}$来源众多，成分复杂，其毒性作用和机制与组分密切相关。例如，多环芳烃及过渡金属（如铁、锌、铜、镍、钒）可引起活性氧的产生和炎性因子的释放，与$PM_{2.5}$引起的心肺损伤等有关；$PM_{2.5}$中含有的致突变物和致癌物（砷、多环芳烃等）可引起的遗传物质损伤等，与癌症和出生缺陷的发生有关。由于$PM_{2.5}$中不同成分的毒性作用不同，目前有关$PM_{2.5}$毒性机制的研究开始逐步转向采用单一成分给动物或细胞染毒从而观察不同成分的效应。一项采用$PM_{2.5}$中碳质成分之一炭黑给小鼠染毒的动物实验结果显示炭黑暴露可降低小鼠心脏副交感神经活性，且该效应机制独立于心肺组织损伤；活性氧在炭质成分细颗粒物介导心脏副交感神经活性降低效应中起到重要的作用。

整体动物和细胞毒理学研究与人群流行病学实验研究或准实验研究、志愿者暴露试验的有机结合，是推进大气$PM_{2.5}$人体健康影响关键机制研究进一步深入的有效手段。

3. 大气$PM_{2.5}$与其他因素的协同效应

在珠三角地区开展的一项研究系统探讨了该地区主要大气污染物暴露的健康危害，以及复合型大气污染的综合健康风险。研究人员发现，在大气光化学反应活跃的珠三角地区，颗粒物、大气光氧化性物臭氧与氮氧化物，以及来自不完全燃烧的一氧化碳，与居民超额死亡风险的增加显著关联。这是我国首次在大尺度范围内观测到大气光化学污染物暴露的健康风险及其与颗粒物的协同作用。

除了其他污染物，气象条件可加重或减轻大气$PM_{2.5}$的污染程度，进而对$PM_{2.5}$的健康效益产生影响。一项在北京开展的研究显示温度与大气$PM_{2.5}$在对人群心率变异率影响方面具有显著的交互作用。另一项在中国八个城市开展的研究显示温度对颗粒物与日死亡率之间的关联具有显著影响，高温可增强颗粒物与日死亡率之间的关联。以上研究提示今后在研究大气$PM_{2.5}$的健康效应时，必须充分考虑$PM_{2.5}$与气态污染物、气象条件等环境因素之间的协同效应，为全面进行大气$PM_{2.5}$健康影响的评价提供科学依据。

由上述可见，虽然目前我国对大气$PM_{2.5}$不同成分的健康影响及其机制研究已经取得了一定的进展，但是在我国尚未形成对大气$PM_{2.5}$的大规模和高层次的系统研究，大多数研究成果是基于个别点位和短期监测的结果，尚不能为全面分析$PM_{2.5}$中不同成分健康影响、作用机制、与其他因素的协同效应提供充分依据。由于大气$PM_{2.5}$的健康效应研究涉及环境化学、大气化学、环境流行病学、环境毒理学、环境暴露学以及基础医学和临床医学等多学科的交叉综合，在今后的研究中，应注重多学科合作，建立规范的高水平研究平台，对大气$PM_{2.5}$的健康效应进行长期而深入的研究，为有针对性地采取

措施控制大气 $PM_{2.5}$ 污染、降低其对人体健康的不良影响提供科学依据。

主要参考文献

1. 董继元，王金玉，张格祥，等. 兰州地区人群对多环芳烃的暴露及健康风险评价. 生态环境学报，2012，21（2）：327-332.
2. 李晓华，刘桂芝，贺巧云，等. 太原市和长治市孕妇多环芳烃暴露与新生儿神经行为发育的研究. 中华劳动卫生职业病杂志，2012，30（1）：21-26.
3. 李欣欣，崔师伟，何民富，等. 癌症高发区致癌性多环芳烃的生物监测. 中国预防医学杂志，2012，13（6）：423-427.
4. 唐荣莉，马克明，张育新，等. 北京城市道路灰尘重金属污染的健康风险评价. 环境科学学报，2012，32（8）：2006-2015.
5. 王若师，张娴，许秋瑾，等. 东江流域典型乡镇饮用水源地有机污染物健康风险评价. 环境科学学报，2012，32（11）：2874-2883.
6. 杨彦，于云江，李定龙，等. 不同电子废弃物拆解场重金属经口暴露的健康风险研究. 环境科学学报，2012，32（4）：974-983.
7. Bao LJ，Maruya KA，Snyder SA，et al. China's water pollution by persistent organic pollutants. Environ Pollut. 2012，163：100-108.
8. Guo Y，Huo X，Wu K，et al. Carcinogenic polycyclic aromatic hydrocarbons in umbilical cord blood of human neonates from Guiyu，China. Sci Total Environ. 2012，427-428：35-40.
9. Huang W，Cao J，Tao Y，et al. Seasonal variation of chemical species associated with short-term mortality effects of $PM_{2.5}$ in Xi'an，a central city in China. Am J Epidemiol. 2012，175（6）：556-566.
10. Jia X，Hao Y，Guo X. Ultrafine carbon black disturbs heart rate variability in mice. Toxicol Lett. 2012，211（3）：274-280.
11. Jiang G，Lun L，Cong L. Association between polycyclic aromatic hydrocarbons and human rectal tumor or liver cancer. Chinese-Germany Journal of Clinical Oncology. 2012，11（7）：391-394.
12. Ma J，Qiu X，Ren A，et al. Using placenta to evaluate the polychorinated biphenyls（PCBs）and polybrominated diphenyl ethers（PBDEs）exposure of fetus in a region with high prevalence of neural tube defects. Ecotoxicol Environ Saf. 2012，86：141-146.
13. Meng X，Zhang Y，Zhao Z，et al. Temperature modifies the acute effect of particulate air pollution on mortality in eight Chinese cities. Sci Total Environ. 2012，434-435：215-221.
14. Ren A，Qiu X，Jin L，et al. Association of selected persistent organic pollutants in the placenta with the risk of neural tube defects. Proc Natl Acad Sci USA. 2011，108（31）：12770-12775.
15. Tao Y，Huang W，Huang X，et al. Estimated acute effects of ambient ozone and nitrogen dioxide on mortality in the Pearl River Delta of southern China. Environ Health Perspect. 2012，120（3）：393-398.
16. Wang J，Chen S，Tian M，et al. Inhalation cancer risk associated with exposure to complex polycyclic aromatic hydrocarbon mixtures in an electronic waste and urban area in south China. Environ Sci Technol. 2012，46（17）：9745-9752.
17. Wu S，Deng F，Huang J，et al. Blood pressure changes and chemical constituents of particulate air pollution：results from the healthy volunteer natural relacation（HVNR）study. Environ Health Perspect. 2013，121（1）：66-72.
18. Wu S，Deng F，Liu Y，et al. Temperature，traffic-related air pollution，and heart rate variability in a panel of healthy adults. Environ Res. 2013，120：82-89.
19. Wu S，Deng F，Wei H，et al. Chemical constituents of ambient particulate air pollution and biomarkers of inflammation，coagulation and homocysteine in healthy adults：A prospective panel study. Part Fibre Toxicol. 2012，9

(1)：49.

20. Xie X，Ding G，Cui C，et al. The effects of low-level prenatal lead exposure on birth outcomes. Environ Pollut. 2013，175，30-34.
21. Zhang J，Deng H，Wang D，et al. Toxic heavy metal contamination and risk assessment of street dust in small towns of Shanghai sunurban area，China. Environ Sci Pollut Res Int. 2013，20 (1)：323-332.
22. Zhang XH，Zhang X，Wang XC，et al. Chronic occupational exposure to hexavalent chromium causes DNA damage in electroplating workers. BMC Public Health. 2011，11：224.

四、药　　学

杜冠华[1]　吴春福[2]　乔善义[3]　吕扬[1]　刘睿[1]

1. 中国医学科学院北京协和医学院药物研究所　2. 沈阳药科大学　3. 军事医学科学院

2012年是我国药学学科发展的重要阶段，也是取得重要进展的重要时期。药学科学发展的社会环境不断改善，创新能力和发展能力不断提高，研究成果陆续出现，为我国的经济建设、社会稳定和人民健康提供了重要的保障作用和支撑作用，尤其是在医疗体制改革工作中，发挥了积极的作用。同时，随着我国药学科学的发展，进一步暴露了发展中存在的问题，为持续发展提出了新的需要思考和解决的新课题。

(一) 药学科学发展环境不断优化

1. 生物医药产业发展受到广泛的重视，带动了药学科学的发展

我国经济建设发展过程中，根据科技发展规律，提出国家经济建设发展过程中的结构调整和战略性新型产业发展的整体规划，并将生物医药产业列为战略新兴产业之一，使生物医药产业的发展进入了新的历史时期。

2012年7月，国务院发布《"十二五"国家战略性新兴产业发展规划》，对生物医药产业发展做出了战略性的规划。2012年12月，国务院又进一步发布指导生物产业发展的《生物产业发展规划》，其中涉及制药、医疗器械、农业、能源、信息、环保等多个产业，而制药业是规划的重要产业内容之一。在医药产业方面，《规划》提出以"大力开展生物技术药物创制和产业化"、"推动化学药物品质全面提升"与"提高中药标准化发展水平"作为重点发展领域的主要任务，强调了其支撑体系建设与产业化示范及配套政策等相关工作，并提出2013～2015年生物制药产业产值年均增速保持在20%以上。

产业发展对药学科学的整体发展提出了新的要求，尤其是在药学科技方面的要求更加日益迫切，新药研发、技术进步成为医药产业发展的重要支撑，受到空前的重视，为医药科学发展创造了发展的最佳机遇期。

2. 医疗体制改革推动药学科学的全面发展

2012年我国医疗体制改革进一步深入，为人民健康提供了更为有效的保障体系。在医改整体内容中，药物的科学合理应用和高质量药物的保障是医改的重要内容，基本

药物制度的实施，对医药产业的发展提出新的要求，促进了药学科学发展。国家基本药物制度是医改的重要内容之一，基本药物质量水平不仅是医改的需要，更是保障人民健康的需要，全面提高我国药品的质量水平，特别是基本药物的质量水平，更受到广泛的关注。为医疗体制改革提供优质价廉的药物成为医药产业领域的共同目标，也为药学科学的全面发展提出了新的要求。

3. 药品质量水平的提高收到社会的广泛重视

我国目前临床应用的药物除中药制剂外，至今仍有95%以上的药物是仿制药，而这些仿制药的质量与原研药物比较，存在显著的差距。因此，提高国产药物质量水平成为医药产业的重要任务，也是药学科学发展的重要研究内容。2012年1月，国务院发布《国家药品安全“十二五”规划》（以下简称《规划》），明确提出全面提高我国药品质量水平，成为促进药学科学发展的新契机。众所周知，药品质量水平提高的基本途径是提高药学科学的技术水平，通过技术改造和技术创新，包括药物原料生产制备技术、药物辅料生产制备技术、药物生产工艺技术、生产设备的先进技术，以及科学合理的检测技术，才能够真正实现药品质量水平的全面提高。尽管《规划》中仅仅提出了检测技术的应用和药物评价，尽管这种单纯通过检验提高药品质量水平的设想是不科学的，但这种提高药品质量水平的要求，将对药学科学发展将产生积极的作用。

4. 合理用药的要求与日俱增

近年来，医药不良事件频频发生，用药安全受到全社会的广泛重视。针对众多的医药不良事件，人们已经开始从简单认识到深入思考，不仅仅是将不良事件和不良反应简单归咎为药物这一简单现象，而是开始考虑药物的合理应用和科学应用，以实现药物治疗疾病的目标，减少药物可能引起的不良反应。

合理用药是一项复杂的理论和技术问题，不仅需要有先进的技术手段作为保障，而且需要坚实的科学理论为基础。临床药理学、药物治疗学、临床药物检测等逐渐受到重视，将有效促进药学科学和药理学的深入发展。

医疗水平的提高与合理用药关系密切，但在合理用药方面，我国长期以来没有给予足够的重视，即使重视也是停留在号召和提倡的水平，真正在科学上做到合理用药，在根本上重视合理用药，仅有部分医院或医生自觉的行动，缺乏整体的规划和系统的培训教育，这是我国目前合理用药面临的重要问题之一。

随着社会发展、经济发展、科技发展以及人民对健康水平的关心程度提高，对药学发展提出了新的需求，也为药学科学的发展提供了新的发展机遇，药物的合理应用与药物治疗学开始受到重视，新药研发和药物创新成为重要的社会发展要求，医药产业被国家列为战略性新型产业得到积极推进，所有这些发展和要求为药学科学发展创造了良好的环境。

（二）2012 年药学教育发展

全国药学教育稳步发展，教育层次分布全面，专业设置多样。目前，国家药学教育分为药学和中药学，近年来，药学与中药学均有明显发展，为我国医药产业培养了大批专业技术人才。

目前我国高等药学教育的高等学校有中国药科大学、沈阳药科大学以及广州药学院等药学专科大学，设置药学院、系、专业的普通高等学校 300 余所，包括医学院校，中医药院校和综合性院校近 200 所，理工、化工、工业、科技院校，师范院校共 100 余所，另外还有农业、林业、海洋、商业、邮电、计量、外事、民族院校数十所。除本科教育外，具有药学专业教育的高等职业技术学院 200 余所。这些药学教育机构构成了我国药学专业教育的构架，为我国药学领域培育了大批不同层次的专业人才。

我国的药学研究生教育在近年来发展迅速，目前共有药学一级学科博士学位授权学校 27 个，硕士授权学校 100 余个，另有一批博士后流动站和企业设置的博士后工作站，成为培养高级药学人才的重要基地。根据药学学科特点和工作实际需要，新设置了药学专业硕士学位，以突出与科学学位不同的培养目标。

最近几年，我国药学教育发展迅速，这主要是由于药学科学在发展过程中受到多方重视、药学人才缺乏等因素影响，大批院校纷纷开设药学相关专业，这种现象一方面是社会发展的需求，另一方面也与我国教育领域追求大学校、多专业、多招生、扩规模的浮躁风气密切相关。在师资力量尚不完全具备情况下，大批药学专业的开设，对于培养合格人才的要求还是有巨大的差距的。一些学校的课程设置不符合药学科学的特点和要求，一些知识结构不合理，更为突出的是一些教学内容与药学存在一定差距。在这种情况，培养具有独立工作能力和发展潜力的优秀人才必然受到影响，这是药学教育中必须认真对待和亟待解决的问题。

随着医药事业的迅速发展和我国医药经济体制的改革，对药学人才的需求不断增长，药学类专业毕业生主要从事各类药物开发、研究、生产、质量保证、药品销售和合理用药等方面的工作。一批在国外留学和从事药学工作的人员纷纷回国工作，特别是在国家人才计划支持下，一批“千人计划”人员回国工作或创业，在我国要需科学事业发展中起到积极作用。

（三）2012 年药学学科全面发展

2012 年，在国家产业结构调整的医疗体制改革的推动下，生物医药产业受到重视，在国家和多个省市都作为战略性新兴产业给予支持和发展，进一步促进了我国药学科学事业的发展。

2012 年 7 月在北京召开了全国科技创新大会，对深化科技体制改革、建设国家创新体系作出部署。进一步强调了企业作为技术创新主体的重要意义和发展方向，促进了企业进行研发和创新的积极性，大批制药企业根据自身发展需要和长期发展的规划，制订了科学研究的规划，构建了研究体系，成为我国药学科学研究重要力量。

药学科学相关学科均衡发展，药物化学、药物分析、药物制剂、制药技术以及药物资源等学科在基础理论和应用研究方面都取得了良好成绩，新技术、新方法、新理论不断出现，有些学科的研究内容达到了国际先进水平。

药理学科作为药学和医学的桥梁学科，在药学科学发展过程中发挥了重要作用，是药物发展的主要体现。我国药理学科在2012年进展显著，基础研究催生了一批具有重要科学价值的研究论文发表在国内外专业期刊杂志上，在国内外产生一定影响。临床药理学研究取得长足进步，不仅临床药理学工作者开展了深入的研究，而且大批临床医生也开始重视临床药理学的研究，这将对我国临床医疗水平的提高起到关键的促进作用。在新药研究方面，药理学发挥了尤为重要的作用，临床前研究更加规范和科学，更能够符合药物研发的要求和目的，临床研究逐步实现了与国际先进水平接轨，为我国新药研究提供了技术保障。

医药产业发展迅速，2012年医药生产总值仍保持20%以上的增长率，表现出良好的增长趋势。医药产业的发展对药学科学提出更高的要求，同时也为药学科学发展创造了更为有利的条件，我国药学科研研发经费投入逐年增加，经费来源除了国家经费之外，企业经费投入引进占有重要地位，其他资金的投入，是药学科学发展步入更为良好的时期。

科研成果不断出现，研究水平整体提高，无论在基础研究、临床应用、新药研发、医药产业等各方面，2012年均有明显的成就，均培育了重要的科研成果，创新性地开展了各项工作，在技术和理论方面有了明显的创新。

（四）药物化学发展迅速

药物化学是现代药物研究的重要内容，是药学发展的核心学科之一。药物化学不仅对于化学药物的发现、研发、生产有重要意义，对于生物技术药物、天然药物及中药的现代研究也具有重要的意义。通过药物化学手段合成化合物，是现代药物研究的主要物质来源之一。药物化学不仅解决药物发现和研究过程的资源来源，也是制药产业的技术支撑。

尽管近年来有学者认为化学药物的研究难度越来越大，生物技术药物的异军突起，对化学药物的发展产生了重要影响，但在实际临床医疗需求和实际药学发展的过程中，从临床应用合实际发展的总体情况分析，由合成药物化学获得的小分子药物将在医疗实践中长期处于主导地位。因此，发展合成药物化学学科对于药学的发展具有重要意义。

1. 分子设计技术在药物化学合成中发挥着重要作用

基于分子设计的药物合成成为重要的药物发现的技术手段。在药物发现过程中，药物化学发挥着重要作用，为了获得具有成药性的新化合物，计算机辅助分子设计技术得到广泛应用，通过计算机辅助设计，可以有目标地合成具有特定结构的化合物。经过多年的实践经验积累，在药物发现中已经有了成功的先例。

为了获得具有更高生物活性和安全性的小分子化合物，采取计算机辅助设计的方法设计能够与特定靶点相结合的化合物分子，成为药物合成的重要技术手段，在计算机辅助小分子设计软件不断更新和升级的同时，应用越来越广泛，多种分子设计理论和设计思想应用到实际工作当中。在进行分子设计过程中，不仅考虑分子的一般成药性，而且同时对其代谢特性、安全性进行全面考虑，是分子设计的水平进一步提高。

计算机辅助设计的方法已经不仅应用于分子设计，而且扩展到药物发现和药物成药性评价方面，包括计算机辅助筛选、虚拟药物代谢动力学计算、虚拟化合物毒理学研究等。计算机辅助技术为药物的发现和评价提供了便捷的技术平台。

当然，计算机辅助设计或计算机辅助筛选评价技术是依赖于已有理论认识的虚拟研究方法，这种方法的准确性和可靠性还远远不能满足新药发现的需要，作为辅助手段，科学合理地应用这些技术，可以发挥一定的促进作用。

2. 天然产物的化学合成发展迅速

天然产物合成和结构修饰是解决活性次生代谢产物产率低，实现结构多样化的有效手段，但因天然产物结构复杂、多为多环稠合结构，合成过程中涉及立体化学、异构体拆分、定向合成等技术难题，极具挑战性。

2012 年我国学者在天然产物化学合成领域也取得卓越的成绩。我国学者完成了大量具有抗肿瘤等多种药理和药效潜质的天然活性化合物的合成和合成方法及机理研究。如中国科学院上海有机所林国强课题组对抗老年痴呆药物左旋石杉碱甲进行了有效的全合成工作，终产率 17%；具有潜在抗老年痴呆作用的两个生物碱类化合物左旋加兰他明和左旋石蒜胺的全合成、新骨架生物碱 Chaetoconvosins A 和 B 以及新骨架倍半萜 Trefolane A 的发现等。

天然产物的合成已经成为药物化学研究的重点内容之一，包括全合成、半合成以及结构修饰，都成为新药发现的重要途径，尤其是在活性天然化合物的结构基础上进行的结构改造，成为新药发现的重要途径之一。

3. 合成技术不断发展

在药物化学发展的基础上，药物合成技术迅速提高，不仅在医药产业中发挥着重要作用，在药物研发资源的获得方面也发挥着积极作用。在重大专项支持下，对一批重大品种进行了工艺改造，一些重要品种的合成工艺改造实现了提高产率，降低成本、减轻污染的目标。

随着科学技术的发展，化学合成技术也取得迅速发展，无论从生产、中试、研发或化合物的获得等方面，都有了明显的进步和发展，不仅为化学药物的产业化发挥了积极促进作用，而且对新药的研发也发挥了重要的作用。

组合化学技术在药物研发和化合物优化方面得到更多的应用，特别是自动化合成仪器的引进，是组合化学技术得到普遍应用，平行合成、固相合成、组合合成等多种合成理念得以实施，随着设备条件的改善，自动化程度不断提高，全面提高了药物化学的工作效率。

药物合成技术不断提高，一些复杂的化合物已经可以在实验室顺利获得，适应了新药研究的需要，使合成技术提高到新的水平。通过分子设计和合成技术结合，获得具有结构多样性的众多数量的化合物，对于药物筛选样品库的建设和新药发现具有重要意义。

4. 化学生物学在药物化学学科中占有重要地位

化学生物学是近年来提出的新的学科，经过几年的发展，成为药物化学中的重要内容之一，化学生物学将化学研究与生物学活性相结合，对促进药物研究发挥了积极作用。

随着合成技术的提高和化合物活性评价技术的发展，具有潜在药用价值的活性化合物大量发现，对药物化合物的合成提出了新的要求和任务。在药物化学工作者的努力下，一些天然活性化合物已经合成，为新药研发奠定了良好基础。

（五）天然药物化学成为药物发现重要基础

天然药物化学是药学科学学科体系中药物化学的重要组成部分，一直承载着为药物研究提供化学支撑的重要基础性工作，主要包括新天然化合物的发现、天然活性化合物的发现、结构修饰和生物转化等。天然化合物是自然界生物在千百万年进化过程中，通过自然选择保留下来的二次代谢产物，具有化学多样性、生物多样性和类药性，许多药物都直接或间接来源于天然化合物。据美国国立癌症研究所（NCI）统计，1981～2006年，世界范围内推出的1148个药物小分子化学实体中，52％与天然产物有关，包括天然产物药物（5％）、源于天然产物药物（23％）、天然产物仿制药（20％），以及源于天然产物的全合成药物（4％）。因此，天然药物化学在新药研发中占有举足轻重的地位。

2012年，我国学者在天然药物化学领域进行了大量的研究与探索，在人才培养、论文发表、创新药物研制等方面取得了显著的成绩，研究成果得到国际同行的认可。

1. 研究论文数量增长和质量提升

2012年我国天然药物化学在论文继续保持增长的同时，论文质量和水平不断提高，国际影响力越来越大。天然药物化学不断利用生命科学最新研究成果，在天然化合物发现、天然化合物合成、天然药物开发、生物合成规律探讨和生物学意义研究等方面成绩卓著。

我国科研工作者在天然药物化学领域国际权威杂志发表论文的质量和数量取得了长足进步，使我国已成为世界上天然药物化学研究最为活跃、成果最为丰富的国家。2012年我国学者在国内外核心期刊上发表相关文章近千篇，在天然药物化学领域中具有重大影响力的国际期刊上发表大量研究和综述性论文。如 *Natural Product Reports* 上发表论文5篇，其中包括山东大学生命科学学院杜良成课题组就生防细菌中生物活性天然产物而撰写的综述以及中国科学院上海药物研究所丁健院士等组就雷公藤内酯的结构修饰构效关系、生物活性、临床进展和作用机制研究而撰写的综述；在 *Journal of Natural Products* 上发表60篇；*Phytochemistry* 上30篇；*Planta Medica* 上83余篇。发表数量与2011年持平，但质量有显著提高。

2. 天然产物化学生物学发展迅速，结构新颖、活性显著的新化合物不断发现

天然产物化学与生物学结合日趋紧密，将细胞生物学、分子生物学技术应用于天然药物研究中，突破了传统的被动获取天然化合物、研究天然化合物的生物合成途径等方法，旨在阐明活性化合物作用靶点和机制，并揭示化合物存在的本质规律和生态学意义。目前，我国在发现和设计基于天然产物结构的小分子探针，并研究相应天然产物的构效关系和作用机制领域取得了一定成绩，这些成果揭示自然界生命现象和规律的同时，为创新药物研究提供先导化合物和药物筛选靶点。

此外，在寻找新资源、揭示天然产物化学生物学意义方面，也取得了丰富的成果。在内生菌天然产物、海洋天然产物、苔藓天然产物、真菌天然产物等新结构发现和生物学意义阐明方面形成了中国特色。2012年，我国学者将天然药物研究与细胞生物学、分子生物学技术相结合，共从天然产物中获得100多个结构新颖、活性显著的天然产物，丰富了我国的药物资源。

3. 天然药物研究水平显著提高

天然药物和中药在我国创新药物研究体系中具有重要地位，我国近50年来自主研究开发成功的新药90%以上与天然产物有关。随着2007年7月新《药品注册管理办法》和2008年1月《中药注册管理补充规定》的颁布，我国天然药物和中药新药研究和注册审评进入更加科学、更加严谨的阶段。

国家食品药品监督管理局根据我国新药研发的现状和特点，组织编制了《天然药物新药研究技术指导原则》初稿，2012年在以前修订和征求意见的基础上，进一步进行了征求意见和修改，有望成为我国天然药物研究的技术指导性文件。

4. 学科发展的需求分析

许多天然来源的化合物已被发现具有独特的生理活性，在此基础上一大批具有特殊治疗作用的药物被开发出来。天然活性物质往往具有结构新颖、活性高、副作用少的特点，是制药工业中新药研发的重要资源，也是我国研制具有自主知识产权药物的主要源泉。加强天然药物研究，对我国社会和经济的发展、尤其是人口与健康事业和医药产业的发展，具有重要和紧迫的意义。天然药物化学是天然药物研发的基础，其重要性不言而喻。获得足够量的天然化合物是新药研发的必要条件之一，由于分离难度和出于资源和环境保护的考虑，把纯天然化合物开发为药物的代价太大，因此，天然活性化合物的结构修饰和构效关系研究是今后基于天然产物新药研发的主要方向和重要任务。

我国天然药物化学研究有很好的物质基础积累，具有一支素质较高的研究队伍，突出重点，加强合作，促进发展，将会使我国天然药物研究取得新的进展。当前研究重点将集中在以下方面。

1）充分发现、发掘和利用现已获得的天然化合物的药用潜力。从现有资源的充分合理使用和资源的可持续利用的战略角度考虑，应该发挥政府各职能部门的组织和协调能力，整合和建立具有更大规模的天然产物样品库，并注意知识产权保护，为新药研发提供更广泛的物质基础；

2）重视新骨架结构天然化合物的发现（尤其新的海洋天然化合物的研究），加强活性成分的研究；

3）加强天然药物化学与生物学研究的结合；

4）生物合成与组合生物合成技术的研究有待加强。早在 20 世纪末，我国“863”计划中就提出了生物合成和组合生物合成技术的研究，但由于技术方法尚没有到达产业化的要求，因而没有取得重大进展，但这一技术在天然产物药物研究中具有重要的作用和价值，有必要进一步加强研究，提高我国生物合成的技术水平，促进天然药物的研究和进步。

5. 发展前景与展望

随着现代生命科学的进步和我国重大新药研究计划的实施，我国天然药物化学研究迎来了新的发展契机。在巩固天然产物的提取、分离、结构鉴定领域优势基础上，应更加密切与其他学科的结合，在天然产物的组合生物合成、天然产物生物合成调控、生物转化、复杂天然产物化学合成、化合物的生物学意义发现等方面开展深入研究，进一步提升我国天然药物化学研究水平和国际影响。

（六）药物分析学科发展和药物质量研究

药物分析是药物标准研究重要手段，也是进行药物质量控制的重要手段。药物分析技术手段的提高，无论对于药物研究、药品生产和应用，都具有重要的意义。

长期以来，我国药物以仿制为主，制药工业基础比较薄弱，药品质量控制的分析技术能力比较差。20 世纪 90 年代起，分析技术和信息技术飞速发展，药物相关分析技术得到长足进步，仪器分析技术得到全面快速发展。我国药物分析水平在国际先进仪器的支持下也得到了发展和进步。

1. 药物质量标准的提高是迫切任务

2012 年 1 月，国务院发布了《国家药品安全“十二五”规划》，明确提出全面提高我国药品质量水平，这是针对我国以仿制药为主的现状提出的关系到医疗水平和用药安全的规划，其最终目标是提高我国生产的药物质量水平。在该规划中重点强调了药物检测的关键作用和检测分析技术的重要价值，并将投入大量经费对现有药物质量标准进行检测，并在检测分析仪器等方面给予大力支持。这一措施对于药物质量标准的检测和检测设备的更新具有重意义。

当然，提高检测水平需要技术水平的提高，因此，提高国家药品安全的规划为药物分析学科的发展提供了新契机。

众所周知，药品质量水平提高的基本途径是提高药学科学的技术水平，通过技术改造和技术创新，包括药物原料生产制备技术、药物辅料生产制备技术、药物生产工艺技术、生产设备的先进技术，以及科学合理的检测技术，才能够真正实现药品质量水平的全面提高。药物质量水平并不是依靠检验提高的，因此，在质量标准方面的研究还是非常重要的。

2. 药物分析技术水平全面提高

科技进步为药物分析提供了大量新型精密的仪器设备，这些仪器设备的应用，改善了药物分析的设备条件，提高了药物分析的整体水平。同时，药物分析技术在我国近年来有显著进步，药物分析专业人员技术水平不断提高，对于微量成分的检测、复杂成分的检测等，都取得显著进步。

检测的目的是保证药品质量，保证药品的有效性和安全性。因此，应用现代分析技术，研究我国药物的质量标准具有重要意义。近年来，随着分析技术方法发展，在我国已经生产的药物质量标准也在不断提高，研发的新药或新仿制的药物质量标准也有明显提高。一些药物的物质含量标准和杂质成分控制标准已经超过国外先进水平。

必须说明的是，由于质量标准涉及多方面的内容，仅仅依靠检测的部分指标控制药物质量仍然是困难的，真正提高药物质量水平，需要大量的研究工作和技术的全面进步和提高。

目前，我国生物技术药物不断涌现，而中药作为我国独特的药物品种，都为药物分析检测提出了更高的要求，药物分析在我国药物研发、生产和流通过程中具有重要的地位。

3. 药物标准物质研究至关重要

药物质量控制的重要因素之一是需要有一定标准物质，而在我国，标准物质的研究长期以来仅仅局限于对照品的制备，这些对照品虽然具有行业的法律依据，但却不都能达到科学的要求，这也正是我国药品质量低下的主要原因之一。缺乏国际认可的统一的国家级标准物质，长期影响着我国药物质量的提高。尤其是对于中药研究，由于缺乏标准，在国际交流中成为不可逾越的障碍。

中国医学科学院药物研究所在科技部、卫生部的支持下，经过多学科研究人员刻苦攻关，已经完成中药有效成分或标识化学成分纯度标准物质、中药材成分标准物质、化学纯度标准物质、化学晶型标准物质以及中药提取物成分标准物质（国家一级、国家二级）204 个，获得国家质量监督检验检疫总局批准。目前我国已经具有药物相关标准物质 210 个左右，标志着我国具有了能够反映中药材药效成分的有证标准物质，奠定了中药研究国际化的物质基础。

标准物质是具有准确量值的测量标准，与医药行业应用的对照品及标准品在概念上存在本质区别。标准物质的特点是：① 标准物质的量值只与物质的性质有关，与物质的数量和形状无关；② 标准物质的种类多，其量限范围跨越 12 个数量级；③ 标准物质实用性强，可用于校准检定测量仪器，评价测量方法的准确度，也可用于测量过程的质量评价以及实验室的计量认证与测量仲裁等；④ 标准物质具有良好的复现性。标准物质的特性量值必须具备稳定性、均匀性和准确性。一级标准物质主要用来标定比它低一级的标准物质或者用来检定高准确度的计量仪器或用于评定和研究标准方法或在高准确度要求的关键场合下应用。

目前在分析学科，仪器分析成为主要的分析手段，而先进的分析检测仪器几乎全部都需要依赖进口，这是我们与国际先进水平短期内无法弥补的差距。分析技术和药物分析学科的全面进步发展，仍有待于国家整体技术水平和实力的提高。

（七）药物制剂学

我国药物制剂研究水平近年来有了快速提高，使国内仿制和生产的药品质量有明显提高。但是，我国药物制剂的整体水平仍然明显落后于国际先进水平，成为制约我国药品质量、制剂出口和国际市场竞争力的重要因素之一。

近年来，随着生物医药科学的发展，尤其是在国家产业结构调整中，生物医药产业作为新兴战略性产业受到广泛重视，生产企业开始对药物制剂的研究给予重视。到2012年，国家科技部与国家发展和改革委员会均支持企业建立了以药物制剂研究为主要研究内容的国家重点实验室和工程技术中心，这些企业建设的药物制剂研究机构对于药物制剂的研究发挥一定促进作用。

1. 加强药物处方前理化性质研究

药物制剂的处方前理化性质研究的落后状态，严重影响了候选物结构优化和早期评价。2012年，药剂学研究人员根据药物制剂研究的需要，初步构建的处方前理化性质测定技术平台，可快速测定药物溶解度、Ka、分配系数、渗透性能，样品消耗量少，效率高，为先导物结构优化及候选物早期评价提供了技术支持。

2. 在固体口服制剂研究中引入了晶型药物的概念和要求，有效提高了固体药物制剂的质量水平

针对口服促吸收载体的研究取得了一定进展，难溶性药物通过制剂形式的改变，可提高生物利用度，有效保证药物的治疗效果。在解决口服难溶性药物制剂研究中，构建了难溶性药物微粒载体增溶技术平台，并探讨了释药载体形成机制及其对药物理化性质和药代动力学特征的影响，为创新药物剂型设计及难溶性药物的开发提供了技术保障。特别是晶型药物概念的引入，不仅更深入地研究药物的理化性质，更重要的是发现了新的知识产权保护途径，可以获得更利于吸收的药物制剂形式，提高固体药物质量和水平。

3. 缓控释制剂技术水平迅速提高

口服缓控释制剂在我国的研究开展较早，但受产业化共性关键技术限制，成功上市的产品较少。近年来，随着缓控释技术的进步和材料的发展，基础研究水平不断提升，应用基础研究不断深化，缓控释制剂有了较大进展。有效提高了我国固体口服制剂的水平、产品附加值和市场竞争力。蛋白多肽类药物长效微球的研究，为生物技术药物新型递送系统的发展提供了技术支持，通过该项技术，可以延缓蛋白多肽类药物体内释药时间，延长治疗效果，减少注射次数，提高用药顺应性和治疗效果。

4. 靶向药物制剂研究取得进展

靶向药物制剂的研究近年来也有明显的进步，部分经过制剂载体构建实现具有靶向性的抗肿瘤药物已经进入临床研究，如新型肿瘤靶向免疫纳米胶束，实验证明具有较好的靶向性，不仅可以提高疗效，而且可以降低毒副反应。不含 Cremophor 的紫杉醇新型纳米乳，消除了过敏反应，系国际上首个终端灭菌、可直接输注的小输液，其靶向分布和缓慢释放特征，降低了全身毒副作用，提高了耐受剂量和治疗效果，动物试验显示，抗肿瘤效果不仅优于普通注射剂，还显著优于国际公认的紫杉醇白蛋白纳米粒。

此外，经皮促透技术、纳米技术、渗透泵控释技术、主动靶向技术等，也是近年研究的热点，在我国制剂学研究中都有明显的进展。

目前，我国制剂学研究在基础探索水平、制药设备和检测仪器方面，已接近或达到国际先进国家，但在高附加值制剂产品成果转化方面仍存在较大差距，主要原因一方面是企业自身的研发能力和技术水平有限，尚未成为创新主体，另一方面受现行评价体系影响，技术实力较强的科研院所和大专院校更关注文章和成果，忽视应用基础研究。大多成果只能停留在实验室或论文水平，无法实现从技术到产品的跨越和突破。

5. 需求分析

我国药物制剂科学研究水平和制造技术水平是我国生物医药产业发展的关键制约因素之一。随着药学科学的发展和生物医药产业的发展，对药物制剂科学的需求将进一步提高和增加，发展药物制剂科学是长期而重要的任务。

药物制剂科学的发展，不仅需要相关基础科学的研究，关键技术的研究，同时还需要进行材料科学相关研究的发展和进步，发展新的药用辅料对于提高我国制剂水平具有重要意义。

药物制剂科学是实用性极为突出的科学，技术创新和技术突破是实现药物制剂学发展的重要内容。同时，技术的发展需要制药机械和设备的创新和发展，研发新型先进的制药机械和设备是药物制剂学发展的关键技术。

6. 发展前景与展望

在我国，药物制剂学具有极大的发展空间和发展优势，面对我国新型药物研发的进展，对药物制剂的要求不断提高，不仅需要更多更优的制剂形式，更需要优质的药物制剂产品，以适应我国巨大的市场需求。因此，药物制剂科学将随着生物医药产业的发展和技术的进步而得到全面发展。

（八）药理学

药理学是生命科学领域中的一门重要学科，是连接药学和医学桥梁学科，是基础医学和临床医学的重要组成部分，是基础科学与应用科学的结合学科，是生命科学与化学以及其他多学科如材料科学、计算机科学等学科与医药科学的交叉学科。

药理学科的发展与医学科学的进步、药学科学的发展和人类防病治病维护健康的关系密切，与社会发展和经济建设密切相关，在现代科学进步和社会发展中发挥着重要作用。

1. 药理学研究的任务

药理学科研究的任务之一是认识药物作用机理，指导新药研发和临床合理用药。通过研究药物作用的机制和特点，评价药物作用的效果和安全性，指导临床合理用药，充分发挥药物的药理作用，达到最佳治疗效果。药理学发展的水平，直接关系到临床用药的科学性和合理性，关系到临床医疗水平的提高。因此，药物的药理作用、作用机制、不良反应的研究与实验治疗学的研究是重要的研究内容。

药理学科研究的任务之二是新药发现和新药作用评价，开发新型药物。采用药理学研究的技术方法，评价可以作为药用的物质，是新药发现的重要途径之一。对发现的具有药理作用的物质进行系统的药物作用机制、药物体内过程和药物安全性的临床前研究，为新药的临床研究和应用提供实验依据是药理学的重要研究内容。

药理学科研究的任务之三是探索生命科学的机制，促进生命科学发展。药理学是生命科学的重要组成部分，大量对生命活动的机制认识，是在药理学研究过程中发现的，利用药理学多学科交叉的优势，可以深入认识人类生命过程。

随着我国经济建设的发展和社会的进步，我国对人民健康极为重视。由于药物引起的不良反应和不良事件频繁发生，使人们更加重视药物的应用；医药卫生体制的改革方案的启动，对临床合理、科学、安全的应用药物提出了新的要求；药物在经济建设的重要作用，促进了我国对生物医药产业的重视；特别是国家科技重大专项“重大新药创制”的启动，推动了我国创新药物的研究，新药发现、新药临床前研究以及药物的临床研究，都是药理学研究的核心内容。由于这些因素的存在，为我国药理学发展提供了有利条件，同时也为药理学的发展发挥了重要的促进作用。

2. 围绕药物靶点和药物作用机制开展的基础研究取得重要进步

我国药理学家紧紧围绕药物作用相关的药物靶点进行了药物靶点的发现和确证研究工作，发现了一些具有药物靶点特征的功能蛋白质，围绕一批具有良好表现的生物大分子进行了深入研究，证明了一些生物大分子作为药物靶点的可能性。此外对于药物作用机制进行了比较深入的研究。

随着现代生物学技术的发展，各种组学技术、系统生物学、网络药理学、RNA干扰技术、表观遗传学、干细胞技术、转化医学等都在大大影响着药理学以及创新药物的研究。虽然我国药理学工作者已经在以上的领域获得巨大的进步，但与其他学科、与国外相关学科相比仍有差距。

除了发展新的技术方法外，现代研究更强调各种方法间的整合和互补，以适应不同靶点的不同特征。现代生物学技术和其他技术的协同作用还在不断改进提高，在未来一定还有新的技术出现。从靶向药物研究向系统分子药理学的转变已经开始启程。经过研究，发表了一批高水平高质量具有显著创新性的研究论文，受到国内同行的关注。

3. 药理学研究促进了新药发现

药理学的进步为药物发现提供了更多更为有效的药物靶点，尤其在药物靶点的确证方面，药理学工作者开展了大量具有重要意义的工作，发表了一批具有重要科学价值的文章。

药理学研究为新药发现提供药物靶点的基础上，在药物筛选模型建立和活性评价方面发挥了积极作用，促进了新药的发现进程。基于GPCR（G蛋白偶联受体）、蛋白激酶、离子通道、信号转导通路等靶点的药物发现技术和策略逐步形成，基于模型的药物发现技术和策略也在探索之中，展示了新的药物发现的新模式。

新的药理学理论和概念指导新药发现的实践过程，网络药理学、多向药理学、反向药理学、系统药理学、组合靶点和药物靶点组学等新的理论逐渐形成，为发现新型药物提供了新的理论基础。

在药物发现过程中，药物的成药性早期评价取得长足进步，评价的技术、方法、理论和内容都有了明显的进步和发展。化合物早期成药性评价已经成为新药发现的重要内容，提高了新药发现的效率，降低了新药发现的成本。

4. 临床药理学研究规范化水平不断提高

根据我国新药研究现状，临床药理学的研究得到快速发展，不仅研究能力和条件有了大幅提高，而且一些研究已经与国际接轨，达到国际先进水平；药物的临床合理应用和药物治疗学研究逐渐受到重视，具有重要临床使用价值的研究成果不断出现。

近年来，在新药临床研究的科学性、规范性等方面不断完善，水平不断提高，为推动我国新药创制做出了重要贡献。在遗传药理学和药物基因组学、临床合理用药和个体化用药、药物不良反应监测、临床药效和不良反应的机制研究等方面也做出了显著成绩，产生了明显影响。国内外临床药理学学术交流不断扩展和深入，2012年中国药理学会临床药专业委员会举办多次全国性学术大会，促进了国际学术交流和人才培养，为推动我国临床药理学的发展发挥了重要作用。我国新药临床研究的水平与层次在不断提高，以争取在全球医药行业的竞争中立足。

由于临床治疗的需要以及计算机技术的快速发展，群体药代动力学（population pharmacokinetics, PPK）的研究得到了发展，在研究方法、程序上都不断拓宽，应用范围也不断扩大，极大促进了合理化、个体化给药，药动学-药效学（pharmacokinetics-pharmacodynamics, PK-PD）结合研究，药物相互作用研究的进程，对新药的研究和临床评价也有较大的指导意义。PPK的研究方法已逐渐成为临床药动学研究的重要手段，国内在群体药动学方面的研究已有明显发展。

药品不良反应（adverse drug reaction, ADR）是指合格药品在正常用法用量下出现的与用药目的无关的或意外的有害反应。ADR监测是指对ADR的检出，鉴别、评价、交流并进行预防的过程。作为药品监督管理工作的有机组成部分，ADR监测工作对保障人体用药安全和临床合理用药发挥着十分重要的作用，它不仅体现着一个国家的药品监督管理水平，也是其社会进步与发展水平的重要标志。我国的ADR监测工作始于 20 世纪 80 年代末期，经过十几年来的艰辛努力，我国 ADR 监测工作取得了显著进展。

在抗癌药物不良反应及耐药性方面做了大量研究，如对盐酸多柔比星不良反应及耐药性的研究取得一定进展。此外，在对天然药物提取物的不良反应及耐药性方面也卓有成效，如对吲哚喹唑啉生物碱细胞毒性及多药耐药性的研究及淫羊藿甙及其衍生物的抗多药耐药性的研究等。

与发达国家相比，在临床药理学的共性基础性、临床疗效替代终点指标、治疗药物检测、个体化用药等方面的研究还有一定差距。在国家重大科技专项的带动下，新理论、新技术、新方法不断出现，形成了药理学研究的新的高潮。围绕新药研究开展的药物评价模型研究，药物作用机制研究，新的药物作用理论和药物安全性评价等方面，开展了大量的研究并取得重要进展。

我国新药发现研究取得积极进展，尤其是对一些具有显著特点的药物代谢评价，如晶型药物、生物技术药物以及新型制剂的药物，都取得重大进展，达到国际先进水平并逐渐与国际标准接轨。

药物临床前研究水平的提高主要表现在以下方面：规范化程度不断提高，无论是在动物实验或是其他药效学评价实验中，操作过程和实验方法都有明显提高，逐步与国际水平接轨。评价模型逐渐完善，不仅已有的评价模型进一步规范，随着分子生物学技术的发展，一批转基因或基因敲除的动物模型开始应用到药物临床前评价中，为新药研发发挥了积极作用。

5. 安全性评价研究技术逐渐与国际接轨

目前，我国已有 50 余家 GLP 中心通过国家食品药品监督管理局认证检查，专门从事药物毒理学研究与评价达 3000 余人。承担了我国创新药物临床前安全性评价研究任务。

GLP 规范化体系建设逐步走上正轨。GLP 机构开展了供试品管理、分析测试技术能力及规范化建设，实验动物背景数据库的建立与维护，加强动物背景数据历史对照值的积累和归纳整理工作。在国内已初步建立同行读片制度，规范了毒性病理学诊断术语，提高常规毒性病理诊断检查技术水平；开展了 GLP 实验室计算机软件的认证和试运行研究，初步建立了适合于药物非临床安全性评价试验数据计算机采集及处理的软件系统和 GLP 计算机管理系统；加强了动物福利规范化建设，我国共有 30 家机构已通过 AAALAC 的正式认证，其中绝大多数从事新药临床前安全性评价与研究。

提出并研究了全程式药物安全性评价的新模。为了提高新药早期毒性的科学预测性，需要将药物毒理学研究贯穿于新药发现、临床前安全性评价、临床试验和上市后监督与跟踪的整个过程中，即在新药研发链条的整个进程进行自始至终的安全性评价与研究。

全面提升临床前安全性评价的整体水平。深入开展了伴随毒代动力学研究，将 SFDA 鼓励对创新性药物进行毒代动力学研究变为主动实施对创新性药物进行毒代动力学研究。

重视特殊种类药物的安全性评价与研究。针对我国在临床试验或应用中某些中药注射剂出现的不良反应，深入开展了中药注射剂的再评价；纳米药物主要是指纳米颗粒缓释给药系统，对其安全性及其评价模式进行了探索性研究；如雷荣辉等采用代谢组学、基因组学和蛋白质组学技术和特异性的铜螯合剂研究纳米铜的肝脏毒性，发现其肝毒性特征与三羧酸循环、尿素循环及氨基代谢密切相关的基因、蛋白质和代谢物的改变密切相关。针对不同来源的生物技术药物，建立了一系列特殊的技术与方法，开展了其毒理机制与安全性评价研究。

药物毒理学未来发展的目标和前景是以创新药物研发为主导，综合跨领域、多学科研究方法为手段，为建立和完善与世界先进水平同步的药物毒性机制研究体系与临床前安全性评价技术平台提供有力的支持和保证。

6. 数学药理学在新药研究中的作用不断提升

数学药理学是运用数学手段定量研究药理作用规律的一门分支学科，在药代动力学和药效动力学定量研究、药动学—药效学模型、群体药动学—药效学、临床试验模拟及计算机仿真技术、中药定量药理学、定量药理软件编制等领域取得了很多重要研究成果，解决了大量基础药理学、临床药物治疗、新药研发中的实际问题，推动了相关学科的发展。

新药研发和临床药物治疗中目前仍存在诸多问题，数学药理学正是解决问题的有力工具之一。近年，FDA“基于模型的新药研发”等新理念的提出将该学科的重要性提升到了新的高度，数学药理学正迈入一个崭新的时代，我国该学科的建设正面临着新的发展契机、机遇和竞争。中国数学药理学专业委员会决心在年轻化、专业化、国际化的道路上加快发展，带领国内学者把握新的发展机遇，努力赶超国际先进水平，数学药理学也将在新药研发和临床药物治疗中发挥越来越重要的作用。

7. 药物代谢动力学

药动学是研究机体对药物的作用规律的学科，它应用动力学原理与数学模型，定量地描述药物在机体内的吸收、分布、代谢和排泄过程。在初期，药物代谢动力学研究主要集中在对已进入临床研究阶段的候选药物的体内药动学过程评价上，进入 21 世纪以来，药物代谢动力学更是得到飞速的发展。新型的体外及体内模型为研究药物在体内的转运机制提供了有效的手段；计算机模拟技术、药物基因组学、表观遗传学在药物代谢酶及转运体的结构及功能研究和个体化用药研究等方面发挥了十分重要的作用。

在系统生物学的推动下，药物代谢组学发展迅速，作为最接近药物反应表型的表征技术，必将进一步地推动个体化用药的发展药动学与药效及安全评价一起构成了三位一体的创新药物研发模式，极大地提高了创新药物研发的成功率与效率。

我国药物代谢学科的发展迅速，而且已经实现了全面的国际合作，研究内容和研究结果达到国际先进水平。药物代谢学科的发展，有效促进了我国新药的研发，也积极促进了临床合理用药的认识，提高了合理用药的水平。

8. 中药药理发展迅速

中药药理学的研究为传统药物的现代化、临床合理用药和新药开发提供了重要的实验基础，为传统药物的开发利用提供了技术方法和科学理论的支撑。针对中药注射剂开展的安全性研究，为中药注射剂的合理应用提供了实验基础；在国家自然基金支持下进行的中药复方代谢研究，在代谢机制、相互作用、多成分代谢特点和方法学方面均取得进展；中药与系统生物学、基因组学、代谢组学和蛋白质组学的结合，扩展了中药尤其是中药复方研究的思路；对于中药作用的理论研究和应用研究有了密切结合，使新的理论和药物研发同步前进，组分中药、有效成分组等新的概念和相关药物研究均取得重要进展。

中药药理学是药理学的一个分支学科，是中医药走向世界的重要学科，也是新药发现和创制的重要学科。许多单一化合物的药物如麻黄素、黄连素、青蒿素等，就是通过中药药理研究从中药中发掘出来的。中药药动学、中药毒理学正在兴起，对雷公藤、关木通等中药的毒性也已引起高度重视。

由于中药及方剂成分复杂，研究中药复方的技术方法和指导思想都有待改进与提高。近年来，围绕中药复方物质基础、作用机制、代谢过程、组方原理等科学问题进行了系统研究，取得显著进展。一些新的思想方法应用到研究中，如有效成分组、组合中药、有效组分等，对于促进中药复方的研究具有重要的价值。特别是在国家自然基金委员会支持下，中药复方代谢研究取得显著进展。

（九）体系建设不断完善，创新能力逐渐提高

在国家科技重大专项“重大新药创制”支持下，药物研发综合性技术大平台建设取得进展，奠定了药学科学发展的良好基础，积累了药物研发经验，一些新型的医药研发机构不断成长，形成了我国新药研发的技术体系，研究条件全面升级，创新的条件不断完善。

人才队伍建设受到多方重视，包括国家“千人计划”的实施，使大批留学人员回国创业，为我国新药研究队伍建设增添了新的技术力量，在我国新药研发工作中发挥了积极作用。特别是我国大批制药企业对人才队伍建设的重视，为新药研发增添了活力，新药研发过程中的创新能力的全面发展。

通过平台建设、园区建设和研发基地的建设，我国新药研发技术体系建设布局初具规模，以产、学、研、用、管相结合的创新药物技术体系逐渐形成，创新能力得到全面提高，为我国新药研发奠定了长期稳定发展的基础。

五、中　医　药

刘保延　李　鲲　赵　晖　谢　琪
中国中医科学院

2012 年，中医药科技围绕制约中医药发展的许多科学问题开展研究，在中药基础、

中医临床、中医实验、新药研发、医疗仪器设备、中医养生等领域取得了进展。

（一）中药基础研究

1. 经方剂量折算标准及对当今方剂组方规律影响的研究

该项目通过研究、考证、推定经方剂量折算标准为“1 两＝13.8 克”，符合经方历代剂量考证及沿革，并较好体现了经方组方配伍原则。采用动物实验实证的方法，为不同折算标准的处方的药效和毒性反应进行了对比研究，具有临床实际意义，对古文献释疑提供了思路和方法，对规范化临床治疗的处方标准提供了理论依据，揭示经方组方“药少量大”，讲究配伍，是与当今临床处方的主要区别。通过对剂量的深入研究，必将会进一步提高经方治疗疑难重症的疗效，有广阔的临床前景和应用价值。该项目获得 2011 年度中华中医药学会科学技术奖二等奖。

2. 中药巴布剂共性技术的适宜性研究

该项目解决了中药巴布剂（凝胶膏剂）基质和制备工艺的共性技术，构建了该剂型的综合评价体系。体现了特有的技术优势，包括：①关键技术的适宜性，突破了长期困扰中药巴布剂的技术瓶颈，提高了产品的黏弹性和制剂稳定性，规范了工艺参数，形成具有广泛适宜性的通用技术平台；②辅料的通用性，基质载体充分体现新辅料的优势，复合型辅料的特点，适宜于中药的各种处方组成，可以搭载各种中药制成符合临床治疗要求的中药巴布剂，具有通用性；③制备技术的专属性，结合高分子聚合物的特性和中药复方的特点，采用化学交联与物理复配相结合，优化工艺条件，形成特有技术，适合规模化生产，保证了产品的均一性；④评价方法的系统性，建立了感官指标、生物学指标、理化指标、释放度、透皮吸收、药代动力学，以及有效性和安全性评价等系统、多元评价体系，保证了中药巴布剂质量的可控性。该项目先后为 8 家企业提供技术服务，成果转化 2 项，13 次应邀在全国学术研讨会上做主题报告；为企业和科研院所提供大量的技术咨询，获得 2011 年度中国中西医结合学会科学技术奖三等奖。

3. 辅助中药新药研发的文献分析系统的建立与应用

该项目实现了用于中药新药开发数据支撑的六项一体的服务功能，即中药基础数据支撑、中药药理数据支撑、中药化学数据支撑、中药组分配伍支撑、有毒中药数据支撑和中药方剂知识服务支撑，同时实现了数据查询与展示、数据分类与统计、数据导航与关联、数据分析与聚类、数据知识发现五大功能，并且利用数据挖掘技术，研制出适合海量文献科学数据分析与多类型复杂的数据挖掘方法，为新药开发提供了一个完整的数据应用系统。研究形成了中医新药数据集成平台、研制了多种数据挖掘与数据服务应用工具，为科研课题提供 7×24 小时全天候免费信息服务，固定实名用户统计 1368 个，满足了中药新药研制的不同数据筛选分析与挖掘的需求，项目获得 2011 年度中华中医药学会科学技术奖二等奖。

4. 中药饮片用量标准研究

该项目通过对中药用量文献的系统整理，对全国 18 个省 21 家医院 2004 年 1 月～2005 年 6 月 43 万多张汤剂处方的数据分析，1704 位临床专家调查及分析，对中药饮片用量进行系统研究，总结了其中 300 味中药饮片的基本用量范围。在此基础上，对其中的 155 味中药进行详细分析，结合文献研究、专家调查，初步制定中药饮片临床用量标准的方法，并提交了北沙参等 152 味中药饮片的临床建议用量。《中国药典》2010 年版（一部）药材及饮片用量修订了 173 个品种，参考了项目的数据；在国内形成了中药饮片用量研究的科研协作网络，出版著作《中药饮片用量标准研究》一部，获得 2011 年度中国中西医结合学会科学技术奖二等奖。

5. 中药寒热属性的现代科学内涵——与 TRP 通道蛋白相关性研究

该项目突破已有研究模式，从生物机体的寒热感受环节入手，将现代生物学的最新发现——TRP 通道蛋白引入到了中药寒热药性的研究中，为从分子水平诠释中药药性的现代科学内涵提供了新的科研思路和研究领域。采用荧光定量 PCR、免疫细胞化学、共聚焦显微成像等技术和方法，探讨了寒热性中药与寒热感受 TRP 通道蛋白之间相关性的现代生物学基础。研究发现，中药中所含的活性成分调节/干预寒热感受 TRP 通道蛋白可能是中药表征寒热药性的重要方式和客观形式，有 3 篇 SCI 论文被国际生物医学搜索引擎 BioMedLib 自动评为所在领域中发表的十大最佳论文，获得 2011 年度中华中医药学会科学技术奖三等奖。

（二）中医临床研究

1. 缺血性中风早期康复和避免复发中医方案研究

该项目提出的“松与静”的缺血性中风病中医康复方案是在整合“七五”以来相关国家科技计划项目、WHO 国际合作项目研究成果，吸纳全国优势资源与中风病现代研究最新成果的基础上形成的。方案以“松与静”的科学理念为指导，以中医针灸、推拿、泡洗技术为核心。经随机对照临床试验，进一步验证了该方案与现代医学康复方案相比，能够显著改善患者运动功能障碍，降低严重致残率、病死率、复发率，与国内外大型临床试验的结果相比也具有显著优势，取得了令人振奋的结果。经中华中医药学会评价，认为该研究探索出一套具有示范作用的中风病康复模式，建立的规范的缺血性中风病中医康复方案具有较强的推广应用价值，对中医康复学科的发展具有重要的推动作用，在中风病综合康复研究上有新的突破。经 12 家临床单位验证，证明该方案具有良好的可操作性，已在全国 30 余家临床、社区推广使用，取得显著的社会效益，获得 2011 年度中华中医药学会科学技术奖一等奖。

2. 冬病夏治消喘膏穴位贴敷疗法防治慢性阻塞性肺病的临床研究

该项目根据《内经》“春夏养阳、秋冬养阴”和“治未病”理论，在清代“白芥子涂法”基础上，于 1955 年在国内率先研制冬病夏治消喘膏穴位贴敷疗法，应用于慢支、哮喘等慢性呼吸系统疾病的防治。项目汇总多个相关课题资料，从理论研究、药物炮制、膏方配伍、贴敷穴位、证候分型、疗效反应等多方面予以归纳，完成对五十年系列工作的总结提炼。开展“消喘膏治疗慢性阻塞性肺病稳定期的安全性和有效性临床评价及社区推广研究”，对纳入的 142 例稳定期 COPD 患者采用随机、安慰剂对照、双盲的方法完成为期两年的观察，结果证实本疗法可提高患者生活质量，对慢阻肺防治具有多方面优势。总结出“以科研课题为载体、制定规范、社区技术培训、合作研究、推广应用”的推广模式，2010 年成为北京地区社区“冬病夏治社区统一行动”唯一指定成人用药。制定《冬病夏治消喘膏穴位贴敷疗法临床操作规范》和视频，形成简单易学的适用技术。该疗法在广安门医院贴敷治疗 55 年，贴治患者超过 60 万人，有 19 篇外单位文献明确记述是采用本项目组技术开展贴敷，获得 2011 年度中华中医药学会科学技术奖三等奖。

3. 通降理论治疗胃食管反流病的基础研究及临床应用

该项目为通降颗粒治疗胃食管反流病的系列研究，涉及中医理论、基础研究、新药开发、临床研究及应用等多个方面，系统研究了通降理论在治疗胃食管反流病中的应用。该研究从流行病学调查及文献、临床经验中总结出胃食管反流病的主要证型，经过名老中医经验总结，结合中医脾胃通降理论，研制出治疗本病的中药复方——通降颗粒；动物实验证明该复方治疗胃食管反流病安全有效，经制剂工艺等研究设计，开发出院内科研制剂通降颗粒，经过严谨的随机对照试验（randomized controlled trial，RCT），证明该药对胃食管反流病尤其非糜烂性反流病具有良好的有效性及安全性，获得北京市药品监督管理局的批准，成为治疗胃食管反流病肝胃不和证的院内制剂（批号：京药制字 Z20100007）；在临床研究中完善了中医药治疗胃食管反流病的病证结合疗效评价指标体系，为该病的中医药临床疗效评价提供了新的方法和手段；相关诊疗技术规范指南与临床路径的制作，有利于全国范围内中医药诊疗胃食管反流病的技术规范和水平提高。该项目获得 2011 年度中华中医药学会科学技术奖一等奖。

4. 以中医治则统领的治疗非小细胞肺癌的队列研究

该研究组建国家级中医肿瘤临床研究团队和国际合作平台，拥有国内外专家组成的统计团队，首次通过大样本、多中心、前瞻性队列研究的方法，与国际公认的西医治疗规范比较，对 931 例非小细胞肺癌患者进行诊疗全程的临床研究，证实了中医治疗的临床疗效。建立了以中医治则统领下的非小细胞肺癌治疗规范和方案，形成了系统的、基于高级别循证医学证据，获得专家共识的中医治疗策略，实现了提高患者生存质量和延长生存期的双重目标。并且在规范化基础上，最大限度发挥中医药动态辨证论治的特色和优势，从而实现个体化，提高临床疗效和节省医疗资源。制定世界卫生组织西太区《中医循证临床实践指南—中医内科—原发性支气管肺癌指南》、国家中医药管理局肺癌中医临床路径等行业标准。该方案适用于我国各级具有肿瘤临床专科实力的中医院和西医院，并已在参与本研究的我国 13 个临床分中心进行应用，并以此为示范基地，依托世界中医药学会联合会肿瘤专业委员会、中国中西医结合学会肿瘤专业委员会、中国抗癌学会传统医学委员会、癌症基金会中医药专业委员会的辐射和影响力，国家天使扶贫工程（西部 300 家医院），以及中医肿瘤专科协作组等力量，带动基层，进行推广应用。项目获得 2011 年度中国中西医结合学会科学技术奖一等奖。

5. 中西医结合治疗拇趾外翻诊疗规范化研究

该项目遵循中医骨伤科“筋骨并重、内外兼治”的古训，采用现代微创技术和中医正骨手法与小夹板纸压垫并用的中西医结合治疗原则，建立中西医结合治疗拇趾外翻的临床标准操作规范和疗效评价方法。形成了微创手术、正骨手法、小夹板外固定、术中术后中药的辨证内服外用、术后中医特色的康复理疗等规范和科学的中西医结合治疗体系，实现了拇趾外翻疗法的自主理论创新、技术创新，与传统手术比较，疗效相当，在病人依从性、人力资源及卫生经济学指标方面具有明显优势。该项目是国家中医药管理局“十一五”重点专科（专病）建设项目，是首批中医临床路径试点推广项目。该方法还被收入《北京地区中医常见病症诊疗常规》一书。作为国家中医药管理局科技成果推广项目全国有 30 余所医院开展此项技术，已举办 10 期学习班，培养学员约 600 人次，获得 2011 年度中国中西医结合学会科学技术奖二等奖。

6. IgA 肾病中医证候特点及益气滋肾治法研究

该项目对 IgA 肾病的中医证候特点及主要治法进行了长达 17 年的系列研究，通过文献、中医证候特点、动物实验、临床试验等一系列研究，在国内率先提出气阴两虚证是 IgA 肾病最常见的中医证型的学术观点。首次利用聚类分析、因子分析等数据挖掘技术对 IgA 肾病的中医证候进行了系统而深入的研究。基于 IgA 肾病的中医证候特点，提出以益气滋肾治法为主治疗 IgA 肾病的新方案，并研制了治疗 IgA 肾病的有效中药院内制剂——益气滋肾口服液。首次开展益气滋肾治法为主治疗 IgA 肾病的国内多中心临床试验，证实了益气滋肾颗粒对 IgA 肾病血尿、蛋白尿均有较好治疗作用。首次对国内 30 年来中医药治疗 IgA 肾病随机对照试验进行了系统评价。基于上述研究，拟定了中华中医药学会肾病分会“IgA 肾病的诊断、辨证分型和疗效评定”的行业标准，制定了世界卫生组织西太区的《IgA 肾病中医临床实践指南》。该研究成果将促进 IgA 肾病中医临床及科研的发展，规范 IgA 肾病的中医诊疗，提高临床疗效，节省医疗资源。该研究成果在国内肾病学界具有一定的学术影响力，益气滋肾治法被行业内广泛应用，获得 2011 年度北京市科学技术奖二等奖。

7. 枯痔钉微创架构下的 ECTCI 技术治疗痔的临床推广应用及机制研究

该项目 13 年来通过临床观察及动物实验深入研究了铜离子电化学（简称 ECTCI）治疗痔疮出血及脱出的方法、部位、参数，研制了专用铜质电极针和治疗仪。确定了作用原理；创新了针型电极金属特性的处理技术；制定了适应证和相关诊疗常规；进行了铜针改进，采用了 4 点同时治疗方法，治疗时间缩短至 15～20 分钟。疗法具有 5 大优点：①治疗创面小，损伤少，痛苦小，恢复快；②安全、快速、微痛、无并发症，治疗次日可恢复工作；③适用范围广，包括年迈及严重并发症其他疗法不适宜使用的病人；④疗效好且稳定；⑤价格便宜，操作简便，便于在基层使用。该疗法属国内外首创，拥有完全知识产权，取得发明专利3项，已在全国21个省市、79家医院应用，治疗总例数超过一万人。对北京等多家医院5000余例病人的使用和系统临床观察中没有发生过感染、出血、狭窄等并发症，没有引起原有其他疾病的加重。曾5次在中西医结合学会大肠肛门病专业委员会学术会议上及中欧肛肠学术会议上做专题发言，介绍使用方法10余次，举办学习班介绍相关内容3次，讲课介绍该疗法7次，举办专题研讨会1次，获得2011年度北京市科学技术奖二等奖。

8. 中西医结合方案治疗老年单纯收缩期高血压的推广应用研究

该项目针对老年高血压以单纯收缩期高血压（EISH）多见的特点，及老年患者多肝肾阴虚，久病多夹痰、夹瘀的病机，提出“阴虚阳亢、瘀浊阻滞”为EISH的主要中医证型，并以“病证结合模式”设计经验方剂降压胶囊（由怀牛膝、川牛膝、地龙、海藻、天麻、川芎等组成）联合尼莫地平治疗EISH的中西医结合方案，从降压、调脂、抗炎、保护血管内皮及靶器官等方面评价中西结合治疗EISH的作用效果，既是对中医辨证论治EISH的创新性理论探索，也为中西医联合用药提供了科学依据。本研究方案在北京市延庆县多个社区服务中心进行推广应用，万余人次从中获益，带来良好社会效益；同时，基于本研究并参考最新高血压防治指南，在此方案基础上进一步优化调整为硝苯地平缓释片与降压胶囊联合治疗老年高血压，并经专家论证，形成了适宜社区推广应用的中西医结合治疗老年高血压规范化方案，在多个社区推广应用并开展随访研究，取得了满意的临床疗效。该中西医结合方案安全性高，效优价廉，特别适合基层社区医院、乡镇或经济欠发达地区推广应用，获得2011年度北京市科学技术奖三等奖。

9. 中药补肾为主联合西药治疗再生障碍性贫血疗效评价及用药选择的研究

该项目建立一个中西医结合治疗再生障碍性贫血（AA）的评价体系，指导临床选择中西医联合用药策略，提高中西医结合治疗AA的临床疗效，通过骨髓细胞形态学、免疫学、分子生物学，以及遗传学研究证明了免疫异常和骨髓衰竭之间是存有过渡阶段，即存在分界“点”，此分界“点”可作为临床联合用药的选择依据，提出免疫异常和骨髓衰竭分界“点”P值为0.832。若P值大于或等于0.832时，以补肾中药加免疫抑制剂为主治疗；P值小于0.832时，以补肾中药加雄激素治疗。项目获得2011年度中华中医药学会科学技术奖三等奖。

10. 中药防治非增殖期糖尿病视网膜病变临床研究

该研究提出糖尿病视网膜病变发生的早期阶段即是患者从气阴两虚向阴阳两虚转变的开始，而血行不畅、目络瘀阻贯穿糖尿病视网膜病变始终。心肾不交、心火上亢扰目是糖尿病视网膜病变不容忽视的重要病机之一。突破中医药治疗眼底血管病应用凉血活血化瘀法的束缚，提出“心肾论治”早期糖尿病视网膜病变新思路。以密蒙花方治疗非增殖期糖尿病视网膜病变，组方配以古典名方“交泰丸”交通心肾，同时将传统治疗眼前部赤脉的密蒙花用于治疗眼底血管病变，经临床验证取得较好疗效。采用中西医结合方法，宏观辨证与眼底微观病症相结合进行观察，为临床治疗提供新的依据和思路。该处方已获得国家专利，入选北京市首批“十病十药”项目。项目获得2011年度中华中医药学会科学技术奖三等奖。

（三）中医实验研究

1. 活血解毒法治疗慢性前列腺炎的应用基础研究

该项目历经47年的临床积累，根据慢性前列腺炎（chronic prostatitis，CP）的临床表现、病理特点，提出血瘀是CP的核心病机，采用活血解毒法治疗慢性前列腺炎，取得了可重复的肯定疗效。在国内首创消痔灵法复制大鼠实验性纤维组织增生前列腺炎模型，该模型稳定性好，受到国内多家科研院所引用，在此基础上，开展了活血解毒制剂丹蒲胶囊疗效机制研究，从整体—组织—细胞—基因分子水平初步探讨了活血解毒法治疗CP的疗效特点及作用机制。研究在反复实践基础上，形成了医院制剂“前列健胶囊”，获国家中药新药证书。项目获得2011年度中国中西医结合学会科学技术奖二等奖。

2. 西洋参茎叶总皂苷改善胰岛素抵抗的作用机理研究

该项目应用波动性高糖动物及细胞模型，首次发现西洋参茎叶总皂苷（PQS）具有抗波动高糖致内皮损伤的作用，其机制与上调胰岛素信号转导通路PI3K/Akt蛋白表达密切相关。其次，首次报道了PQS抗心肌损伤的主要机制是促进了缺血心肌血管新生和优化了缺血心肌能量代谢，发现PQS可通过上调心肌细胞VEGF、bFGF蛋白及基因的表达增加缺血及梗死区心肌的微血管密度，发挥保护心肌作用。同时，首次发现PQS优化缺血心肌能量代谢的作用机制是调控了能量代谢相关基因（*COX5a*、*ATP5e*）的表达。*COX5a*、*ATP5e*高表达也是PI3K/Akt活化的主要触发因素之一。该项目获得2011年度北京市科学技术奖三等奖。

（四）新药研发

芎芷痛瘀散的新药研发。该研究获得国家药品监督管理局颁发的《新药证书》并投入生产，年利润可达300万元以上，临床应用安全有效。芎芷痛瘀散具有活血化瘀、舒经止痛的功效，是一种治疗腰椎间盘突出和膝骨性关节炎所致腰腿疼痛的高效中药新药。临床研究表明该药可以有效缓解局部疼痛症状，收效快，降低腰椎间盘突出手术率，值得临床推广使用。研究获得3项发明专利，获得2011年度中华中医药学会科学技术奖三等奖。

（五）医疗仪器设备

骨折复位固定器疗法治疗体系及临床应用研究。该项目通过对骨折复位固定器疗法临床病例的回顾性研究、推广应用调查研究、文献研究等多方面总结分析，自主研制了集复位、固定为一体的骨折治疗器械——骨折复位固定器。首次提出骨折治疗的弹性固定准则，创新性建立了手法—器械—手法—器械的骨折复位方法和内、外固定结合的骨折固定方式，并创造性提出骨折治疗三原则：①无（少）损伤的正确复位；②无（少）损伤弹性立体固定；③早期无痛生理性活动，从骨折复位、固定、功能锻炼、内外用药等方面形成了骨折复位固定器疗法的规范化治疗体系，病疗效确切、创伤小、并发症少、操作简便、愈合快，在国内各医疗机构中广泛使用，是具有微创理念的中西医结合治疗方法，授权国家专利6项，推动了中西医结合骨科学科建设和治疗水平的进步，具有显著的社会效益和经济效益，获得2011年度北京市科学技术奖二等奖。

（六）中医养生

《张国玺谈中医养生》，该著作是中医养生的科普作品，分总论、上篇、下篇及附录四部分。总论部分简单介绍了中医学及中医养生学等内容，使人们对中医养生有所了解。上篇“人体养生”，重点叙述五脏、五官、四肢、皮肤及经络与营养养生方法，从中医理论论述五脏的生理功能和如何通过精神、运动、饮食及药物等方法进行综合性养生，内容详细，实用性强。下篇“生活养生”，重点叙述中医的五大养生方法，即精神养生、起居养生、饮食养生、运动养生及药物养生等内容，宏观地概括了中医的养生宗旨。附录一主要介绍了一些日常生活中经常食用的保健食品，如其功效、用量和使用方法等，使人们正确地掌握保健食品的应用。附录二介绍了孔子的养生理论，为现代人所借鉴。该书与同类科普书籍相比，最大特点是内容丰富，通俗易懂，科学性强，既依据了中医药学和养生学理论，又结合了现代医学科研成果，适合于不同职业、不同年龄的人群，具有较高的实用价值，对广大读者了解中医养生知识和促进全民健康教育事业有一定意义。本书出版后，除新华书店销售外，被十余家网站转载，受到广大读者好评。该项目获得2011年度中华中医药学会科学技术奖二等奖。

六、医药生物技术

田 玲 汪 楠 张 婷

中国医学科学院北京协和医学院医学信息研究所

2012年7月和12月，国务院先后发布了《“十二五”国家战略性新兴产业发展规划》和《生物产业发展规划》，确立并巩固了生物医药产业作为我国战略性新兴产业的优先发展地位。根据规划蓝图，在未来一段时间内，我国生物技术药物、疫苗和特异性诊断试剂的研发能力和水平将再上新高；形成支撑生物技术药物发展的先进产业技术体系；建立一批多功能、符合国际标准的生物技术药物生产基地；培育一批具有国际竞争力的企业；一批创新药物在国际主流市场形成销售规模。

在多个计划、专项的支持下，2012年，我国医药生物技术领域基础研究取得系列进展，为探明疾病病因，探索疾病预防、诊断和治疗新方法奠定了理论基础；在疫苗、诊断试剂、治疗性药物研究开发等方面取得了部分突破性成果，为开发新型医药生物技术产品提供了新思路，为实现医药生物技术产业健康、快速发展提供有力的科技支撑。

（一）基础研究

1. 基因组测序技术与易感基因研究

近几年，第三代测序技术迅速崛起，基因测序计划数目与日俱增，测序成本进一步下降，基因组学正在实现“以大规模测序为目的”向“以大规模测序为手段解决科学问题”的转型，为未来个体化医疗奠定了基础。我国研究者在基因测序技术领域也开展了深入研究。华大基因研究院与北京大学第一医院等合作，创建了单细胞全基因组外显子测序法，第一次通过基因分析清楚地展现了骨髓增殖性肿瘤患者体内肿瘤发生时的细胞演化过程，这种新的测序方法同样可以用于探索其他类型肿瘤的起源过程。

我国科研工作者采用全基因组关联分析方法，在癌症、心血管疾病、内分泌疾病、传染性疾病等领域取得了多项研究突破，为重大、难治性疾病的预防、诊断和治疗提供了理论支持。华大基因研究院与香港大学等合作完成了乙肝病毒整合机制研究，发现了3个新的乙肝病毒整合位点，并从全基因组水平上构建了高精度的乙肝病毒整合图谱；中国医学科学院阜外心血管病医院的研究人员析鉴定出8个冠心病相关的遗传易感区域，其中4个区域为国际上首次报道；南京医科大学、复旦大学和美国维克森林大学医学院等处的研究人员研究发现了5个新型的前列腺癌易感基因；中国科学院上海生命科学研究院营养所与国内多家单位合作研究发现了2个新的Ⅱ型糖尿病基因易感位点：山东省皮肤病性病防治研究所的研究人员发现麻风病与炎症性肠病共有的易感基因；南京医科大学、华中科技大学等处的研究人员揭示了3种全新的中国人群非阻塞性无精症的易感基因位点。

2. 干细胞基础研究

目前干细胞研究范畴不断扩大，逐渐形成从基础研究向应用的完整创新链。我国作为新兴的干细胞研究中心，在诱导多能干细胞研究、干细胞系建立等基础研究领域取得了不少瞩目成果。中国科学院广州生物医药与健康研究院的研究人员研究建立了用人类尿液肾上皮细胞产生诱导多能干细胞的实验技术方案；中国科学院上海生科院生物化学与细胞生物学研究所建立了来自孤雄囊胚的单倍体胚胎干细胞系，细胞保持了一定水平的雄性印记，并进一步验证这些细胞能够代替精子在注入卵母细胞后产生健康的小鼠；中国科学院动物研究所研究人员利用基因修饰的单倍体胚胎干细胞获得健康成活的转基因哺乳动物，为灵长类等大动物的基因功能研究及疾病模型的建立开辟新道路。

3. 小分子 RNA 研究

小分子 RNA（miRNA）参与多种疾病的发生和发展进程，成为疾病诊断的新生物学标记物和治疗的药物靶标，小分子 RNA 对细胞进程的调控功能，尤其是对肿瘤等疾病进程的调控功能研究已发展为生物医学最热门的研究领域之一。中国科学技术大学的研究人员发现了乳腺癌中一个重要的抑癌小分子 miR-7，研究认为 miR-7 与肿瘤上皮分化密切相关，而且是对转移性进展起抑制作用的重要调控因子；中山大学肿瘤防治中心的研究人员发现了41个在鼻咽癌和非癌性鼻咽炎组织之间差异表达的小分子RNA，其中5个与无病生存率显著相关；哈尔滨医科大学等单位的研究人员发现曲古抑菌素A（TSA）可能具有广谱抗癌的作用，TSA与miR-19a、miR-19b、miR-23b的关联关系在所有癌症中出现的频率最高，它们显著富集在MAPK信号通路和mTOR信号通路中，这提示曲古抑菌素A可能通过调控这两个信号通路发挥抗癌作用。

（二）疾病诊断

1. 癌症标志物及检测技术研究

癌基因及相关基因国家重点实验室的研究人员证明肿瘤血清蛋白标志物DKK1可作为肿瘤标志物用于肝细胞癌的血清诊断。DKK1蛋白对肝细胞癌总体诊断的敏感性为69.1%，特异性为90.6%；对早期肝细胞癌和小肝癌的诊断敏感性为70.9%和58.5%，特异性为90.5%和84.7%；同时，DKK1蛋白能够弥补甲胎蛋白对肝细胞癌诊断能力的不足，对甲胎蛋白阴性肝细胞癌的诊断敏感性为70.4%、特异性为90%，并可从甲胎蛋白阳性的慢性乙型肝炎及肝硬化等高危患者中鉴别诊断肝细胞癌，鉴别诊断敏感性达69.1%、特异性为84.7%；DKK1蛋白与甲胎蛋白联合应用，可将肝细胞癌总体诊断率提高至88%；因手术后患者血中的DKK1浓度迅速下降，血清DKK1蛋白亦可作为肝癌疗效监测和预后判断指标。

为了实现癌症早期诊治，目前的筛查方法一般集中于检测活细胞内一种肿瘤标志物，导致“假阳性”结果比例较高。山东师范大学的研究人员设计了一种多色纳米荧光探针，实现了活细胞内三种肿瘤标志物的同时检测和成像。该探针成功用于区分乳腺癌细胞和正常乳腺细胞、肝癌细胞和正常肝细胞，并能评估肿瘤标志物在细胞中的不同表达水平。相比较传统的单一标志物检测，该方法可以有效避免可能出现的“假阳性”结果，从而提高癌症早期诊断的可靠性。

2. 疾病诊断技术研究

近红外荧光纳米技术可以实现癌症原位、实时、靶向的无损检测。吲哚菁绿（ICG）是一种具有近红外特征吸收峰的三碳花菁染料，是唯一一种被美国食品药品监督管理局批准用于临床诊断的近红外荧光染料。中国科学院深圳先进技术研究院的研究人员以吲哚菁绿为荧光材料，聚合物磷脂纳米颗粒为载体，叶酸为靶向分子，通过纳米沉淀与自组装的一步合成法成功开发了一种荧光性能稳定，且对乳腺癌肿瘤细胞具有特异识别功能的近红外荧光纳米探针。试验研究表明，通过裸鼠尾静脉注射吲哚菁绿纳米探针能够靶向识别肿瘤，且在体内的循环时间显著长于游离吲哚菁绿，表明该纳米探针可用于肿瘤实时检测，为肿瘤的早期诊断和药物递送系统研究奠定了基础。

早期识别肝纤维化是防治肝硬化的重要手段。复旦大学中山医院的研究人员利用免疫荧光双染色方法，识别出在大鼠纤维化的肝组织中表达整合素αvβ3受体的细胞主要是活化的肝星状细胞。研究人员合成了针对整合素αvβ3受体的cRGD环肽，利用

SPECT 影像方法显影同位素标记的 cRGD 环肽在大鼠肝脏内的结合情况。随着肝纤维化的发生发展，cRGD 环肽在肝脏内的结合量逐渐上升。研究认为，肝组织内整合素 $\alpha v\beta 3$ 受体的表达随着肝纤维化的进展或缓解而增加或减少。该研究建立了一种靶向分子影像学方法，为慢性肝病的肝纤维化诊断提供了全新的无创伤性诊断方法。

（三）疾病治疗药物与治疗技术

1. 治疗药物

（1）抗癌药物机制研究

基因重组药物在癌症治疗领域发挥着重要作用。豹蛙酶（ranpirnase）是一种用于治疗恶性间皮瘤的抗肿瘤药，属于核糖核酸酶 A 超家族，其作用机制为特异性地诱导癌细胞凋亡，而对正常细胞毒性较低。中国科学院上海生命科学研究院生物化学与细胞生物学研究所与上海南方模式生物研究中心的研究人员发现，豹蛙酶对恶性间皮瘤细胞的 miRNA 表达具有普遍下调作用，而对细胞中一些 miRNA，如 miR-155 和 miR-21 的下游靶基因 *socs1*、*pten*、*pdcd4* 等有明显上调作用。研究完善了豹蛙酶的抗癌作用机理，为更加合理、有效、安全用药提供了科学依据。

我国学者在一系列天然活性成分的抗癌机制研究中取得阶段性成果。中国科学院上海生命科学研究院营养所研究人员发现，双氢青蒿素（DHA）可以降低细胞膜上的转铁蛋白受体 1（TfR1）水平，通过脂筏介导的内吞作用对其进行调控，减弱了细胞对铁的吸收，造成肿瘤细胞铁元素的缺乏，从而杀伤肿瘤细胞；中国科学院上海药物研究所研究人员发现在葡萄糖缺乏的条件下，牛蒡子苷元通过抑制线粒体呼吸造成肿瘤细胞内 ATP 水平下降以及活性氧族水平升高，促使肿瘤细胞死亡，牛蒡子苷元和糖酵解抑制剂 2-脱氧-D-葡萄糖联合使用能够选择性杀伤肿瘤细胞，而对正常细胞毒性较低；中国科学院上海药物研究所与意大利博洛尼亚大学合作研究发现雷公藤内酯醇触发 CDK7 介导 RNAPII 降解的新模式，提出了雷公藤内酯醇结合 XPB、降解 RNAPII 的通用机制，很好地解释了雷公藤内酯醇包括其强效抗肿瘤在内的多重治疗学特性。

（2）药物靶点研究

表皮生长因子受体（EGFR）家族酪氨酸激酶受体在细胞生长和分化等过程中发挥基础性作用，是众多疾病的重要药物靶点。ErbB4 是最晚被发现的表皮生长因子受体家族成员，是重要癌症药物靶标，亦与精神分裂症相关。中国科学院上海药物研究所利用分子动力学模拟，捕捉到了 ErbB4 胞外区在配体诱导下由“非激活”状态到“类激活”状态的大规模构象变化，分析了配体在这一变化过程中的作用，构建了构象转化的能量面，根据计算结果提出了 ErbB4 胞外区的激活机制，为 ErbB4 及其他家族成员的激活机制研究提供了新的思路，为针对胞外区构象变化开展药物设计奠定了基础。

（3）基因工程重组药物制剂研究

重组人生长激素（rhGH）在临床上广泛应用于治疗矮小症、严重烧伤、艾滋病患者的脂肪代谢障碍等多种疾病，但重组人生长激素半衰期短，必须频繁注射才能达到有效的血药浓度，造成患者的顺应性差。中国科学院过程工程研究所研究人员利用 W/O/

W 复乳液法将重组人生长激素装载于两亲性材料聚乳酸—聚乙二醇共聚物乳液中，并结合快速膜乳化技术实现了微球粒径的均一性。后续的体内大鼠模型实验表明，该制剂能够有效延长重组人生长激素在体内的释放，并且很好地保持了活性，大鼠骨骼增长明显，提高了治疗效果。另外，与传统的聚乳酸（PLA）、聚乳酸—羟基乙酸共聚物（PLGA）微囊相比，该制剂不产生炎症反应，对心、肝、肾等主要脏器功能无影响，是一种安全的缓释载体。

2. 治疗技术

（1）基因治疗研究

CCR5 是艾滋病病毒进入靶细胞（$CD4^{+}$ T 细胞等）的重要辅助受体，缺乏 CCR5 使艾滋病病毒不能进入细胞从而不能感染细胞和人体。中国科学院广州生物医药与健康研究院的科研人员用锌指核酸酶技术敲除来自患者的诱导多能干细胞的 *CCR*5 基因，并将这种缺失 *CCR*5 基因的诱导多能干细胞成功地诱导成造血干细胞。进一步研究有望将艾滋病患者的头发或皮肤细胞诱导成多能干细胞并敲除其 *CCR*5 基因，并进一步将其诱导成造血干细胞，回输给同一患者，从而进行艾滋病治疗。

骨质疏松症是一种年龄相关性疾病。现有的骨质疏松治疗药物主要通过抑制骨吸收来延缓骨丢失，无法补回已流失的骨量。军事医学科学院等单位的研究人员合作研制出一种特异性靶向成骨细胞的核酸递送系统，能特异性携带任何具有成骨潜能的小核酸，并精确地输送到成骨细胞。研究发现全新的骨形成负调控基因 *CKIP*-1，在小鼠体内去除该基因可有效促进骨形成，利用该系统携带抑制 *CKIP*-1 基因的小核酸，并将其输送到骨质疏松大鼠体内，发现大鼠骨量明显上升，骨形成速度加快，骨微结构得到明显改善。该研究提供了一种基于促进骨形成的全新骨质疏松症治疗途径，提供了骨质疏松治疗新思路。

（2）干细胞治疗研究

亨廷顿病是先天性神经系统退行性疾病，其产生原因是由于 GABA 神经细胞逐步退化后引起神经通路紊乱，进而导致患者出现运动功能障碍和认知能力逐渐丧失等一系列症状。复旦大学上海医学院的研究人员找到了一种可以从人胚胎干细胞中获得大量 GABA 神经细胞的有效方法，研究将获得的 GABA 神经细胞移植到患有亨廷顿病的模型鼠脑内，模型鼠的运动功能障碍有了明显减缓和改善，证明移植的 GABA 神经细胞不仅能够重新建立神经通路，而且还能产生正确的神经递质，从而修复运动障碍，使“细胞移植”治疗亨廷顿病成为可能。

间充质干细胞来源于发育早期的中胚层和外胚层，因其具有多向分化潜能、造血支持和促进干细胞植入、免疫调控和自我复制等特点而受到研究者关注。南京医科大学与美国南加州大学合作研究，用间充质干细胞治疗患有系统性硬化病状免疫疾病的小鼠，注入的间充质干细胞能通过 FASL/FAS 信号，引发 T 淋巴细胞死亡，并减轻免疫疾病的症状。这项研究成果也初步在临床治疗试验中得到验证。该研究成果对改进自身免疫性疾病的细胞治疗方案具有积极意义。

（四）疾病预防

1. 艾滋病疫苗研究

在众多 HIV-1 免疫原设计中，利用病毒样颗粒（VLP）建立的 HIV-1 VLP 表达系统得到较多认同，但目前还存在部分缺陷。中国科学院上海巴斯德研究所的研究人员开发出一种基于果蝇 S2 细胞的新型 HIV-1 VLP 表达系统，采用这一新型病毒样颗粒表达系统制备的 HIV-1 VLP 其表面膜蛋白能够正确剪切、糖基化并且和 gag 蛋白一起组装成病毒样颗粒，采用该系统制备的 HIV-1 VLP 产量与杆状病毒表达系统的产量相当甚至更高。研究人员采用 DNA 初免-VLP 加强，并伴以 CpG 佐剂的接种策略，可以在小鼠体内诱导出胞膜蛋白特异性的抗体反应，具有更好的免疫保护效果。这一新型病毒样颗粒表达系统制备的 HIV-1 VLP 具有很多优良的特性，可以开发成为 HIV-1 疫苗的有效组分。

V 型腺病毒（Ad5）已被广泛用作重组基因治疗和疫苗载体，然而人群中普遍存在腺病毒中和抗体，很大程度抑制了腺病毒载体相关产品的重复使用效率。中国科学院广州生物医药与健康研究院的研究人员研发了一种可克服体内腺病毒中和抗体的新技术 AVIP，即将外周血单核细胞（PBMC）从腺病毒中和抗体阳性的个体中分离出来，然后用腺病毒载体疫苗在体外感染细胞，并将其静脉回输至自体。由于在分离纯化细胞时已去除了血液中的中和抗体等其他可能影响腺病毒感染效率的因素，此外体内血液中的中和抗体无法识别那些已进入细胞内的腺病毒载体疫苗，疫苗可在体内更有效地发挥特定的生物学功能。该技术在恒河猴模型中利用腺病毒载体艾滋病疫苗进行了概念验证。由于 AVIP 的感染过程发生在体外，可更好地控制腺病毒载体产品对靶细胞的感染效率。

2. 纳米疫苗载体研究

中国科学院深圳先进技术研究院在纳米疫苗载体和佐剂系统研究方面开展研究，利用聚乙二醇对阳离子脂质体进行表面修饰，不但促进了脂质体疫苗在淋巴结的蓄积，还显著增强了疫苗的免疫效力。此外，该研究小组还将免疫佐剂 Poly I：C 与阳离子脂质体混合形成一种复合型纳米佐剂。结果表明，这种纳米佐剂能够安全有效地抑制肿瘤生长，有望发展成为一种新型的抗肿瘤免疫治疗技术。

3. 流感疫苗株快速选择技术研究

流感是严重威胁人类健康的传染病，目前预防和控制流感最有效的方法是接种流感疫苗。为解决快速选择流感疫苗株这一难题，国家流感中心和中国科学院生物物理研究所的研究人员先对流感病毒主要抗原的表面蛋白进行基因测序，获得了大量基因序列数据，再结合蛋白的结构和物理化学特征，发展出了一种新的计算方法，可以实时发现流感病毒的变异程度，快速准确选择流感疫苗株，解决了现有技术耗时太长的问题，为快速选择流感疫苗株提供了更为科学的技术方法。

（五）结语

作为发展最为迅速的生物医学领域之一，医药生物技术研究不断取得新突破，为生物产业的快速发展提供了有力的技术支持。2012年，诺贝尔生理学或医学奖授予了在诱导多功能干细胞研究领域作出杰出贡献的科学家，是对医药生物技术发展前景及其现实意义的巨大肯定。近年来，我国生物医药领域在引入了转化医学研究理念并予以实践的基础上，得到了更快发展。进一步贯彻转化医学研究理念，加快转化医学研究在医药生物技术领域的发展，促进基础研究与应用研究之间的转化，对加快我国医药生物技术研究发展、实现产业规划目标具有重大意义。

主要参考文献

1. Hou Y, Song LT, Zhu P, et al. Single-Cell exome sequencing and monoclonal evolution of a JAK2-negative myeloproliferative neoplasm. Cell. 2012, 148 (5): 873-885.
2. Sung WK, Zheng HC, Li SY, et al. Genome-wide survey of recurrent HBV integration in hepatocellular carcinoma. Nature Genetics. 2012, 44: 765-769.
3. Lu XF, Wang LY, Chen SF, et al. Genome-wide association study in Han Chinese identifies four new susceptibility loci for coronary artery disease. Nature Genetics. 2012, 44: 890-894.
4. Wang ML, Liu F, Hsing AW, et al. Replication and cumulative effects of GWAS-identified genetic variations for prostate cancer in Asians: a case-control study in the ChinaPCa consortium. Carcinogenesis. 2012, 33 (2): 356-360.
5. Li HX, Gan W, Lu L, et al. A genome-wide association study identifies GRK5 and RASGRP1 as type 2 diabetes loci in Chinese Hans. Diabetes. http://diabetes. diabetesjournals. org/content/early/ 2012/08/30/db12-0454. abstract? papetoc. abstract. [2012-9-6].
6. Liu H, Irwanto A, Tian HQ, et al. Identification of IL18RAP/IL18R1 and IL12B as leprosy risk genes demonstrates shared pathogenesis between inflammation and infectious diseases. The American Journal of Human Genetics. 2012, 91 (5): 935-941.
7. Hu ZB, Xia YK, Guo XJ, et al. A genome-wide association study in Chinese men identifies three risk loci for non-obstructive azoospermia. Nature Genetics. 2012, 44: 183-186.
8. Kong XJ, Li GP, Yuan Y, et al. MicroRNA-7 inhibits epithelial-to-mesenchymal transition and metastasis of breast cancer cells via targeting FAK expression. PLoS One. 2012, 7 (8): e41523.
9. Liu N, Chen NY, Cui RX, et al. Prognostic value of a microRNA signature in nasopharyngeal carcinoma: a microRNA expression analysis. The Lancet Oncology. 2012, 6: 633-641.
10. Jiang W, Chen XW, Liao MZ, et al. Identification of links between small molecules and miRNAs in human cancers based on transcriptional responses. Scientific Reports. http://www. nature. com /srep/2012/120221/srep00282/full/srep00282. html? WT. ec_id=SREP-631-20120301. [2012-2-21].
11. Li W, Shuai L, Wan HF, et al. Androgenetic haploid embryonic stem cells produce live transgenic mice. Nature. http://www. nature. com/nature/journal/vaop/ncurrent/full/nature11435. html. [2012- 9-30].
12. Zhou T, Benda C, Dunzinger S, et al. Generation of human induced pluripotent stem cells from urine samples. Nature Protocols. 2012, 7: 2080-2089.
13. Yang H, Shi LY, Wang BA, et al. Generation of genetically modified mice by oocyte injection of androgenetic haploid embryonic stem cells. Cell. 2012, 149 (3): 605-617.
14. Qiao M, Zu LD, He XH, et al. Onconase downregulates microRNA expression through targeting microRNA precursors. Cell Research. 2012, 22: 1199-1202.
15. Ba Q, Duan J, Chen T, et al. Dihydroartemisinin exerts its anticancer activity through depleting cellular iron via transferrin receptor-1. PLoS One. 2012, 7 (8): e2703.
16. Gu Y, Qi CT, Sun XX, et al. Arctigenin preferentially induces tumor cell death under glucose deprivation by inhibiting cellular energy metabolism. Biochemical Pharmacology. 2012, 84 (4): 468-476.
17. Manzo SG, Zhou ZL, Wang YQ, et al. Natural product triptolide mediates cancer cell death by triggering CDK7-

dependent degradation of RNA polymerase II. http://cancerres. aacrjournals. org/ content/early/2012/08/24/0008-5472. CAN-12-1006. short. abstract. [2012-8-27] .

18. Zhou ZL, Yang YX, Ding J, et al. Triptolide: structural modifications, structure-activity relationships, bioactivities, clinical development and mechanisms. Natural Product Reports. 2012, 29 (4): 457-475.
19. Du Y, Yang HY, Xu YC, et al. Conformational transition and energy landscape of ErbB4 activated by neuregulin1β: one microsecond molecular dynamics simulations. Journal of the American Chemical Society. 2012, 134 (15): 6720-6731.
20. Wei Y, Wang YX, Kang AJ, et al. A novel sustained-release formulation of recombinant human growth hormone and its pharmacokinetic, pharmacodynamic and safety profiles. Molecular Pharmaceutics. 2012, 9 (7): 2039-2048.
21. Yao YC, Nashun B, Zhou TC, et al. Generation of CD34+ Cells from CCR5-disrupted human embryonic and induced pluripotent stem cells. Human Gene Therapy. 2012, 23: 238-242.
22. Zhang G, Guo BS, Wu H, et al. A delivery system targeting bone formation surfaces to facilitate RNAi-based anabolic therapy. Nature Medicine. 2012, 18: 307-314.
23. Ma LX, Hu BY, Liu Y, et al. Human embryonic stem cell-derived GABA neurons correct locomotion deficits in quinolinic acid-lesioned mice. Cell Stem Cell. 2012, 10 (4): 455-464.
24. Akiyama K, Chen C, Wang DD, et al. Mesenchymal-stem-cell-induced immunoregulation involves FAS-ligand-/FAS-mediated T cell apoptosis. Cell Stem Cell. 2012, 10 (5): 544-555.
25. Shen QJ, Fan J, Yang XR, et al. Serum DKK1 as a protein biomarker for the diagnosis of hepatocellular carcinoma: a large-scale, multicentre study. The Lancet Oncology. 2012, 13 (8): 817 -826.
26. Li N, Chang CY, Pan W, et al. A multicolor nanoprobe for detection and imaging of tumor-related mRNAs in living cells. Angewandte Chemie. 2012, 51 (30): 7426-7430.
27. Zheng CF, Zheng MB, Gong P, et al. Indocyanine green-loaded biodegradable tumor targeting nanoprobes for in vitro and in vivo imaging. Biomaterials. 2012, 33 (22): 5603-5609.
28. Wu SD, Ni YJ, Liu LL, et al. Establishment and validation of a simple noninvasive model to predict significant liver fibrosis in patients with chronic hepatitis B. Hepatology International. 2012, 6: 360-368.
29. Yang LF, Song YF, Li XM, et al. HIV-1 virus-like particles produced by stably transfected drosophila S2 Cells: a desirable vaccine component. Journal of Virology. 2012, 86 (14): 7662-7676.
30. Sun CJ, Feng LQ, Zhang YF, et al. Circumventing antivector immunity by using adenovirus-infected blood cells for repeated application of adenovirus-vectored vaccines: proof of concept in rhesus macaques. Journal of Virology. 2012, 86 (20): 11031-11042.
31. Zhuang Y, Ma YF, Wang C, et al. Role of lymphatic trafficking and biodistribution. Journal of Controlled Release. 2012, 159: 135-142.
32. Du XJ, Dong LB, Lan Y, et al. Mapping of H3N2 influenza antigenic evolution in China reveals a strategy for vaccine strain recommendation. Nature Communications 3, Article number: 709 doi: 10. 1038/ncomms1710. [2012-2-28] .

七、生物医学工程

谢俊祥　欧阳昭连　陈　薇　池　慧

中国医学科学院北京协和医学院医学信息研究所

生物医学工程（biomedical engineering，简称 BME）是一门由理、工、医相结合的边缘学科，是多种工程学科向生物医学渗透的产物，它是运用现代自然科学和工程技术的原理和方法，从工程学的角度，在多层次上研究人体的结构、功能及其相互关系，揭示其生命现象，为防病、治病提供新的技术手段的一门综合性、高技术的学科。在新世纪随着自然科学的不断发展，生物医学工程的发展前景不可估量。

生物医学工程领域由于其应用广泛，近几年与临床应用的结合愈加广泛，国内的相关研究呈现明显上升的趋势。生物医学工程的技术发展一直以多学科、多交叉、多技术领域融合发展为主。以下对生物医学工程科学技术最新科技进展进行概述。

（一）医学影像技术

医学影像技术是生物医学工程的标志性技术领域，其发展与产业化越来越受到重视。因此，生物医学工程领域的发展离不开医学影像技术的不断创新与发展。

1. 电阻抗断层成像技术（EIT）

电阻抗断层成像技术是一种新兴的功能成像技术，是21世纪医学成像研究的热点，基于该技术对病变进行实时图像监护具有良好的临床应用前景。电阻抗成像技术具有众多特点，包括对人体检测无创、成像设备简单、操作方便等，这些都是传统的X射线计算机断层（CT）和核磁共振（MRI）所不能比拟的。电阻抗成像技术能够对颅脑损伤、出血、中风、脑卒中等进行快速判断和动态监护，对核心肺功能疾病进行诊察，甚至能够应用于乳腺癌的早期筛查，具有多种临床诊断应用。

第四军医大学董秀珍实验室长期从事生物电阻抗的相关研究，研制出的Angelplan-1000电阻抗扫描成像乳腺癌检测仪主要用于乳腺癌的早期筛查与普查。目前第四军医大学的Angelplan-1000型电阻抗成像乳腺癌检测仪和美国Transcan公司的T-Scan产品进入了临床应用研究阶段。

2. 分子成像技术

分子影像学是应用影像学方法的一种，能对活体状态下的生物过程进行细胞和分子水平的定性和定量研究。分子影像学不再是一个单一的技术变革，而是各种技术的一次整合，它对现代和未来医学模式可能会产生革命性的影响。

中国科学院承担的973项目“分子影像关键科学技术问题的研究”，在基础理论研究方面取得了进展。他们将传统医学影像技术与现代分子生物学相结合，自主研发了分子影像设备，能够从细胞、分子层面观测生理或病理变化，具有无创伤、实时、活体、高特异性、高灵敏度以及高分辨率显像等优点。

该成果转化后的“多模态分子影像系统”目前已在肺癌、肝癌、乳腺癌等肿瘤发生发展及药物疗效研究、小鼠心脏和骨骼肌及骨特异性研究、药物在关节腔内的分布和代谢情况研究等领域得到成功应用，效果良好。

（二）生物材料

生物医学材料追求的目标是新一代生物材料的设计与合成，生物相容性是研究重点之一。

我国在生物材料表面/界面科学与工程领域、纳米生物材料领域、组织工程、再生医学材料领域、组织诱导材料领域和仿生结构材料等领域均取得了突破。在聚乳酸、壳聚糖、明胶、胶原蛋白等材料方面生产出了相关的产品并将其应用于临床。

1. 纳米材料

纳米生物材料能够应用在很多医学方向，纳米与软纳米材料一直是生物材料发展的前沿与热点。

上海交通大学研制了乙肝、丙肝、艾滋病病毒高灵敏血液检测用纳米材料。他们采用创新的双层修饰磁性纳米颗粒、乳液/细乳液聚合、多孔陶瓷膜乳化法工艺制备出应用于血液筛查技术的超顺磁性纳米微球，可同时实现对乙肝、丙肝、艾滋病病毒高灵敏的检测。其研制的全自动艾滋病毒核酸血筛试剂已获得 SFDA 新药证书；自动化高通量核酸血筛体系相应仪器已获得医疗器械注册证，产品已经在多家采供血机构获得应用，截至 2012 年 3 月，共完成 602 644 例供血（浆）者样本的筛查，为我国临床用血及血液制品的安全提供了技术支持。

2. 组织工程

工程技术的发展带动着组织工程学的不断进步与发展，其应用也更加广泛。随着医学科学的发展，组织器官缺损的治疗理念已逐渐从组织移植向组织再生模式转变。组织工程作为再生医学的重要组成部分和组织再生的重要手段，近年来得到迅速发展，其研究正循着基础研究到产业研发的路线逐步深入。研究的重点主要是组织工程皮肤、软骨、骨、肌腱、角膜、血管、微囊化细胞等。

我国组织工程研究在国家的大力支持下取得进展。如在组织工程肌腱构建技术、组织工程皮肤制备工艺、组织工程骨构建与材料结合、新型血液调控因子、种子细胞扩增技术、血液代用品制备工艺、神经损伤再生套管等项目均有显著创新。

在国家“863”计划支持下，在种子细胞选择方面，通过对骨髓、皮肤、脂肪、软骨等来源的干细胞或等体细胞进行筛选比较，确定了相关产品的优选种子细胞。在亚全能干细胞可塑性、干细胞分离纯化技术、大规模扩增、定向诱导技术也取得明显突破。“原始间充质干细胞治疗血液肿瘤注射液”已获得临床批文，并开始Ⅰ期临床试验，有望在干细胞治疗领域取得突破。此外，核移植技术与体细胞重编程领域也有突破性进展。

组织工程相关支撑技术和产品标准研究也全面展开。在组织工程质量标准制定方面，完成了 8 个组织工程医疗产品的相关标准，正在起草研究其他多个标准。标准的研究为组织工程的产业化发展起到了很好的作用，也为组织工程的管理提供了技术支持。对细胞传代、培养、扩增、鉴定等技术进行了优化。目前第四军医大学组织工程研究中心研究的组织工程皮肤相关产品已经获得国家食品药品监督管理局医疗器械产品注册证，如产品低温保存技术、生物反应器技术、种子细胞库建立等均有突破。研发的相关产品有 4 项已通过中国食品药品检定研究院认证。

3. 人工器官

随着植入医学与替代医学的发展，作为替代和部分替代人体病损器官、器件和组织以及辅助器官功能的人工器官，已经成为 20 世纪医学进展的标志性成就之一。

(1) 人工心脏辅助装置

首都医科大学附属安贞医院以电动植入式 AHAD 为研究起点，先后系统地研制了植入离心式、磁耦合轴流式、螺旋式和机电一体式 AHAD。体外试验结果显示：机电一体式 AHAD 的动力学输出完全可以满足心脏辅助需求，同时轴流式心脏辅助装置在压力变化较大范围内能保持较稳定的流量输出，且它具有更好的散热性能更适合做辅助用心脏辅助装置。

(2) 人工肾与血液净化技术

血液净化治疗是在监测与控制系统的保障下，将人体内血液导出体外，采用血液透析、血液滤过、透析滤过、灌流、置换、吸附等独立或综合治疗模式，达到对人体肾、肝和多器官功能的支持，适用于急慢性肾衰、多器官衰竭、中毒等多种危重症的临床治疗。我国研制的设备综合运用了生物医学、信号检测、计算机软件、自动控制等多领域的科学技术方法，特别是系列监测与控制技术的提升，成为保障血液净化设备临床治疗安全、稳定、有效的关键。

(3) 人工肝技术的进展

目前，国内外广泛应用的人工肝都是非生物型人工肝，以帮助解毒为主，功能不全面。ELAD 领衔的生物人工肝，系统内含有人或动物肝细胞，其功能更全面，也是人工肝未来发展的方向。我国研制的新型生物人工肝治疗仪的非生物治疗部分和生物治疗部分相对独立又可匹配成一个整体，在不同层次的医疗单位都可以推广应用。2006～2010 年期间治疗 14 824 例，取得较好效果。

(4) 眼内人工晶体的研究

我国人工晶体的研究深入开展，人工晶体生产也初具规模。天津医科大学袁佳琴教授与人工器官生物材料专家顾汉卿教授长期合作攻关，先后研制了氟—肝素表面修饰人工晶体，钛表面修饰人工晶体和类金刚石表面修饰人工晶体，具有优异的生物相容性与光学特性，已实现了产业化。

(5) 计算机辅助定制型人工关节的设计与应用

人工关节置换术被认为是 20 世纪最为成功的外科治疗技术之一，使大量严重关节病变患者获得重建关节结构与功能、缓解疼痛的机会。目前全世界每年进行的人工关节置换术超过 100 万例，其中 90%以上可获良好效果。

上海交通大学医学院附属第九人民医院戴克戎院士与上海交通大学王成焘教授合作，在国内率先应用新概念和新技术开展了计算机辅助（CAD/CAM）定制型人工关节的设计和制作。建立了国人骨骼数据库，大大缩短了生产周期、降低了患者的经济负担，仅需 3～7 天即可完成个体化人工关节的设计和制作，品种已覆盖身体各大关节和骨盆，费用也远低于国外同类产品。适用的病例包括骨肿瘤保肢治疗、人工关节翻修、严重的骨关节先天或后天畸形等。目前已实现产业化生产，促进了计算机辅助定制型人工关节的临床推广应用。

（三）生物力学

生物力学由于其基础学科的特性，在医学上有了很广泛的应用。生物力学方面的发展极大地促进了生物医学工程的发展。生物力学的发展涉及很多方面，近年来对分子生物力学、生物材料力学及心血管力学等方面的研究比较突出。

我国学者在生物材料的结构表征、性能测量、力学机制的理论分析和模拟、仿生材料的设计和制备等诸多方面取得了重要的研究成果。如对珍珠母的强韧化机理进行了细观尺度的断裂力学建模，并归纳了一些主要的强韧化机制；对牛角的生物学功能、宏微观结构与力学性能间的关联进行了分析，研究了牛角的增韧机制。对天然蜂窝和蜜蜂丝的多级结构和力学性能进行了系统研究，发现天然蜂窝孔壁具有类似于现代纤维增强复合材料的层状结构，能起到良好的强韧化效果；提出了一种改进的纳米压痕技术，可用于测量生物组织的力学性质，并运用此方法测定了红细胞和骨骼的蠕变、生物黏性、非均匀性、各向异性等特性。此外，骨骼的微结构和多尺度力学特性的关系一直是一个研究热点。

随着生物力学研究深入到细胞分子水平，生物力学学科自身也在不断发展，又逐渐形成了一个新兴的研究领域——力学生物学（mechanobiology），并已成为生物力学重要的学科发展前沿。

（四）家庭健康工程技术

家庭健康工程体现了现代医学从对疾病的诊断治疗为中心转变为以个人动态识别为中心的过程，因此对人体各项参数实施动态监护显得更加重要。

1. 家用监护设备

家用医疗器械主要适于家庭使用，相对于医院使用的医疗器械而言，其具有操作简单、体积小巧、携带方便等特征，市场潜力巨大。近年来家庭健康监护（home health care，HHC）越来越为人们所重视。随着传感器技术、无线通信技术和信息技术的发展，远程医疗和家庭健康监护得到了更为广阔的发展空间。目前，常用家庭健康监护仪主要是对心电、血压、血氧、血糖、呼吸等生理参数进行监护。

（1）家庭心电监护

家庭心电监护是家庭监护环节中一个很重要的部分，家庭监护设备都在向远程、便携与小型化的方向发展。

中国科学院研制出了一个可穿戴心电图监控远程诊断服务平台。北京航空航天大学与美国田纳西大学合作研发了一种实时心律失常分类系统与可穿戴的传感器网络，为在一个自由的生活环境长期连续监测心电图（ECG）提供了有价值的信息，对心脏病和其他高危疾病的预防有很好的作用。

（2）家庭血压监护

家庭血压监护越来越受到人们的重视，特别是对于老年高血压患者在家中的辅助诊断，家庭用血压监护设备发挥着越来越重要的作用。

血压监测设备正在向便携式、小型化的方向发展。中国科学院研究设计的便携式远程血氧血压监护仪，采用腕式结构，将便携式远程血氧血压监护仪中所使用的元器件、模块以最节约空间的方式集成到一起，具有体积小、适宜携带的特点，为健康监护系统提供了良好的终端支持。

（3）家庭血糖监护

血糖监护设备依托无线传输及各种信息技术，向便携化、远程实时监护的方向发展。

深圳市新元素医疗技术开发有限公司发明了一种远程无线血糖监护系统，有效实现实时、方便、准确地收集病人的实时血糖数值信息功能，并且可以实现医生与病人的信息交互及反馈，有效建立信息数据库，方便对数据的分析统计，让医生更好地了解糖尿病患者的病情，有效控制糖尿病。

（4）家庭多参数监护

多参数监护设备以往多用于临床，由于家用医疗技术的不断进步与发展，其在日常家庭生活中的应用也越来越广泛，其发展多依赖于远程、蓝牙信息技术的发展。

面向家庭的无线式多参数监护系统对提高人们生活质量有重要帮助。多参数监护系统主要解决稳定性、安全性等问题，其关键技术研究已经成为热门研究方向，是未来医学的发展方向。

2. 人体生理参数采集系统

对人体生理信息参数的采集方法的研究是生物医学工程重要的研究方向。

我国研究人员针对儿童情绪监测与情感识别的需要，设计了一套便携式儿童情感电生理参数采集系统，主要包括人体心电和体温信息的获取与处理。设计了基于蓝牙技术的生理参数采集系统，包括体温、血压、脉搏和血氧饱和度等参数。对这些参数的监测有助于医务工作者在临床监护、野外救护和家庭急救中对有生命危险的伤病员进行及时有效的救治，因此具有广泛的需求。

“基于力传感的人体运动信息在线获取方法与现场训练指导系统”获 2011 年度国家技术发明二等奖，该项目针对体育科研领域中人体运动信息在线获取和现场训练指导两个关键问题，研究了人体运动信息在线获取方法，建立了多维力敏传感器开发技术平台，研制发明了大面积、低成本、高精度的柔性阵列化力敏传感器，发明了分布式加速度、倾角信息采集方法和装置，实现人体多环节运动学信息在线获取和多源运动生物力学信息的融合分析。

（五）神经工程

神经信息的采集与分析是神经工程及其应用的基础，也是研究的传统领域，对神经系统的采集及其分析的研究也有很重要的意义。

我国研究人员研制的 16 通道神经信息双模检测分析仪可检测分析神经电生理信号和递质化学信号。

神经功能的印象学研究也是神经信息研究中的一个热点。由我国脑科专科医院完成的抑郁症神经网络基础的功能影像学研究为在基础研究的成果上进行转化医学研究奠定了基础。如利用研究资料进行智能系统建模，建立抑郁症诊断和治疗反应以及预后评估决策支持系统，并跟踪病人的治疗全程，降低复发率和药物副反应，提高治愈率；并可为深入探讨抑郁症发病机制提供帮助。

（六）介入医学工程

介入医学工程以其独特的优势，成为21世纪临床医学发展的一种趋势。介入医学工程由于其学科前沿与学科交叉性，其研发与相关产品生产需要涉及很多学科领域。

复旦大学附属中山医院葛均波院士组织的自主研制的"新型可降解涂层冠脉药物洗脱支架"应用新型涂层材料——聚乳酸类材料，作为药物载体确保药物支架逐步稳定释放，获得2011年度国家技术发明二等奖。其应用的"非对称性涂层技术"，仅在支架与血管壁接触的侧面涂上药物载体，既克服了传统药物涂层支架无法在体内降解，导致患者装完支架后，血管可能持续发炎，又防止诱发支架内再狭窄，晚期形成血栓等隐患，提升了我国冠状动脉支架的竞争力。目前该支架市场占有率已达25%，全国约有900家医疗机构应用于临床。

由我国企业研发的生物降解药物涂层冠脉支架系统（BuMA支架），获得国家食品药品监督管理局生产许可，正式批准上市。BuMA支架利用涂层技术上的创新，率先解决了第一代药物支架普遍存在的载药涂层与支架表面开裂和药物释放后的残留问题，可有效抑制植入支架后血栓的形成，解决了第一代药物支架安全性上的隐患，免除术后长期服药的问题，降低了治疗成本。

我国高校与医院和企业开展了"新型消化道支架的研发与应用技术研究"，在精确定位、增加治疗功能等方面取得开创性成果，使消化道支架成为安全、简便、有效的临床治疗手段。该成果获得2011年度国家科技进步二等奖。

主要参考文献

1. 帅万钧，董秀珍，付峰，等. 多模态分子影像对肝癌进展和血管生成的研究. 中国医疗设备，2012，27（3）：14-17.
2. 马喜波，田捷，杨鑫，等. 多模态分子影像对肝癌进展和血管生成的研究. 生物物理学报，2011，27（4）：355-364.
3.《中国组织工程研究与临床康复》杂志社学术部. 中国生物材料研究面临突破的新技术. 中国组织工程研究与临床康复，2011，15（12）：2279-2280.
4.《中国组织工程研究与临床康复》杂志社学术部. 中国生物材料产品的研发与应用. 中国组织工程研究与临床康复，2011，15（21）：3805-3806.
5. 我国研制成功乙肝、丙肝、艾滋病病毒高灵敏血液检测用纳米材料. 科技部门户网站 http：//www. most. gov. cn/kjbgz/201205/t20120515 _ 94398. htm
6.《中国组织工程研究与临床康复》杂志社学术部. 神经组织工程的研究之最. 中国组织工程研究与临床康复，2011，15（20）：3757-3758.
7. 王春仁，白东亭. 中国组织工程与再生医学的最新研究进展. 药物分析杂志，30（7）：1370-1372.

8. 我国干细胞与组织工程技术研究进展顺利. 科技部门户网站. http：//www. most. gov. cn/kjbgz/200607/t20060720 _ 34943. htm
9. 中国科技项目成果鉴定意见数据库。在线式高端血液净化设备监测与控制系列关键技术 http：//dbpub. cnki. net/grid2008/dbpub/detail. aspx? filename＝snad000001418489&dbname＝snad
10. 中国科技项目创新成果鉴定意见数据库，肝衰竭人工器官替代治疗研究 http：//dbpub. cnki. net/grid2008/dbpub/detail. aspx? filename＝snad000001405719&dbname＝snad
11. 冯西桥，曹艳平，赵红平，等. 生物材料力学研究新进展. 医用生物力学，2011，26（5）：395-401.
12. 邵玥. 珍珠母强度与断裂性能的理论研究. 北京：清华大学出版社. 2011.
13. Li BW，Zhao HP，Feng XQ，et al. Experimental study on the mechanical properties of the horn sheaths from cattle. J Exp Biol. 2010，213（3）：479-486.
14. Zhang K，Si FW，Duan HL，et al. Microstructures and mechanicalproperties of silks of silkworm and honeybee. Acta Biomater，2010，6（6）：2165-2171.
15. 刘志远，杨庆生. 基于纳米压痕法的关节软骨保湿测量技术. 医用生物力学，2011，26（5）：408-412.
16. Fung YC. Celebrating the inauguration of the journal：biomechanicsand modeling in mechanobiology. Biomechan Model Machanobiol. 2002，1（1）：3-4.
17. 孙佑元，谭杰. 目前我国家用医疗器械现状及展望. 中国医疗器械信息，2011，17（2）：28-29.
18. 李佳，吴水才，李艳峥，等. 家庭健康监护仪的研究进展. 医疗设备信息，2007，22（3）：55-58.
19. Hu S，Wei H，Chen Y，et al. A real-time cardiac arrhythmia classification system with wearable sensor networks. Sensors（Basel）. 2012，12（9）：12844-12869.
20. 张海军，徐效文，金雷. 面向家庭健康监护的血压监护模块设计. 中国医学物理学杂志，2011，28（3）：2663-2667.
21. 便携式远程血氧血压监护仪. 中国专利数据库
22. 一种远程无线血糖监护系统. 中国专利数据库
23. 余华，黄程韦，赵力. 儿童情绪监测与情感电生理参数采集系统的研究. 2010，33（4）：516-520.
24. 何史林，陈广飞，应俊. 基于蓝牙技术的生理参数采集系统设计. 中国医疗设备 2009，（4）：31-33.
25. 基于力传感的人体运动信息在线获取方法与现场训练指导系统获2011年度国家技术发明二等奖 http：//www. iim. cas. cn/xwzx/kjxw/201202/t20120217 _ 87335. html
26. 林楠森，宋轶琳，刘春秀，等. 16通道神经信息双模检测分析仪的研制与应用. 分析化学，39（5）：770-774.
27. 抑郁症神经网络基础的功能影像学研究. 中国科技创新成果鉴定数据库. http：//dbpub. cnki. net/grid2008/dbpub/detail. aspx? filename＝snad000001454058&dbname＝snad
28. 新型可降解涂层冠脉药物洗脱支架荣获国家技术发明二等奖. 生物医学工程学进展，2012，33（1）：68.
29. 生物降解药物涂层冠脉支架系统获准入市. 中国医疗器械杂志，2011，35（4）：273.
30. 郑立琪. 新型消化道支架的研发与应用荣获国家科技进步二等奖. 东南大学学报（自然科学版），2012，42：392.

八、我国年度医学研究热点文献计量学分析

贾晓峰　李海存　安新颖　田　玲

中国医学科学院北京协和医学院医学信息研究所

医学研究是自然科学研究的重要组成部分，根据ESI（Essential Science Indicators）数据库数据，近10年共收录420余万篇医学科技论文，约占总科技论文量的40%，且以年均4.9%的速度递增。因而科学地提炼、总结年度医学研究热点有着重要的意义。但随着学科分类的不断细化和科学研究的不断深入，当前医学研究覆盖范围非常广泛，

根据国家教育部学科专业目录及名称代码表，医学主要包括8个一级学科、63个二级学科；如此庞大的领域使得常规依靠专家经验判断和系统综述总结提炼的方法不能达到分析总结各医学一级学科研究热点的效果。

本研究探索性地采用文献计量学方法，基于医学科技文献，客观、定量地分析现代医学4个一级学科（基础医学、临床医学、公共卫生与预防医学和药学）我国年度研究热点，为我国本年度医学科技战略研究提供宏观信息。

（一）研究方法

1. 文献采集

选用国际权威的SCIE（SCI Expanded）数据库，以保证所查询的科技文献有较高的权威性和认可度。通过如下程序采集本年度各医学一级学科文献：①查询SCIE数据库中2011～2012年时间段内，作者地址包含“china”字段的所有“articles and reviews”文献；②按医学一级学科分类与SCIE数据库学科分类对应方法，将上步骤中查询到的文献按照医学一级学科分类，并下载题录信息；③将各一级学科文献信息导入TDA 3.0（Thomson Data Analyzer）软件后整理形成4个对应的文献数据库；④在每个数据库中，合并keywords（author's）和keywords Plus后提取关键词（keywords），进行适当清洗后计算关键词词频。

2. 分析方法

共词分析法是一种较为成熟的研究热点定量分析法，既往在较多领域都有应用，如基因食品和干细胞、软件科学、生态进化和社会科学与人文科学等领域。关键词共词分析通过计算所选高频关键词间相似性来揭示研究热点，而关键词间的相似性通常由各组关键词在同一篇文章共同出现频次来表示。

高频关键词通常可以反映研究热点，本研究中计算各关键词词频并依此排序。根据专业知识和所选词频之和占总词频百分比综合判断选择入选高频关键词。使用TDA软件计算所选高频关键词的共线矩阵和各关键词向量的余弦相似矩阵，以此反映高频关键词间相似性，所选高频关键词的相似矩阵采用指标聚类分析法（SAS Institute Inc.，Cary，NC，USA）将关键词聚为若干词簇。根据聚类分析原理，相关度高的关键词首先聚集，相关度低的关键词随之逐渐聚集。分析各关键词热点簇，结合医学专业知识，确定各一级学科年度热点研究领域。

（二）研究结果与热点分析

本研究中采集本年度我国学者参与的基础医学类文献28 406篇，临床医学类文献18 610篇，公共卫生与预防医学类文献2453篇，药学类文献4496篇。

根据关键词清洗结果、累计词频和专业知识选择高频关键词，其中基础医学200个，临床医学100个，公共卫生与预防医学50个，药学160个，各学科所选高频关键词累计频数达关键词总频数的40%。

将所选高频关键词采用指标聚类的方法，设定聚10类，根据聚类结果并进行适当合并分别得到各学科热点研究领域，其中基础医学7个，临床医学5个，公共卫生与预防医学4个、药学6个（如表1～表4所示）。

表1　我国年度基础医学热点研究领域

1	神经系统疾病（阿尔茨海默病、帕金森氏病）机制研究
2	心脑血管疾病（心肌缺血、脑缺血、动脉粥样硬化）机制研究
3	癌症（乳腺癌、肝癌、肺癌）机制研究
4	病原体——细菌（金葡菌、铜绿假单胞菌、结核杆菌）、真菌、病毒（HIV、HBV、HCV）——致病性与人体免疫应答研究
5	自身免疫性疾病（类风湿性关节炎、哮喘、多发硬化症）机制研究（细胞因子）
6	氧化应激研究（自由基、抗氧化物、脂质前氧化物）
7	脊髓神经损伤、心肌梗死干细胞治疗研究

注：括号内为部分典型关键词

表2　我国年度临床医学热点研究领域

1	肿瘤治疗研究（乳腺癌、肝癌、肺癌）
2	退行性神经系统疾病研究（阿尔茨海默病、帕金森氏病）
3	生殖医学研究（辅助生殖技术）
4	自身免疫系统疾病（类风湿性关节炎、系统性红斑狼疮）
5	心血管系统疾病研究（氧化应激、缺血再灌注损伤）
6	代谢系统疾病研究（糖尿病、肥胖）

注：括号内为部分典型关键词

表3　我国年度公共卫生与预防医学热点研究领域

1	环境污染物（有机污染物、重金属）在生物体内富集（鱼类等）所致人体危害（器官毒性、致癌性）及机制研究（动物实验、DNA损伤、氧化应激）
2	病毒感染性疾病（呼吸道疾病）及疫苗研究
3	非传染性疾病（心血管系统疾病、代谢疾病）流行病学研究
4	环境危险因素（职业暴露、酒精、吸烟）人体危害研究

注：括号内为部分典型关键词

表4　我国年度药学热点研究领域

1	抗炎药物（风湿性关节炎、哮喘）、抗生素（抗金葡菌、败血症）药效机制研究
2	抗肿瘤（乳腺癌、胃癌、肺癌）药物（顺铂、紫杉醇、5-氟尿嘧啶、生物碱）药效机制研究及药代动力学研究
3	天然药物化学成分（黄连素、黄芩、黄酮、三萜类）活性研究（抗氧化性）
4	药物生物合成研究（丹参、胰岛素、吗啡）
5	神经系统疾病（阿尔茨海默病、帕金森氏病）治疗药物研究
6	心血管系统疾病（高血压、心肌梗死、冠心病）药物（他汀类）药效及药代动力学研究

注：括号内为部分典型关键词

1. 基础医学热点研究领域分析

在初步聚类分析得到 10 个关键词类簇的基础上根据专业知识适当合并，共得到 7 个热点研究领域。如表 1 所示，表中括号内为典型关键词。

（1）神经系统疾病机制研究

该领域主要涉及神经系统退行性疾病机制研究，以阿尔茨海默病和帕金森氏病为典型疾病；机制研究主要包括神经元、神经胶质细胞、血脑屏障等损伤机制研究，如凋亡、信号转导等分子机制。

（2）心脑血管疾病机制研究

该领域涉及心脑血管疾病，以心肌缺血、脑血管缺血、动脉粥样硬化、高血压、冠心病等为典型疾病。机制研究主要涉及血管内皮细胞功能、载脂蛋白、细胞因子及相关酶（NO、血管紧张素、血管内皮生长因子、热休克蛋白等）等。

（3）癌症机制研究

该领域主要涉及癌症机制相关研究，以乳腺癌、肝癌、肺癌、前列腺癌、胃癌、直肠癌、鳞状细胞癌、卵巢癌、胰腺癌等为典型癌症类型。机制研究主要涉及细胞代谢、细胞突变、细胞周期、癌基因、抑癌基因（*p53*）、DNA 甲基化和生长因子研究等。

（4）病原体致病性和人体免疫应答研究

该领域涉及包括细菌、真菌和病毒在内的病原体研究，以金黄色葡萄球菌、铜绿假单胞菌、结核杆菌等细菌及 HIV、HBV、HCV 等病毒为典型病原体。该领域主要研究病原体致病性和人体免疫应答机制，包括病原体 DNA/RNA 表达、蛋白和酶等致病性研究以及人体 T 细胞、树突状细胞、淋巴细胞和抗体、干扰素-γ 等免疫应答机制研究。

（5）免疫系统疾病机制研究

该领域主要涉及免疫系统疾病机制研究，其中以类风湿性关节炎、多发性硬化症、过敏性哮喘为典型疾病。机制研究主要涉及免疫细胞及细胞因子研究，如巨噬细胞、NF-κb、TNF-α、Toll-like 受体等。

（6）氧化应激研究

氧化应激是人体损伤重要机制之一，也是当前机制研究中极为普遍的研究内容。该研究领域主要涉及氧化物（如自由基）、抗氧化物及各种氧化分子标志物（脂质氧化物等）等研究内容。

（7）干细胞治疗性研究

该研究领域涉及干细胞在疾病治疗中作用研究，其中以不可再生细胞（神经元、心肌细胞）类损伤治疗方面为典型，如脊髓神经根损伤、心肌梗死干细胞治疗研究等。

2. 临床医学热点研究领域分析

临床医学研究与基础研究有着较为紧密的联系，但临床医学研究更倾向于疾病治疗方面的研究。与基础医学热点领域有较大的相似，临床医学的热点研究领域主要包括：①肿瘤治疗研究（乳腺癌、肝癌、肺癌）；②退行性神经系统疾病研究（阿尔茨海默病、帕金森氏病）；③生殖医学技术研究（辅助生殖技术）；④自身免疫系统疾病研究（类风湿性关节炎、系统性红斑狼疮)；⑤心血管系统疾病研究（冠心病)；⑥代谢系统疾病研究（糖尿病、肥胖)。

3. 公共卫生与预防医学热点研究领域分析

根据高频关键词聚类结果结合专业知识，公共卫生与预防医学学科共得出4个热点研究领域。

(1) 典型环境污染物转归及人体危害研究

该研究领域主要涉及难以降解的环境污染物，如重金属、有机污染物，在环境介质(水、土壤）中转归及其在食物链生物体内富集所致人体危害及机制研究。典型人体危害研究包括器官毒性、致癌性等，所涉及的机制主要包括DNA损伤、氧化损伤等。

(2) 病毒感染性疾病及疫苗研究

该研究领域主要涉及重要病毒感染性疾病及疫苗相关研究，以呼吸系统病毒性疾病疫苗研究为典型内容。

(3) 非传染性疾病流行病学研究

该研究领域涉及非传染性疾病流行病学研究，主要包括心血管系统疾病和代谢系统疾病的流行病学研究，从而明确此类疾病的影响因素进而进行预防干预。

(4) 环境危险因素人体危害研究

该研究领域主要包括主要环境危害因素，如酒精、烟草暴露和职业危险因素所致人体危害相关研究。

4. 药学热点研究领域分析

根据高频关键词聚类分析结果结合药学专业知识得到如下热点研究领域。

(1) 抗炎药物和抗生素药效机制研究

该领域涉及抗炎药物和抗生素药效机制，其中以风湿性关节炎、哮喘类药物和抗金葡菌等耐药菌类抗生素为典型。

(2) 抗肿瘤药物药效动力学和药代动力学研究

该研究领域主要涉及典型抗肿瘤药物，如顺铂、紫杉醇、5-氟尿嘧啶、雷公藤碱等的药效机制及其在人体代谢分布。

(3) 天然药化成分活性研究

该研究领域主要涉及天然植物提取物，如黄连素、黄芩、黄酮、三萜类等。生物活性研究以抗氧化性研究为典型。

(4) 药物生物合成研究

该研究领域主要涉及药物生物合成的研究，以胰岛素生物合成、吗啡生物合成、丹参酮生物合成为典型。

(5) 神经系统疾病治疗药物研究和心血管系统疾病治疗药物研究

该领域主要涉及退行性神经系统疾病，如阿尔茨海默病和帕金森氏病治疗药物的研究和心脑血管疾病，如高血压、冠心病等治疗药物药效动力学和药代动力学研究。

(三) 结语

本研究探索性地采用文献计量学方法分析总结了我国本年度医学一级学科热点研究领域。本研究采用了定量、客观的分析方法分析了各学科热点研究领域，可为医学科技战略研究提供重要的信息参考。但同时有如下不足：①共词分析是以所选择的高频关键词为基础，因而入选高频关键词的数量会直接影响聚类分析的结果，而高频关键词的选择在某种程度上具有一定的主观性；②本研究提取的热点研究领域不能覆盖所有热点领域，未入选的关键词也有可能是热点研究领域；③热点领域的总结和提炼有一定的主观性，受研究人员知识背景限制；④由于热点领域的总结是基于聚类分析得到的高频关键词簇，因而同一学科下的各热点领域可能不在同一层面。

主要参考文献

1. Coulter N, I. M, S. K. Software engineering as seen through its research literature: a study in co-word analysis. J Am Soc Inf Sci Tec. 1998, 49: 1206-1223.
2. Leydesdorff L, Hellsten I. Measuring themeaning of words in contexts: an automated analysis of controversies about 'Monarch butterflies,' 'Frankenfoods,' and 'stem cells'. Scientometrics. 2006, 342, 67: 231-258.
3. Li HY, Cui L, Cui M. Hot topics in Chinese herbal drugs research documented in PubMed/MEDLINE by authors inside China and outside of China in the past 10 years: based on co-word cluster analysis. J Altern Complement Med. 2009, 15: 779-785.
4. Looze MD, Lemarie J. Corpus relevance through co-word analysis: an application to plant proteins. Scientometrics. 1997, 39: 267-280.
5. Neff MW, Corley EA. 35 Years and 160, 000 Articles: A bibliometric exploration of the evolution of ecology. Scientometrics. 2009, 80: 657-682.

第二章　医学科技前沿评述

一、表观遗传学：进展与展望

张业[1]　李国红[2]　梅品超[1]

1. 中国医学科学院北京协和医学院基础医学研究所　2. 中国科学院生物物理研究所

（一）前言

20 世纪末兴起的表观遗传学研究将不为人所熟知的表观遗传学推上了与孟德尔遗传学同样的高度。其实，在自然界中表观遗传现象是普遍存在的，它与奉为经典的孟德尔遗传现象共同影响着生物的遗传变异。早在两千多年前的春秋时期我们的祖先就观察到橘枳有别的现象："橘生淮南则为橘，生于淮北则为枳，叶徒相似，其实味不同"（见《晏子春秋·杂下之十》）。橘之所以为橘反映了基因决定表型的经典孟德尔遗传现象；而橘枳之变则反映了外部环境因素使高等生物发生了可继承的改变，属于表观遗传现象范畴。经典遗传定律的本质在于 DNA 序列决定表型的唯一因素，而表观遗传学揭示的是细胞内存在不依赖于 DNA 序列本身的其他机制也参与决定基因功能。

从广义上来讲，表观遗传是研究非 DNA 序列变化导致的基因功能的可继承性改变。表观遗传调控机制参与目前所知的几乎所有生物学过程，席卷几乎所有生命医学领域。它的兴起迫使人们重新思考和定义基本的生命演化规律和遗传法则。表观遗传学研究不仅为经典遗传规律不相容的"异常"现象提供了合理的解释，深化我们对生命规律和人类疾病机制的认识，而且必将成为人类健康与疾病研究领域新的突破口。未来若干年，它对生物医药领域的影响力和冲击力将丝毫不亚于当年分子生物学引领的知识创新和技术革命。

（二）研究历程

表观遗传学的历史可以粗略地划分为两个阶段。20 世纪 50 年代前，表观遗传学的主流是在个体和组织器官水平上开展的发育和进化学色彩浓重的研究。此后，得益于染色质和组蛋白研究从细胞到分子水平的深入，表观遗传学开始偏重于阐释染色质主要组分（DNA 及其包裹的组蛋白）多种非共价修饰与基因活性之间的相互关系。2001 年，David Allis 和 Brian Strahl 提出的"组蛋白密码假说"标志着现代表观遗传学理论框架初具雏形。随后，表观遗传学获得了突飞猛进的发展，主要表现为大量表观遗传因子的鉴定发现及其表观遗传机制的揭示。表观遗传基础理论迅即被转化应用到从免疫学到干细胞生物学，从发育生物学到生殖生物学，从肿瘤到心血管疾病，从代谢性疾病到精神疾病等诸多领域。

（三）国内外最新进展

1. 表观遗传物质 DNA/组蛋白甲基化动态调节

2009 年，DNA 去甲基化酶 Tet 家族对 DNA 上 5-甲基胞嘧啶催化活性的鉴定直接导致了所谓 DNA 第六种碱基 5-羟甲基胞嘧啶的发现。最近对 DNA 去甲基化的功能和机制研究迎来了一个小高潮。2011 年中国科学院上海生物化学研究所许国良实验室发现 5-甲基和 5-羟甲基胞嘧啶都可以被 Tet 家族成员催化成 5-羧基胞嘧啶，而后者为胸腺嘧啶-DNA 糖苷酶识别后切除。美国北卡罗来纳州立大学张毅实验室同时在 *Science* 报道了 2 种新的 5-甲基胞嘧啶衍生物。除了上述 5-羧基胞嘧啶外，他们发现 Tet 家族蛋白还可以催化产生第八种碱基 5-甲酰胞嘧啶。

需要特别强调的是，DNA 去甲基化最经典的证据来自对受精卵精子 DNA 的观察。在小鼠受精卵内，高度甲基化的精子 DNA 在分裂前必须先经历一个整体水平的去甲基化，但负责催化的 DNA 去甲基化酶一直没有被甄别。许国良实验室证明正是 Tet3 特异地在雄原核富集，负责催化 5-甲基胞嘧啶为 5-羟甲基胞嘧啶，从而将精源 DNA 整体去甲基化。自从 5-羟甲基胞嘧啶被鉴定之初，许多学者就预测细胞内存在其特异识别的蛋白，这其中包括了 5-羟甲基胞嘧啶的发现者之一美国洛克菲勒大学海茵茨实验室。

对 Tet 家族成员的功能研究也扩展至肿瘤领域。哈佛医学院石雨江及其合作者的研究表明 Tet2 酶功能的缺失导致色素瘤内 5-羟甲基胞嘧啶的降低。在小鼠模型中，人为调高 Tet2 酶活性或者其辅助因子酮戊二酸的催化酶异柠檬酸脱氢酶 IDH2 可以抑制色素瘤的生长，延长小鼠存活期。因此，作者提出 5-羟甲基胞嘧啶的丰度是一个对色素瘤具有诊断和预后指征价值的表观遗传标志。

最近，在组蛋白去甲基化酶探索步伐渐慢的趋势下，整体而言国内多个表观遗传实验室相对强劲。继 2010 年中国医学科学院葛微、中国科学院陈德贵、华东师范大学翁杰敏和中国农业大学陈忠周实验室都独立报道了智力障碍发育相关基因 *PHF8* 对组蛋白 H3K9me2/1 的去甲基化酶活性，后两个实验室 2012 年合作解析组蛋白 H3K4me2/1 去甲基化酶 LSD2 的结构，鉴定出一个对于稳定 LSD2 蛋白结构和酶活力必需的新型锌指结构。复旦大学徐彦辉与合作者通过对 LSD2 与 NPAC 复合物的结构解析，阐释 NPAC 识别 H3K36me3 对于 LSD2 在核小体上催化活性的重要性。北京大学医学部尚永丰实验室发现 JMJD2B（H3K9Me3 去甲基化酶）是 H3K4 特异甲基转移酶的一个内在亚型，JMJD2B/MLL2 与 ERα 共纯化，参与 ERα 介导的基因转录调控。通过协调组蛋白甲基化水平来参与 ERα 介导的基因转录调控。

在 RNA 甲基化的动态调节研究方面，中国科学院陈运桂实验室及多个国外合作实验室发现，和肥胖基因 *FTO* 相似，*ALKBH5* 也可以移去 6-甲基腺嘌呤的甲基化修饰，从而影响 mRNA 的出核和核内装配等。*ALKBH5* 敲除后小鼠生精小管细胞中 mRNA 上 6-甲基腺嘌呤甲基化水平升高，组织细胞水平上表现为睾丸萎缩，精子数量减少而且质量下降、生育率降低，表明 ALKBH5 介导的 RNA6-甲基腺嘌呤去甲基化调控精子发育等重要生理功能。这一工作为生殖发育的早期诊断治疗提供了新的策略和思路。

2. 表观遗传的继承性

表观遗传的特征之一是可继承性，即表观遗传信息从母代传到子代细胞中。因此，表观遗传信息提供了一种基因组功能的记忆方式，以确保基因表型的稳定。此外，越来越多研究表明表观遗传学信息可以跨代遗传。这些都是现代表观遗传学研究的核心课题。

（1）有丝分裂过程中表观遗传信息的继承性

一般认为，DNA 甲基化是以类似 DNA 序列半保留复制机制得以继承，而组蛋白甲基化通过随机或者半保留、全保留方式复制到子细胞，但是最近研究表明后者遇到了挑战。

组蛋白甲基化在细胞周期过程中半保留机制提示同一核小体上组蛋白甲基化修饰必定是对称的。美国纽约大学 Reinberg 实验室利用亲和纯化及质谱定量分析方法研究了单个核小体上组蛋白化学修饰的分配方式，结果表明单核小体上两个拷贝的 H3 或 H4 上组蛋白甲基化既可以是对称性的，也可以是非对称性的，提示组蛋白甲基化很难像 DNA 甲基化一样通过半保留方式继承给下一代。美国托马斯杰斐逊大学 Mazo 实验室则发现组蛋白甲基化 H3K4me3 和 H3K37me3 在 DNA 复制过程中被未修饰的组蛋白 H3 替换，在 S 期的细胞中检测不到修饰的组蛋白 H3，而且 TrxG 和 PcG 染色质重塑复合物在复制过程中紧密和 DNA 相结合，负责 DNA 复制完成后组蛋白的 *de novo* 甲基化。北京生命科学研究所朱冰实验室实验发现 PRC2 的酶活性与核小体密度正相关，且不依赖于组蛋白上的化学修饰，似乎也从甲基转移酶生化功能的角度支持上述模型。

此外，H3/H4 四聚体在复制过程中是否会被拆分为 2 个二聚体关涉到组蛋白甲基化继承方式。利用 SILAC 质谱定量分析技术，朱冰实验室研究表明组蛋白 H3.1/H4 四聚体在 DNA 复制过程中作为一个整体分配，但是大约有 10%的 H3.3/H4 二聚体可能平均分配到 2 条新合成的子链 DNA 中。然而，Horvitz 实验室在对线虫神经元不对称分化的研究过程中，意外发现 H3.1/H4 在 DNA 复制过程中可能以二聚体的形式与组蛋白伴侣 CAF 结合。因此，这一问题还有待进一步研究。更有意思的是，同样是在细胞不对称分裂模型中，美国霍普金斯大学陈新（音）实验室发现旧 H3.1 主要分配在自我更新的果蝇 GSCs 细胞中，新合成 H3.1 主要分配到分化的子代细胞中，而组蛋白变体 H3.3 则没有这种非对称性分配的模式，提示在这个体系中 H3.1 似乎更可能是以四聚体的形式分配的。

着丝粒一直被认为是研究表观遗传继承性的模型。着丝粒作为染色质中表观遗传特异的功能区，它的生物学功能不依赖于它所在的 DNA 序列，而是由它的染色质特性决定的。着丝粒特异的表观遗传标记 CENP-A 及染色质高级结构在细胞周期后必须得到完美的恢复。中国科学院生物物理所许瑞明实验室解析了人源 CENP-A 和其分子伴侣 HJURP 的晶体结构，发现 CENP-A 除 CATD 功能区外，第 68 位的丝氨酸残基对 HJURP 识别 CENP-A 有重要的调控作用。

（2）跨代表观遗传及其机制研究

生物信息主要是通过 DNA 序列遗传给后代的，但是越来越多的证据表明非遗传继承在生物性状的传递中均起调控作用，并且对生物进化均起作用。表观遗传信息通常通过重编码过程在后代中被清除掉，但是在一些特殊情况下，表观遗传信息可以从母本传承给后代中。跨代表观遗传的继承性对于理解人类疾病，生物的适应性及其进化是有重要意义。

表观遗传修饰因子参与跨代遗传的一个重要证据来自美国斯坦福大学 Brunet 实验室。研究表明组蛋白 H3K4me3 转移酶复合物参与调控线虫的寿命，而且对线虫寿命的影响可以稳定遗传数代。中国科学院上海计算生物学研究所韩敬东实验室发现与线虫寿命调控相关基因 *H3K27me3* 水平呈现依赖于组蛋白去甲基化酶 UTX 的降低。而在猕猴发育和衰老过程中 H3K4 特异的甲基转移酶 SETD7 和 DPY30 在猕猴大脑组织中的表达逐渐升高。

英国剑桥大学 Miska 等发现 RNAi 和 piRNA 介导的染色质沉默现象可以在线虫中稳定遗传 20 代左右。细胞核内许多 RNAi 通路蛋白和染色质作用因子（如 HRDE1、HPL-2、SET-25、SET-32 等）参与了上述基因沉默的跨代表观遗传调控。

模式动物研究表明染色质修饰可以调控动物的寿命，问题是这些染色质状态的变化是否能够在子代中逃避重编码过程而被继承下来，从而影响后代的寿命？英国剑桥大学 Surani 实验室发现小鼠 PGCs 中 DNA 甲基化在 Tet1 和 Tet2 的作用下发生整体去甲基化，并产生 5-羟甲基 DNA，并在复制过程中被稀释。他们发现 PGC 细胞中非常稀少的调控元件上的 DNA 甲基化能够逃避 DNA 的去甲基化，这为隔代表观遗传继承性的分子机制提供重要的理论基础。

3. 染色质高级结构和表观遗传调控

染色质在细胞核内的高级结构主要包括：30nm 染色质纤维，染色质相互作用形成的拓扑结构（功能）域以及染色质纤维的核内定位等。最近在后面 2 个研究方向上取得了一些进展。

（1）细胞核内染色质高级结构与表观遗传注释

各种表观遗传信息和因子可以通过直接或间接地影响染色质高级结构的建立和维持，在细胞核内构建一些结构和功能特异的染色质功能区，从而调控基因表达。因此，对细胞全基因组进行转录调控元件、表观遗传信息和转录特征注释有助于理解细胞核内染色质高级结构及其功能，这正是世界上最大的后基因组计划 ENCODE 的主要研究内容。美国加州大学的任冰（音）实验室发现 H3K4me1、H3K27ac、p300 和 DNase I 超敏位点是活性增强子特异的表观遗传特征和染色质结构特征。2012 年，他们对小鼠全基因组顺式调控元件图谱进行了分析和注释，并且对组织特异性的增强子进行了定义，发现小鼠基因组大部分组织成相互协同调控的启动子和增强子功能区。

荷兰 Van Steensel 实验室发现果蝇细胞的基因组可以分为 5 种主要的染色质结构类型。除了经典的 HP1-H3K9me3 和 PcG-H3K27me3 特异的抑制性异染色质外，新发现一类富含核纤层蛋白抑制性染色质，覆盖整个基因组的一半左右，可能是分布在核周边与核纤层相结合的异染色质，而美国哈佛大学的 Bernstein 实验室利用同样的策略鉴定出 9 种染色质标签。美国华盛顿大学 Stamatoyannopoulos 实验室对人类基因组染色质的可接近性进行分析，他们分析了 125 种人类细胞基因组结构图谱，鉴定了大约 290 万个 DHSs，揭示了 DNA 甲基化、染色质可接近性、转录活性和调控因子的结合之间一种全新的相关性。

(2) 染色质相互作用图谱与表观遗传

随着全基因组测序技术和 3C 技术的完美结合，Hi-C 技术被广泛用来描绘真核生物基因组染色质之间的三维作用图谱。任冰（音）等实验室对各种哺乳动物细胞系基因组 3D 染色质作用图谱进行了分析，发现“拓扑功能区”主要分布在那些能够阻碍异染色质扩展的基因组区域。法国 Cavalli 和以色列 Tanay 实验室描绘出整个果蝇基因组的染色质 3D 组织图谱，发现沉默染色质区域更加紧密并且局限在它们的染色体边界内部，但是活性染色质区域分布染色体边界外面，并形成很多染色体内或染色体间的相互作用。美国马萨诸塞大学医学院 Dekker 实验室利用 5C-seq 技术描绘了全基因组水平的启动子和增强子之间的相互作用图谱。华中农业大学和新加坡基因组研究所利用 Paired-End-Tag 全基因组测序的方法（CHIA-PET），得到全基因组的 3D 启动子-启动子相互作用图谱。

(3) 核周边异染色质与表观遗传

定位在核周边或核纤层下方的异染色质区域在维持基因组的稳定性及基因转录调控中均具有重要功能。荷兰 Van Steensel 实验室利用 DamID 方法，发现大约 1300 个不同的核纤层结合染色质区域（lamina-associated domain，LAD）。在胚胎干细胞向神经前体细胞和终末分化神经细胞的转变过程中，核纤层—染色质相互作用在几个位点上发生变。

核周边异染色质建立和维持的生化机制方面也取得了喜人的进展。Suv39h1 甲基转移酶活性对于维持着丝粒外围的异染色质区域的 H3K9me3 水平有重要意义。德国马普免疫和表观遗传学研究所 Jenuwein 实验室利用生化方法分离纯化及鉴定 Prdm3 和 Prdm16 具有 H3K9me1 转移酶活性，对异染色质在核膜下建立和维持过程中起重要的生物学功能。瑞士 Friedrich Miescher 研究所 Gasser 实验室利用线虫进行 RNAi 筛选，揭示组蛋白 H3K9me1/2 和 H3K9me3 在异染色质在核膜下建立和维持过程中起重要的生物学功能。美国芝加哥大学 Singh 实验室发现核纤层结合染色质功能区在细胞分裂 M 期中开始建立，很可能是在分裂期的后期通过定点招募 Lamin B 到染色体的特定区域。同时，发现转录抑制因子 ckrox 与组蛋白去乙酰化酶 HDAC3 和核内膜蛋白 LAP2β 形成复合物，在异染色质的建立和维持中起重要功能。

（四）表观遗传与生物医学（疾病和衰老）

随着表观遗传学在生物医学领域的深入，人们逐渐认识到：无论是对于人类健康还是疾病发生治疗而言，我们以前过分夸大了遗传信息的重要性，而完全忽略了起着同等重要作用的表观遗传信息。从表观遗传学角度理解疾病（特别是肿瘤）、代谢和衰老等正迅速成为医学关注的热点。

1. 表观遗传与肿瘤

（1）染色质结构与肿瘤

西班牙 Lehner 实验室对 4 种肿瘤（白血病、色素瘤、小细胞肺癌和前列腺癌）鉴定出近 9 万个单核苷酸变异 SNV。对变异体进行 46 种遗传和表观遗传特征分析表明约 55%高变异体发生区域与抑制性组蛋白修饰（H3K9me3 和 H4K20me3）正相关，与激活性修饰如 H3K4me3、GC 含量、基因密度和核小体密度负相关。他们的结果清晰地表明染色质结构影响基因突变速率，即异染色质区域的基因易发生突变，常染色质区域基因相对稳定。此工作的意义还在于提示表观遗传信息不仅和遗传信息协同作用于肿瘤发生，而且还通过破坏遗传信息稳定性的方式促进细胞转化。

（2）组蛋白变体 H3. 3 突变与儿童胶质母细胞瘤

H3. 3-ATRX-DAXX 通路由美国洛克菲勒大学 Allis 实验室率先报道，并和 Patel 实验室解析了 DAXX-H3. 3-H4 三元复合物的晶体结构。中国科学院生物物理研究所许瑞明、李国红团队则报道了 DAXX 识别 H3. 3 的双位点模型，对 44%儿童多形性成神经胶质细胞瘤样品发现组蛋白变体 H3. 3-ATRX-DAXX 染色质重塑通路有体细胞突变，78%的 DIPG 病人和 22%的非脑干儿童胶质瘤病人含有 H3. 3 基因 *K27M* 突变，14%的非脑干儿童胶质瘤病人 DNA 中有 H3. 3 基因突变（G37R）。

（3）染色质重塑因子 ARID1A 与卵巢透明细胞癌

ARID1A 是 SWI/SNF 染色质重塑因子关键的 AF250α 亚基，有研究报道，46%的卵巢透明细胞癌样品含有 ARID1A 突变，30%的子宫内膜癌含有 ARID1A 突变。ARID1A突变还见于肺腺癌、Burkitt 淋巴瘤、浆液性子宫内膜肿瘤、胰腺癌。

（4）组蛋白甲基化酶与肿瘤

Ezh2 是组蛋白 H3K27 甲基化转移酶，与基因沉默有关。哈佛医学院 Brown 实验室发现，在去势耐受性前列腺癌细胞中，Ezh2 作为雄性素受体的共激活因子，而不是通常的转录抑制因子 Ezh2 的角色转换依赖于 Ezh2 的磷酸化。

对 101 例透明细胞肾细胞癌样品的 3544 个蛋白质编码基因进行测序分析，发现 2 个组蛋白甲基转移酶 SETD2 和 MLL2、2 个组蛋白去甲基化酶 JARID1C 和 UTX 的突变。进一步研究发现，SWI/SNF 染色质重塑复合物的 *PBRM1* 基因在肾透明细胞癌（clear cell renal cell carcinoma，ccRCC）中也发生高频突变。*PBRM1* 基因是至今发现第二主要的 ccRCC 致瘤基因，在 41%（92/227）的患者（病人）发现有突变，表明表观遗传调控可能在 ccRCC 的发病和治疗中具有重要作用和意义。深圳医院蔡志明等实验室对膀胱癌样品进行体细胞突变筛查发现一大类以前未发现的 TCC 相关突变，其中包括许多表观遗传调节因子，如 UTX、MLL-MLL3、CREBBP-EP300、NCOR1、ARIDIA 和 CHD6 等。

（5）组蛋白去乙酰基酶与肿瘤

组蛋白去乙酰基酶 SirT7 的生化性质、生物学功能、生化功能和底物均不十分清楚。2012 年美国加州 Chua 实验室发现 SirT7 是 NAD＋依赖的 H3K18Ac 去乙酰化酶，能够稳定肿瘤细胞的转化状态。SirT7 介导的 H3K18Ac 去乙酰化对于维持人类肿瘤细胞的基本特征是必需的，同时，SirT7 在病毒致癌基因 E1A 导致的细胞转化过程中 H3K18Ac 整体去乙酰化起重要作用。

2. 表观遗传与代谢

美国哈佛医学院 Mostoslavsky 实验室发现组蛋白去乙酰基酶 SirT6 作为一个肿瘤抑制因子，不仅选择性地抑制 *Myc* 基因的转录而调控核糖体代谢，还可以调控肿瘤细胞中的有氧糖酵解代谢。SirT6 的缺失可以促进肿瘤的发生和发展，增加肿瘤的大小、数目和恶性程度。

中国医学科学院刘德培实验室发现组蛋白去乙酰化酶 SIRT1 能够对抗氧化应激诱导的内皮细胞凋亡；SIRT1 内皮细胞组织特异性转基因鼠中，其内皮细胞功能改善并对抗动脉粥样硬化的早期发生。在进一步的研究中，SIRT1 通过表观遗传调控通过降低新的靶点 p66Shc 的表达从而降低血管氧化应激水平，改善糖尿病引起的血管功能失常。血管再狭窄是血管介入治疗术后最常见的并发症，利用平滑肌组织特异性 *SIRT1* 转基因小鼠发现显著降低血管损伤导致的新生内膜形成，因此 SIRT1 可以作为一个新的抗动脉粥样硬化性疾病的新靶点。

3. 表观遗传与寿命

Sirtuins 是一类高度保守的组蛋白去乙酰化酶，参与调控酵母、线虫和果蝇的寿命，但对哺乳动物寿命的影响仍不清楚。过表达 SirT6 的转基因雄性小鼠的寿命显著延长，但雌性小鼠没有。研究表明 SirT6 可能作为衰老相关疾病的潜在药物靶标，具有潜在的临床应用价值。

4. 表观遗传因子与疾病治疗、药物研发

美国 GSK 公司开发 Ezh2 特异的小分子抑制剂 GSK126 可以有效降低整体 H3K27me3 的水平，重新激活 Ezh2 抑制的基因，抑制 Ezh2 突变的 DLBCL 异体移植的生长。上海 Novartis 李安团队开发的 Ezh2 特异小分子抑制剂 EI1 处理 Ezh2 突变的扩散性大 B 细胞淋巴瘤细胞后，Ezh2 靶基因的激活，细胞整体 H3K27 水平降低，细胞周期阻滞和细胞凋亡增多。针对 Ezh2 的两个小分子成功研发表明表观遗传因子可以作为非常好的潜在药物靶标，为药物设计开辟崭新的领域。

（五）展望

1. 表观遗传的基本理论和概念

在 3～5 年内，表观遗传学基础理论依然会延续过去十年的整体格局，近期可能的主要进展仍来自 4 个主要方面：表观遗传密码的分子基础、表观遗传的可继承性、表观遗传调控的分子机制和 ncRNA 的表观遗传调控功能等。其中，最为关键和亟须解决的是表观遗传密码的分子基础与本质。表观遗传学能否达到与遗传学等量齐观的高度可能取决于对上述这些问题认识的深度和广度。需要特别指出的是，表观遗传学的异军突起

给沉寂多年的“拉马克获得性遗传假说”带来了柳暗花明的可能。但是较之以往来自其他研究领域的证据，表观遗传学目前似乎还没有为获得性遗传假说提供更强有力的支持。这二者是否殊途同归目前尚未可知。

表观遗传学最初的理论框架是组蛋白密码假说，随后逐渐被相对宽泛的表观遗传密码假说所取代。表面上，表观遗传学研究如火如荼，但核心问题悬而未决。目前基本理论鲜有突破，亟须具有远见卓识的头脑和开创性的学术理论。这是当代表观遗传学家共同面临的历史机遇和巨大挑战。近年来，国内高校和研究院所引进培养了一批颇具实力的表观遗传学人才，他们有望凭借自己的聪明才智和不懈努力，开创高屋建瓴的学术思想，为表观遗传学添上瑰丽的篇章。毕竟，学术思想的原创性是衡量科学贡献的一个金标准，对中国科学家而言，它的意义尤其重大而且深远。

2. 表观遗传的应用研究

（1）表观遗传学与疾病及衰老

表观遗传信息作用于细胞的每一个生命阶段。现代医学越来越认识到表观遗传调控在人类疾病发生、衰老等过程中的决定性作用。表观遗传调控紊乱导致的智力障碍、肿瘤以及代谢性疾病的例子已经不胜枚举，预期很快就有来自其他重大疾病（例如心血管疾病、免疫疾病、感染性疾病等）的报道。疾病发生过程中表观遗传信息变异的分子机理研究是未来疾病和衰老生物学领域的一个重要的研究热点。

（2）表观遗传学与临床诊断

随着全基因组测序技术特别是单细胞测序技术的发展，各类疾病的表观遗传学诊断技术和方法会快速发展，这些技术和方法的发展对于许多慢性疾病如肿瘤、精神疾病、神经退行性疾病、心血管疾病和糖尿病的早期诊断、预后和预测过程中均有重要意义，表观遗传学诊断必然会成为临床应用中具有巨大潜力的方向。

（3）表观遗传学与药物开发和疾病治疗

表观遗传信息的可逆性使之成为药物设计的完美靶点，表观遗传药物已成为世界各国优先发展和支持的领域。过去几年利用针对染色质调控因子的表观遗传药物取得了有前景的临床和临床前实验结果。未来几年，各类表观遗传药物会不断涌现，表观遗传药物必将成为人类对抗疾病的主力军。

主要参考文献

1. Allis C D，Jenuwein T，Reinberg D. Epigenetics. Cold Spring Harbor Laboratory Press. 2007.

2. He Y F，Li B Z，Li Z et al. Tet-mediated formation of 5-carboxylcytosine and its excision by TDG in mammalian DNA. Science. 2011，333：1303-1307.

3. Ito S，Shen L，Dai Q，et al. Tet proteins can convert 5-methylcytosine to 5-formylcytosine and 5-carboxylcytosine. Science. 2011，333：1300-1303.

4. Gu T P，Guo F，Yang H，et al. The role of Tet3 DNA dioxygenase in epigenetic reprogramming by oocytes. Nature. 2011，477：606-610.

5. Mellen M，Ayata P，Dewell S，et al. MeCP2 binds to 5hmC enriched within active genes and accessible chromatin in the nervous system. Cell. 2012，151：1417-1430.

6. Lian C G, Xu Y, Ceol C, et al. Loss of 5-hydroxymethylcytosine is an epigenetic hallmark of melanoma. Cell. 2012, 150: 1135-1146.

7. Voigt P, LeRoy G, Drury W J, et al. Asymmetrically modified nucleosomes. Cell. 2012, 151: 181-193.

8. Petruk S, Sedkov Y, Johnston D M. et al. TrxG and PcG proteins but not methylated histones remain associated with DNA through replication. Cell. 2012, 150: 922-933.

9. Yuan W, Wu T, Fu H, et al. Dense chromatin activates Polycomb repressive complex 2 to regulate H3 lysine 27 methylation. Science. 2012, 337: 971-975.

10. Xu M, Long C, Chen X, et al. Partitioning of histone H3-H4 tetramers during DNA replication-dependent chromatin assembly. Science. 2010, 328: 94-98.

11. Nakano S, Stillman B, Horvitz H R. Replication-coupled chromatin assembly generates a neuronal bilateral asymmetry in *C. elegans*. Cell. 2011, 147: 1525-1536.

12. Tran V, Lim C, Xie J, et al. Asymmetric division of Drosophila male germline stem cell shows asymmetric histone distribution. Science. 2012, 338: 679-682.

13. Hu H, Lim C, Xie J, et al. Structure of a CENP-A-histone H4 heterodimer in complex with chaperone HJURP. Genes & Development. 2011, 25: 901-906.

14. Greer E L, Maures T J, Ucar D, et al. Transgenerational epigenetic inheritance of longevity in *Caenorhabditis elegans*. Nature. 2011, 479: 365-371.

15. Jin C, Li J, Green C D, et al. Histone demethylase UTX-1 regulates C. elegans life span by targeting the insulin/IGF-1 signaling pathway. Cell Metabolism. 2012, 14: 161-172.

16. Han Y, aan D, Yan Z, et al. Stress-associated H3K4 methylation accumulates during postnatal development and aging of rhesus macaque brain. Aging Cell. 2012, 11: 1055-1064.

17. Ashe A, Sapetschnig A, Weick E, et al. piRNAs can trigger a multigenerational epigenetic memory in the germline of *C. elegans*. Cell. 2012, 150: 88-99.

18. Hackett J A, Sengupta R, Zylicz J J, et al. Germline DNA demethylation dynamics and imprint erasure through 5-hydroxymethylcytosine. Science. 2012.

19. Dixon J R, Selvaraj S, Yue F, et al. Topological domains in mammalian genomes identified by analysis of chromatin interactions. Nature. 2012, 485: 376-380.

20. Consortium E P, Kundaje A, Aldred S F, et al. An integrated encyclopedia of DNA elements in the human genome. Nature. 2012, 489: 57-74.

21. Filion G J, van Bemmel J G, Braunschweig U, et al. Systematic protein location mapping reveals five principal chromatin types in *Drosophila* cells. Cell. 2010, 143: 212-224.

22. Ernst J Kheradpour P, Mikkelsen T S, et al. Mapping and analysis of chromatin state dynamics in nine human cell types. Nature. 2011, 473: 43-49.

23. Neph S, Vierstra J, Stergachis A B, et al. An expansive human regulatory lexicon encoded in transcription factor footprints. Nature. 2012, 489: 83-90.

24. Sexton T. et al. Three-dimensional folding and functional organization principles of the Drosophila genome. Cell. 2012, 148: 458-472.

25. Sanyal A, Lajoie B R, Jain G, et al. The long-range interaction landscape of gene promoters. Nature. 2012, 489: 109-113.

26. Li G, Ruan X, Auerbach R K, et al. Extensive promoter-centered chromatin interactions provide a topological basis for transcription regulation. Cell. 2012, 148: 84-98.

27. Peric-Hupkes D, Meuleman W, Pagie L, et al. Molecular maps of the reorganization of genome-nuclear lamina interactions during differentiation. Molecular Cell. 2010, 38: 603-613.

28. Pinheiro I, Margueron R, Shukeir N, et al. Prdm3 and Prdm16 are H3K9me1 methyltransferases required for mammalian heterochromatin integrity. Cell. 2012, 150: 948-960.

29. Towbin B D, Gonzalez-Aguilera C, Sack R, et al. Step-wise methylation of histone H3K9 positions heterochroma-

tin at the nuclear periphery. Cell. 2012，150：934-947.
30. Zullo J M，Demarco I A，Pique-Regi R，et al. DNA sequence-dependent compartmentalization and silencing of chromatin at the nuclear lamina. Cell. 2012，149：1474-1487.
31. Schuster-Bockler B，Lehner B. Chromatin organization is a major influence on regional mutation rates in human cancer cells. Nature. 2012，488：504-507.
32. Liu C P，Xiong C，Wang M，et al. Structure of the variant histone H3. 3-H4 heterodimer in complex with its chaperone DAXX. Nature Structural & Molecular Biology. 2012，19：1287-1292.
33. Schwartzentruber J，Korshunoy A，Liu X Y，et al. Driver mutations in histone H3. 3 and chromatin remodelling genes in paediatric glioblastoma. Nature. 2012，482：226-231.
34. Wu G，Broniscer A，McEachron T A，et al. Somatic histone H3 alterations in pediatric diffuse intrinsic pontine gliomas and non-brainstem glioblastomas. Nature Genetics. 2012，44：251-253.
35. Wiegand K C，Shah S P，Al-Agha O M，et al. ARID1A mutations in endometriosis-associated ovarian carcinomas. The New England Journal of Medicine. 2010，363：1532-1543.
36. Xu K，Wu Z J，Groner A C，et al. EZH2 oncogenic activity in castration-resistant prostate cancer cells is Polycomb-independent. Science. 2012，338：1465-1469.
37. Dalgliesh G L，Furge K，Greenman C，et al. Systematic sequencing of renal carcinoma reveals inactivation of histone modifying genes. Nature. 2010，463：360-363.
38. Varela I，Tarpey P，Raine K，et al. Exome sequencing identifies frequent mutation of the SWI/SNF complex gene PBRM1 in renal carcinoma. Nature. 2011，469：539-542.
39. Gui Y，Guo G，Huang Y，et al. Frequent mutations of chromatin remodeling genes in transitional cell carcinoma of the bladder. Nature Genetics. 2011，43：875-878.
40. Barber M F，Michishita-Kioi E，Xi Y，et al. SIRT7 links H3K18 deacetylation to maintenance of oncogenic transformation. Nature. 2012，487：114-118.
41. Sebastian C，Zwaans B M，Silberman D M，et al. The histone deacetylase SIRT6 is a tumor suppressor that controls cancer metabolism. Cell. 2012，151：1185-1199.
42. Zhou S，Chen H Z，Wan Y Z，et al. Repression of P66Shc expression by SIRT1 contributes to the prevention of hyperglycemia-induced endothelial dysfunction. Circulation Research. 2011，109：639-648.
43. Li L，Zhang H N，Chen H Z，et al. SIRT1 acts as a modulator of neointima formation following vascular injury in mice. Circulation Research. 2011，108：1180-1189.
44. Wang F，Chen H Z，Lv X，et al. SIRT1 as a novel potential treatment target for vascular aging and age-related vascular diseases. Current Molecular Medicine. 2012.
45. Kanfi Y，Naiman S，Amir G，et al. The sirtuin SIRT6 regulates lifespan in male mice. Nature. 2012，483：218-221.
46. McCabe M T，et al. EZH2 inhibition as a therapeutic strategy for lymphoma with EZH2-activating mutations. Nature. 2012，492：108-112.
47. Qi W，Chan H，Teng L，et al. Selective inhibition of Ezh2 by a small molecule inhibitor blocks tumor cells proliferation. Proceedings of the National Academy of Sciences of the United States of America. 2012，109：21360-21365.

二、纳米药物的现状和展望

梁兴杰[1]　孔德领[2]

1. 国家纳米科学中心　2. 中国医学科学院北京协和医学院生物医学工程研究所

纳米药物是世界范围高度重视发展的技术经济领域，纳米技术的飞速发展使其理论与实践不断被快速建立、更新和完善。历经近 20 年的发展，纳米药物已经成为医药及其相关产业领域中最重要和发展最活跃的新技术经济领域之一，并创造了巨大的社会经济财富。特别是近十几年纳米技术与生命科学和医学/药学交叉科学的迅速发展，新技术、新理念及新方法的产生推动了纳米药物科学研究与应用的高速发展，达到了一个崭新高度，在未来世界医药领域中的重大产业经济价值及井喷式发展趋势，已越来越得到世界各先进国家的高度认可和重点发展，被认为是世界医药领域未来重点争夺的高技术经济领域。

（一）纳米药物的现状和发展趋势

有关纳米药物的现状和发展趋势简略概括为如下几个方面。

1. 纳米药物是解决难溶性药物的溶解度、提高药物生物利用度的有效手段

纳米药物的粒度尺寸减小，表面积增加，使水溶性差的药物在纳米载体中可形成较高的局部浓度，同时提高其水中分散性，形成稳定的胶体溶液。纳米载药系统可以提高药物的透膜能力和稳定性，有利于提高药物的生物利用度，特别是对于生物药剂学分类体系（BCS）Ⅱ类（低溶解度、高通透性）和Ⅳ类（低溶解度、低通透性）的药物，这一技术越来越受到国内外一些研究机构、制药公司的青睐。

2. 纳米药物是降低目前临床药物的毒副作用、提高其药效等特性的重要手段，且对一些药物来说目前是唯一的方法，高效低毒副作用的纳米载药技术是最可预期取得重大应用突破的方向

通过纳米技术以及新型纳米材料赋予药物优良病灶靶向、病灶可控释放，以及病灶部位的特异性药效等特征，可解决目前临床肿瘤化疗中存在的重大共性问题——低疗效和高毒性；目前广泛应用于临床的乳腺癌治疗药物第三代紫杉醇抗肿瘤药物“Abraxane”，就是以人白蛋白为载体的纳米药物。该纳米药物在 2005 年被美国 FDA 批准上市，用于治疗转移性乳腺癌，疗效比“泰素”（Taxol，紫杉醇）高出近一倍，而且副作用更小。尤其对于转移性乳腺癌联合化疗失败后或辅助化疗 6 个月内复发的乳腺癌（生物耐药的恶性乳腺癌）有很好的治疗效果。在使用传统的蓖麻油-紫杉醇药剂（Cremophor-EL）前，需用甾体类激素和抗组胺类药预先治疗以避免过敏反应，输注时间长达 3 小时；而白蛋白纳米药物可在高出 50%的剂量下，通过普通静脉插管 30 分钟即可完成输液，大大提高了肿瘤患者对此药物的适应性。此外，阿霉素脂质体纳米药物大大降低了以前阿霉素裸药治疗引起的不可逆转的心肌损伤。纳米技术的应用使这些纳米药物的临床市场价格大大高于其裸药，对制药企业有巨大的经济效益。但目前纳米药物的关键技术大多被专利保护或掌握在国外制药企业内部，我们国家需要大力发展基于提高疗效降低毒性的纳米载药技术，用以保障我国人民健康医疗的急迫需要。

3. 纳米药物国际发展趋势以及重点研究方向

纳米药物刚刚进入应用的初期阶段，已在提高药效、降低毒副作用方面显示了巨大

潜力，但仍远未达到预期。因此，国内外研究的热点是通过纳米技术及纳米载体的设计进一步提高纳米药物在恶性肿瘤和其他重大疾病治疗时的靶向性，以实现无毒或低毒副作用的高疗效纳米药物为目标。特别是利用纳米载体针对生物体器官甚至细胞水平显著富集药物（例如基因药物）的靶向性特征，研制高病灶特异性的无/低毒副作用的纳米药物，是该领域的发展趋势以及重点研究方向。纳米技术改造传统药物和中药加工工艺也将在很大程度上提高中医药的治疗效果。未来疾病评估技术与治疗技术相结合也是重要发展方向，纳米技术的发展将有利于实现评估与治疗技术的融合。同时发展纳米药物还可将化学药物治疗、基因治疗、放射治疗、细胞治疗等技术相结合，从而提高疾病治疗效果，而如何实现这些技术的融合则是未来的发展方向。

4. 我国的纳米药物研究与应用现状

我国在纳米药物研究方面处于国际先进水平，在载药纳米脂质体的生物效应研究、载药纳米药物的制备等方面取得了阶段性成果，在应用研究和产品开发方面有些成果也已经进入或接近产业化阶段，基于化疗药物的部分纳米药物制剂已申报国家食品药品监督管理局（SFDA）的批文并进入临床评价阶段。以脂质体和聚合物纳米胶束等纳米生物材料为药物载体的多个纳米药物制剂（包括基因药物、小分子难溶药物）已完成GLP安全性评价，获得新药的临床申报批文，进入临床药效和安全性评估。目前针对阿霉素脂质体纳米药物、紫杉醇白蛋白纳米药物的高端药品已经研制，同时还有几十个纳米药物正在进行临床试验，预期将很快进入市场销售。从目前的进展看，再过 5～10 年可望有更多的纳米药物用于临床。

在基础研究方面，近几年纳米药物的研究得到了各部门的大力支持。国家科技部、中国科学院、卫生部、教育部、发改委、国家自然科学基金委等部门通过各种不同层次的纳米研究项目（如国家纳米研究重大科学研究计划、创新药物重大研究计划等）支持，加强了对纳米科学技术的投入，在研究所及高校成立了多个纳米研究中心，通过搭建研究平台推动我国纳米医药的发展，已初步形成了以医学、药学、理学、工学多学科研究为核心的纳米医药学科研团队。

在纳米药物领域的基础科学研究方面，我国已基本接近和达到世界先进水平，发表与纳米药物相关的科技文章数量、发明专利均已世界第一，拥有了一批新技术领域的技术创新和知识产权。特别是我国在应用于药物载体的纳米材料合成研究、纳米生物和医学的安全性研究等方面已经走在世界前列。同时，我国食品药品监督管理局对纳米医药产品的申报注册也建立了相关政策法规，从而为确立纳米医药成果的正常转化铺平了政策道路。

5. 不足之处

目前美国、德国、日本等国家及其大型医药企业在纳米药物领域的科学研究和产业化发展的速度及水平仍居于世界前列，而我国在把基础研究成果转化为应用成果方面则显得不足。药物生产的特点（前期投资大、周期长）决定了纳米药物的科研成果转化为产品是必须依托制药企业才能进行。但由于我国药企在资金水平、技术储备、特别是在经营理念方面的特点，使其较不太倾向于有力度的投资支持。

（二）我国纳米药物的发展战略和建议

发展纳米药物是适合于我国国情，解决我国自主药物匮乏的重要途径，也将是纳米医药技术应用的重要突破口。全新新药的研制平均需要上十亿美元和超过十年的时间，因此我国医药行业目前还很难与国外知名制药企业相竞争。而传统许多临床药物如顺铂、阿霉素、紫杉醇和喜树碱等，经过几十年的临床应用，它们的药效（如抗肿瘤性能）实际上很好，只是由于毒副作用大导致患者本身抵抗力降低、无法继续用药，使其最终药效无法发挥。利用纳米技术降低其毒副作用，就可能大大提高它们的疗效。因此，利用这些低成本的传统药物和较小的投资，完全可以研发出具有中国自主知识产权、效果好、可被国内患者用得起的国产化纳米药物，满足国内肺癌、肠癌等恶性肿瘤和其他重大疾病患者的治疗需求。纳米药物不同于其他纳米领域（如电子产品）开发，其不依赖于加工技术，所以不会被国外“卡住脖子”，发展空间相对较大。同时，由于中国在该领域的研究与美国、日本、欧洲的研究水平相差不大，我国政府应该抓住机遇，对纳米药物领域大力支持，将使我国在纳米药物技术方面达到甚至领先欧美、日本等先进发达国家。

纳米科技这一交叉性新兴科技领域，是继信息技术和生物技术之后又一深刻影响人类和社会经济发展的重大技术。恶性肿瘤是人类的一大杀手，如何对其进行有效诊疗一直是医学界努力攻克的难题。纳米材料具有与以往大尺度材料不同的性能，为肿瘤早期诊断和治疗带来了新机遇。20 世纪以来，随着纳米医学技术的兴起和发展，纳米材料在医学治疗和疾病诊断上得到广泛应用，因此形成了许多新的交叉学科，纳米医学和纳米生物技术是其中最引人瞩目，蓬勃发展的前沿领域。建议：①应该建立纳米技术交流的网络平台使科学家能更加方便顺畅地交流纳米科学领域的研究进展；②SFDA 应建立纳米药物的评价方法，促进纳米药物的发展；③制定一套全面的战略体系，方便监管部门批准纳米药物进入临床 0 期、1 期和 2 期实验；④加强将新研究成果申请专利并向临床应用转化的意识。

第三章　2012年我国医学科技发展代表性工作

一、光控基因表达系统–疾病机制解析及基因治疗新工具

杨　弋

华东理工大学药学院　生物反应器工程国家重点实验室

（一）研究背景

可控基因表达系统允许人们准确控制基因的表达从而扰动生命过程，是现代生命科学研究及疾病机制解析与基因治疗的重要工具。以 Tet 系统与 Geneswitch 系统为代表的化学诱导基因表达系统可使人们在时间上控制基因的表达，现在已经广泛应用于各个生命科学研究领域。但是这些常用的化学诱导基因表达系统仍然存在一些缺点，如一些诱导物具有多效性从而使结果分析复杂化；化学诱导物一旦加入体系就难以移出，给基因表达的可逆性操纵带来了困难。最为重要的是，化学诱导物只能在时间上调节基因的表达，不能在空间上特异性地调控基因表达。为了同时从时间与空间上控制基因的表达，人们进行了大量的尝试。所有的这些尝试，都用到了光。光非常容易获得，具有很好的空间分辨率，也容易从时间和空间上进行操作，而且通常光对于细胞是无毒的。有人利用紫外线来释放被笼锁的转录因子或者化学诱导物从而诱导基因的表达。这类技术使得操纵发育中胚胎中的基因表达成为可能，现在已经在多个发育生物学研究实验室得到应用。还有人利用远红外光来产生热量来控制热激效应介导的基因表达系统。但是紫外线诱导技术可能造成对细胞的不可逆性损伤，制备并向活细胞中导入笼锁化合物也存在困难；远红外激光控制热激效应的诱导表达系统也可能激活其他内源基因的表达，而且其设备操作复杂且昂贵。这些原因导致了此类表达系统的应用受到了很大限制。

从细菌到动物的所有生命体中，都存在着各种各样的光敏蛋白，它们在光合作用、视觉、生物节律等生命过程发挥作用。现在人们也在利用这类基因编码的光敏蛋白来控制细胞的行为。过去的几年时间里这一领域取得了系列激动人心的突破，并导致了新兴交叉学科光遗传学（optogenetics）的诞生。2011年初，*Nature Methods* 将光遗传学评选为“年度研究方法”。光遗传学使得人类对生命现象的控制程度达到了前所未有的水平，也具有很好的疾病治疗方向的应用前景。而一个高效的光控的基因表达系统将是一种最为通用的光遗传学方法，可以广泛地用于时间空间控制基因表达，进而控制各种生命活动。Shimizu-Sato 等人最早报道了利用光敏蛋白来控制基因表达的工作。基于双杂交的原理，他们利用红光诱导的植物色素 Phy 与植物色素相互作用因子 PIF3 相互作用，成功地实现了酵母细胞内的光控基因表达。虽然这个光诱导的基因表达系统具有可逆性、诱导表达水平较高等优点，但是酵母细胞及哺乳动物细胞均不含有植物色素必需

的藻青素辅基，因而需要这种外源物质加入宿主细胞中；此系统基于双杂交原理，转录因子由两种融合蛋白共同构成并且基因构建物较大，这造成了转基因操作复杂且难以控制的困难。这些困难都严重限制了该系统的广泛应用。此后还有人基于同样原理，利用其他相互作用的光敏蛋白来控制动物的基因表达，但这些研究也存在着类似的缺陷。“最理想”的基因表达系统应该可以在时间、空间上调控目的基因的表达，并且应是低背景、高诱导、低毒性、容易操纵的。然而没有任何一种前人已经报道的基因表达系统可以同时满足以上的要求。

（二）研究成果

我们在国内较早开展了光遗传学技术研究，近期在动物细胞光控基因表达系统方面取得了突破性的进展，发明了一种真正简单实用的动物细胞光控基因表达系统。该成果已经于2012年发表于*Nature Methods*，这是我国科研机构为主在该方法学权威杂志发表的首篇研究论文。

利用合成生物学的方法及全新的机理，我们将Gal4蛋白的DNA结合域与真菌Vivid光敏蛋白相连，制造了一个光可控的DNA结合蛋白。该蛋白在蓝色光照射后可以结合到Gal4识别序列，去除光照后又会从DNA上解离。再加上转录激活域后，我们创造出一种不需要任何外源化合物协助，纯粹由基因编码的单个光调控转录激活因子。通过对该蛋白进行大量的突变筛选，我们进一步提高了光照对DNA结合的切换效率，使之达到了200倍以上，并以之为基础建立了一个简单、稳定的光调控基因表达系统，命名为LightOn光控基因表达系统。

LightOn系统可以在不同种类的哺乳动物细胞中都可以良好工作。它不仅具有诱导表达效率高、背景低、激活快、表达量可调节等普通诱导表达系统也有的优点，还能够在时间和空间上精确、定量、可逆地控制细胞内目标基因的表达水平，甚至可以将一副图案用光印在单层培养的动物细胞上。利用该系统，我们首次在哺乳肝脏内实现对荧光蛋白、Cre DNA重组酶等基因表达的时间、空间双重控制。此外我们还用光来控制胰岛素的表达与分泌，成功地将患有Ⅰ型糖尿病小鼠的血糖降到较低水平。

（三）研究意义

光是自然界中最普遍最易获得的物质之一，相对于传统的化学小分子诱导剂来说，光诱导剂不仅成本低廉容易获取，而且还能够在时间和空间上精确调控。光遗传学的基础就是各种光控的功能蛋白质。目前光遗传学研究大部分都是使用天然或者改造的光控离子通道，而其他的一些研究都需要针对酶、受体等靶标蛋白进行一对一的设计。由于蛋白质都是基因编码的，因而控制了基因就几乎可以控制一切生命活动。因此，与以前的光遗传学方法不同，LightOn基因表达系统有望成为一种通用的光遗传学方法，可使研究者高精度地控制目的基因在时间、空间上的表达，从而操纵各种生命活动，这为生命科学及前沿医疗领域研究提供了新的方法与思路。

LightOn系统可为细胞生物学、发育生物学、神经生物学方向的复杂生物学及基础医学问题的解析提供有力的研究工具。例如，可以利用该系统的可逆切换特性，研究发育分化过程重要基因的窗口期；利用该系统的空间定量控制特性，可以诱导干细胞三维定向分化，以利于人工器官构建。人们甚至可以在一只动物，或者一盘细胞中研究基因表达剂量的影响，以提高效率，消除干扰，并节约开支。LightOn 系统也可为为糖尿病等重要代谢类疾病提供一种在时间和剂量上精确控制的基因治疗新途径。糖尿病等疾病的基因治疗为了避免治疗不足或者治疗过度，需要精确地定量、定时控制治疗性基因的表达，而这正是 LightOn 系统的特点。利用光来控制肿瘤治疗基因，可以更精确地靶向肿瘤，从而降低基因疗法的副作用。此外，由于光具有无污染、无残留的特性，该系统还可以替代化学诱导物，用于生物药物产品的绿色生产上。

此项技术发表后立即受到了国际同行的广泛关注。*Nature Methods* 杂志对此进行了专访并在 2012 年 3 月期“The Author File”栏目刊出了该发现的背景故事；*Nature Reviews Molecular Cell Biology* 杂志 2012 年 4 月期也在“Research Highlights”栏目将 LightOn 技术列为热点论文予以介绍。鉴于 LightOn 系统重要的应用前景，我们为其申请了中国及国际 PCT 发明专利。目前已经有近 80 个国际国内实验室来信索要该项技术或寻求合作。

主要参考文献

1. Gossen M，Bujard H. Tight control of gene expression in mammalian cells by tetracycline-responsive promoters. Proc Natl Acad Sci USA. 1992，89（12）：5547-5551.
2. Gossen M，Freundlieb S，Bender G，et al. Transcriptional activation by tetracyclines in mammalian cells. Science. 1995，268（5218）：1766-1769.
3. Wang Y，O'Malley B W，Tsai S Y，et al. A regulatory system for use in gene transfer. Proc Natl Acad Sci USA，1994，91（17）：8180-8184.
4. Cambridge S B，Geissler D，Federico C，et al. Doxycycline-dependent photoactivated gene expression in eukaryotic systems. Nat Methods. 2009，6（7）：527-531.
5. Cambridge S B，Davis R L，Minden J S. Drosophila mitotic domain boundaries as cell fate boundaries. Science. 1997，277（5327）：825-828.
6. Kamei Y，Motashi Suzuki，Kenjiro Watanabe，et al. Infrared laser-mediated gene induction in targeted single cells *in vivo*. Nat Methods. 2009，6（1）：79-81.
7. Editorial N M. Method of the Year 2010. Nat Methods. 2011，8（1）：1.
8. Kokaia M，Sorensen A T. The treatment of neurological diseases under a new light：the importance of optogenetics. Drugs Today (Barc). 2011.，47（1）：53-62.
9. Sidor M M. Psychiatry's age of enlightenment：optogenetics and the discovery of novel targets for the treatment of psychiatric disorders. J Psychiatry Neurosci. 2012，37（1）：4-6.
10. Shimizu-Sato S，Hup E，Tepperman J M，et al. A light-switchable gene promoter system. Nat Biotechnol. 2002，20（10）：1041-1044.
11. Kennedy M J，Robert M H，Leslie A P，et al. Rapid blue-light-mediated induction of protein interactions in living cells. Nature Methods. 2010，7（12）：973-U48.
12. Yazawa M，Amir M S，Brian H，et al. Induction of protein-protein interactions in live cells using light. Nat Biotechnol. 2009. 27（10）：941-945.
13. Wang X，Chen X，Yang Y. Spatiotemporal control of gene expression by a light-switchable transgene system. Nat Methods. 2012，9（3）：266-269.

二、PLK1过表达在食管癌发生发展中的作用及分子机制研究

张 钰 林德晨 冯彦斌 王明荣
中国医学科学院北京协和医学院肿瘤医院 分子肿瘤学国家重点实验室

（一）研究背景和国内外研究现状

食管癌是人类十大恶性肿瘤之一，全世界每年新发病例482 000。我国是世界上食管癌发病率和死亡率最高的国家之一，占全球发病和死亡人数的一半以上。在我国，食管癌以鳞癌（esophageal squamous cell carcinoma，ESCC）为主，其死亡率位居恶性肿瘤死因的第四位。之所以会出现这种状况，是因为多数食管癌患者早期阶段无明显症状。由于早期发现困难，50%以上的患者在就诊时已无法进行手术切除或已发生了转移，多年来中晚期患者术后五年的生存率一直徘徊在10%左右。个体化诊疗是肿瘤治疗的主要发展方向，因此对肿瘤患者进行准确的分子分型，确定有效的治疗靶点，选择适合的患者开展分子靶向治疗是当前基础研究的热点问题。目前，食管癌的病因及发病机制尚不明确，临床上还没有成熟的可用于诊断及预后判断的分子标志物，同时也没有被国家食品药品监督管理局（SFDA）正式批准的用于食管癌治疗的分子靶向药物。

PLK1（polo-like kinase 1）是一个高度保守的丝/苏氨酸蛋白激酶，属于polo-like激酶家族。已有的研究显示，PLK1在有丝分裂过程中起关键的调节作用，并且在维持基因组稳定性及DNA损伤反应中发挥重要作用。目前，PLK1被认为是一个潜在的肿瘤治疗靶点。首先，PLK1在正常组织中表达水平较低，但在多种肿瘤组织中表达水平明显升高，而且其高表达在非小细胞肺癌、口咽癌、黑色素瘤、肝癌、结直肠癌等多种肿瘤中均提示患者预后不良。其次，在肿瘤细胞中通过RNA干扰或小分子抑制剂靶向抑制PLK1的功能，可引发有丝分裂过程的紊乱和细胞凋亡。然而，在非恶性的转化细胞中降调PLK1的表达并不诱导细胞凋亡，只是引起细胞周期的微小变化，提示肿瘤细胞的存活比正常细胞更依赖于PLK1的功能。目前，肿瘤细胞中PLK1过表达的分子机制及其在肿瘤发生发展中作用尚未阐明。因此，对PLK1在细胞增殖及凋亡调控中的作用及其分子机理进行深入研究，不仅可为揭示食管癌发生发展的分子基础提供线索，而且可能为食管癌的靶向治疗提供重要的候选分子靶点。

（二）研究成果

中国医学科学院肿瘤医院（肿瘤研究所）分子肿瘤学国家重点实验室王明荣教授课题组，近年来研究发现PLK1蛋白在部分食管癌中表达升高。他们对PLK1异常表达的分子机制及其与食管癌发生发展的关系进行了研究，并探讨了PLK1作为食管癌治疗靶点的可行性，其主要的研究发现如下。

1. PLK1在食管癌中过表达并且是患者预后不良的独立预测因素

发现PLK1蛋白在正常食管上皮组织中不表达或表达水平较低，但其蛋白表达水平

在 71%（110/155）的食管癌组织中明显升高，并且与区域淋巴结转移及肿瘤分期显著相关。PLK1 表达阳性患者的术后生存时间显著短于 PLK1 表达阴性的患者（$P=0.001$，log-rank 检验）。而且，Cox 回归多因素生存分析的结果显示，PLK1 过表达是食管癌患者预后不良的独立预测因素（RR＝4.235，$P=0.02$）。

2. PLK1 通过与 Survivin 相互作用参与食管癌细胞的抗凋亡作用

发现使用 RNA 干扰（RNAi）技术降低食管癌细胞中 PLK1 的表达水平，可显著抑制其在体外的增殖活性，并可诱导细胞发生凋亡，提示 PLK1 过表达可增强食管癌细胞的增殖及存活能力。抑制 PLK1 表达可激活细胞内的凋亡信号传导通路，导致线粒体膜电位降低、Caspase-9 和 Caspase-3 活化，以及下游多聚 ADP 核糖聚合酶（PARP）的降解，同时可检测到线粒体凋亡通路相关蛋白 Mcl-1 和 Bcl-2 蛋白水平下降。免疫组织化学（IHC）检测发现，在食管癌组织 PLK1 与抗凋亡蛋白 Survivin 的表达呈显著正相关（$P=0.017$）。免疫共沉淀（Co-IP）和激光共聚焦（confocal）分析结果显示，PLK1 在细胞内可与 Survivin 形成复合物。敲降 PLK1 表达可导致 Survivin 蛋白表达水平降低，而外源过表达 Survivin 可以部分回复由于敲降 PLK1 表达导致的细胞凋亡，提示在食管癌细胞中 Survivin 可能参与了 PLK1 介导的抗凋亡作用。

3. RelA/PLK1/β-catenin 信号通路在食管癌细胞的失巢凋亡抗性中发挥重要作用

失巢凋亡（anoikis）是细胞在失去与基质的黏附时发生的一种特殊形式的凋亡。在肿瘤侵袭、转移的多步骤过程中，抗失巢凋亡能力可使肿瘤细胞在脱离原发灶，进入循环系统，侵入远处器官等多个环节中维持其生存能力，使其可以最终在远处器官定植并形成转移灶。因此，失巢凋亡抗性与肿瘤细胞的转移潜能密切相关。研究发现，将贴壁培养的食管癌细胞诱导悬浮可使 PLK1 的 mRNA 和蛋白表达水平升高，提示 PLK1 表达水平可能与肿瘤细胞抵抗失巢凋亡的能力相关。

为探讨相关分子机制，研究人员利用 GST-pull down 联合高效液相色谱-串联质谱（LC-MS/MS）技术，获得了 221 个在食管癌细胞中可能与 PLK1 存在相互作用的蛋白，并通过 GST-pull down 结合蛋白质免疫共沉淀（Co-IP）技术，证实 PLK1 与β-catenin 之间存在相互作用。敲降 PLK1 表达可以降低β-catenin 的蛋白表达水平，而外源过表达β-catenin 可以部分恢复 PLK1 敲降细胞对失巢凋亡的抗性，提示β-catenin 在 PLK1 介导的失巢凋亡抗性中发挥作用。而且，敲降 PLK1 表达可增强β-catenin 与 GSK-3 β/β-Trcp 之间的相互作用，从而促进β-catenin 通过泛素-蛋白酶体途径的降解。上述结果表明，PLK1 表达升高可通过调节β-catenin 的蛋白表达水平增强食管癌细胞的失巢凋亡抗性。

研究人员进而探讨了悬浮细胞中 PLK1 表达上调的分子机制。染色质免疫沉淀（ChIP）、凝胶迁移率（EMSA）及荧光素酶报告基因分析的结果显示，NF-κB 的 Rel A 亚基可通过直接与 PLK1 的启动子区结合并激活其转录，提示细胞脱离基质触发的 PLK1 表达上调是受 Rel A 在转录水平调节的。同时，抑制 NF-κB 信号通路可以通过下调 PLK1/β-catenin 表达回复食管癌细胞对失巢凋亡的敏感性。免疫组织化学染色和实时定量 PCR 的分析结果表明，食管癌组织中 Rel A 蛋白表达水平与 PLK1 过表达呈显著正相关，而且在部分病例中 Rel A 蛋白表达上调可能是由基因水平的扩增引起的。因此，这些研究结果揭示 RelA/ PLK1/β-catenin 信号通路在食管癌细胞的失巢凋亡抗性中发挥了重要作用。

4. PLK1 与 STAT3 交互激活并可促进食管癌细胞的增殖及存活能力

转录因子 STAT3 是 JAK/STATs 信号传导通路中的重要信号分子，活化的 STAT3 可由细胞质转位入核激活一系列靶基因的转录，由此促进细胞的增殖、存活并可导致肿瘤的发生。在正常的成熟组织中 STAT3 不表达或表达水平很低，以往的研究发现，STAT3 在多种人类肿瘤中存在组成型活化，但食管癌中 STAT3 异常活化的分子机制及其功能作用目前还不清楚。该课题组研究发现，在部分食管癌组织中存在活化形式的 STAT3（Tyr705 磷酸化的 STAT3，简称为 p-STAT3）的表达，其主要定位在肿瘤细胞的核中，而手术切端的正常食管上皮组织中 p-STAT3 的表达水平很低。PLK1 和 STAT3 在细胞增殖和存活调控中均发挥重要作用，而且生物信息学分析揭示 PLK1 基因的启动子区存在多个潜在的 STAT3 结合位点。PLK1 和 STAT3 之间功能上相似性以及它们之间可能存在的调控关系，促使研究者们探讨异常活化的 STAT3 通过上调 PLK1 表达促进食管癌细胞增殖和存活的可能性。

通过用 JAK/STATs 通路抑制剂处理及 STAT3 特异性的 siRNA 转染等研究发现，STAT3 可以调控 PLK1 蛋白水平的表达。实时定量 RT-PCR 的检测结果显示，STAT3 可以在 NIH3T3 细胞及食管癌细胞中调节 *PLK1* mRNA 的表达。染色质免疫沉淀（ChIP）、凝胶迁移率（EMSA）分析、以及荧光素酶报告基因检测证实，STAT3 可以通过结合于 *PLK1* 启动子区的 PLK1-SIE 位点直接激活 *PLK1* 基因的转录。另一方面，发现 PLK1 同样可以在转录水平激活 STAT3 的表达。在食管癌细胞 KYSE510 中敲降 PLK1 表达可以降低β-catenin 的蛋白表达水平，敲降β-catenin 可以下调 STAT3 的表达，并且在该细胞中过表达组成型活化的β-catenin 突变体（S37A）可以在一定程度上回复 PLK1 敲降导致的 STAT3 表达水平降低，从而提示β-catenin 参与了 PLK1 介导的 STAT3 转录活化。

在上述发现的基础上，研究者们深入探讨了 STAT3 和 PLK1 之间交互调控的功能意义。与对照相比，在食管癌细胞中敲降 STAT3 或 PLK1 表达均可引起明显的细胞凋亡。在食管癌细胞中过表达 PLK1 可以保护由于 STAT3 通路抑制剂 JSI-124 处理引发的细胞凋亡；与之相似，过表达 STAT3 组成型活化突变体（STAT3C）也可以显著逆转 PLK1 特异性小分子抑制剂 BI 2536 处理引发的细胞凋亡。其后，研究者们使用 BI 2536 对 PLK1 异常活化在食管癌细胞致瘤性中的作用进行了评估，发现 BI 2536（50 nM）处理 24 h 可以降低食管癌细胞中 STAT3 和 p-STAT3 的表达量，并可降低细胞的平板集落形成能力。而且，通过尾静脉连续注射 BI 2536（50 mg/kg）四周，可使食管癌细胞在裸鼠皮下形成的移植瘤完全消退。进一步的分析发现，BI 2536 处理 48 h 可降低食管癌移植瘤中 PLK1、STAT3 及 p-STAT3 的蛋白表达量，同时可使肿瘤细胞在体内的增殖能力降低并引起大量的凋亡。

研究者们继而观察了 STAT3 和 PLK1 相互作用对食管癌细胞致瘤性的影响。结果显示，敲降 STAT3 表达可以下调食管癌细胞中 STAT3、p-STAT3 及 PLK1 的表达，降低细胞在体外的增殖潜能及其在裸鼠体内的致瘤性。外源过表达 PLK1 可以显著回复 STAT3 敲降细胞及其移植瘤组织中 STAT3 的表达及活性，而且可以回复该细胞在体外的增殖能力及其在裸鼠体内的致瘤性，同时可使移植瘤组织中由于敲降 STAT3 表达导致的增殖及存活抑制得到回复。使用相同组织芯片的连续切片对食管癌组织中 p-Stat3（Tyr705）和 PLK1 的表达水平进行检测，发现 p-STAT3 和 PLK1 表达之间存在显著正相关，进一步支持 PLK1 及 STAT3 在食管癌组织中存在交互作用，并可能在部分食管癌的发生发展中发挥重要作用。

（三）研究意义

本研究发现 PLK1 在食管癌中过表达，并且是食管癌中一个独立的预后分子标志。PLK1、β-catenin 以及 STAT 3 等分子均被认为在肿瘤的发生及演进过程中发挥重要作用，但目前它们在肿瘤细胞中表达失调的分子机制还未阐明。本研究的结果揭示，食管癌组织中 *PLK1* 基因的扩增、NF-κB 的过表达及 STAT 3 的异常活化均可导致 PLK1 表达水平升高。PLK1 可以通过抑制β-catenin 的降解从而增加其蛋白稳定性，导致细胞中β-catenin 表达水平的升高；同时，PLK1 还可以通过β-catenin 激活 STAT 3 的表达，由此在食管癌细胞中发现了一条存在于 PLK1、β-catenin 和 STAT 3 之间的重要调控环路。

本研究进一步显示 PLK1 过表达在食管癌的发生发展中发挥了重要的功能作用。不仅发现 PLK1 可通过与 Survivin 相互作用增强食管癌细胞的凋亡抗性，发现 RelA/PLK1/β-catenin 信号通路在 ESCC 细胞抵抗失巢凋亡中发挥重要作用，而且发现 PLK1 与 STAT3 之间的交互作用可促进食管癌细胞的存活和恶性增殖，这些发现为阐明 PLK1 在食管癌发生发展中的作用机制提供了新的实验证据。同时，本研究结果提示 PLK1 和 STAT3 可以作为食管癌靶向治疗的候选分子靶点，PLK1 特异性的小分子抑制剂 BI 2536 在食管癌的靶向治疗中具有重要的应用前景。

主要参考文献

1. Archambault V, Glover DM. Polo-like kinases: conservation and divergence in their functions and regulation. Nat Rev Mol Cell Biol. 2009, 10 (4): 265-275.
2. Blaskovich MA, Sun J, Cantor A, et al. Discovery of JSI-124 (cucurbitacin I), a selective Janus kinase/signal transducer and activator of transcription 3 signaling pathway inhibitor with potent antitumor activity against human and murine cancer cells in mice. Cancer Res. 2003, 63 (6): 1270-1279.
3. Chiarugi P, Giannoni E. Anoikis: a necessary death program for anchorage-dependent cells. Biochem Pharmacol. 2008, 76 (11): 1352-1364.
4. Feng YB, Lin DC, Shi ZZ, et al. Overexpression of PLK1 is associated with poor survival by inhibiting apoptosis via enhancement of survivin level in esophageal squamous cell carcinoma. Int J Cancer. 2009, 124 (3): 578-588.
5. Ferlay J, Shin HR, Bray F, et al. Estimates of worldwide burden of cancer in 2008: GLOBOCAN 2008. Int J Cancer. 2010, 127 (12): 2893-2917.
6. Huang S. Regulation of metastases by signal transducer and activator of transcription 3 signaling pathway: clinical implications. Clin Cancer Res. 2007, 13 (5): 1362-1366.
7. Lin D, Zhang Y, Pan Q, et al. PLK1 is transcriptionally activated by NF-{kappa} B during cell detachment and

enhances anoikis resistance through inhibiting {beta} -catenin degradation in esophageal cancer. Clin Cancer Res. 2011，17 (13)：4285-4295.
8. Liu X，Lei M，Erikson RL. Normal cells，but not cancer cells，survive severe Plk1 depletion. Mol Cell Biol. 2006，26 (6)：2093-2108.
9. Lu LY，Yu X. The balance of Polo-like kinase 1 in tumorigenesis. Cell Div. 2009，4：4.
10. Nguyen DX，Bos PD，Massague J. Metastasis：from dissemination to organ-specific colonization. Nat Rev Cancer. 2009，9 (4)：274-284.
11. Petronczki M，Lenart P，Peters JM. Polo on the rise-from mitotic entry to cytokinesis with Plk1. Dev Cell. 2008，14 (5)：646-659.
12. Schoffski P. Polo-like kinase (PLK) inhibitors in preclinical and early clinical development in oncology. Oncologist. 2009，14 (6)：559-570.
13. Steegmaier M，Hoffmann M，Baum A，et al. BI 2536，a potent and selective inhibitor of polo-like kinase 1，inhibits tumor growth *in vivo*. Curr Biol. 2007，17 (4)：316-322.
14. Strebhardt K，Ullrich A. Targeting polo-like kinase 1 for cancer therapy. Nat Rev Cancer. 2006，6 (4)：321-330.
15. Strebhardt K. Multifaceted polo-like kinases：drug targets and antitargets for cancer therapy. Nat Rev Drug Discov. 2010，9 (8)：643-660.
16. Takaki T，Trenz K，Costanzo V，et al. Polo-like kinase 1 reaches beyond mitosis-cytokinesis，DNA damage response，and development. Curr Opin Cell Biol. 2008，20 (6)：650-660.
17. Yu H，Jove R. The STATs of cancer-new molecular targets come of age. Nat Rev Cancer. 2004，4 (2)：97-105.
18. Yue P，Turkson J. Targeting STAT3 in cancer：how successful are we? Expert Opin Investig Drugs. 2009，18 (1)：45-56.
19. Yu H，Kortylewski M，Pardoll D. Crosstalk between cancer and immune cells：role of STAT3 in the tumour microenvironment. Nat Rev Immunol. 2007，7 (1)：41-51.
20. Zhang Y，Du XL，Wang CJ，et al. Reciprocal Activation Between PLK1 and Stat3 Contributes to Survival and Proliferation of Esophageal Cancer Cells. Gastroenterology. 2012，142 (3)：521-530.

三、中国汉族人群发现四个冠心病心肌梗死易感基因

顾东风　鲁向锋　王来元

中国医学科学院北京协和医学院阜外心血管病医院

（一）研究背景和国内外研究现状

冠心病是冠状动脉粥样硬化使管腔阻塞致心肌缺血缺氧而引起的心脏病。根据世界卫生组织的统计，冠心病包括心肌梗死是全球人类的主要死因。流行病学研究表明，冠心病的危险因素主要包括年龄、性别、血脂异常、高血压、肥胖、糖尿病、吸烟、高脂饮食、体力活动不足、感染和家族史等。近年来我国人群生活方式改变、人口老龄化，以及相关的危险因素明显增多，冠心病在我国发病率大幅度增加。

冠心病是一种复杂疾病，是由多个微效基因与环境因素长期相互作用所致。近年来，世界范围内对肿瘤、心血管病、糖尿病等复杂性疾病全基因组关联研究发展迅速，发现了一系列疾病的相关基因或变异，将复杂疾病遗传学研究推向一个新的阶段。

采用全基因组关联研究策略，冠心病遗传学研究同样取得了巨大的进展。2007 年

WTCCC 协作组（The Wellcome Trust Case Control Consortium）应用全基因组关联研究方法在 2000 例冠心病病例和 3000 例对照中首次发现了 9p21 区域多态位点与欧洲人群冠心病显著关联。随后 MIGen 协作组等研究进一步发现了数十个遗传位点。2011 年 CARDIoGRAM 和 C4D 两个更大规模的冠心病遗传研究协作组分别在 14.4 万和 7 万人的病例对照中通过全基因组的 Meta 分析发现 13 个和 5 个冠心病的遗传位点。自此共发现冠心病相关的近 30 个易感基因和位点。然而这些研究集中在欧洲人群个体，而且所发现的冠心病易感区域只能解释一小部分的冠心病风险。同时由于遗传异质性，一些欧洲人群中发现的关联位点的作用不能在中国人群中体现。因此，需要在中国人群中进行大规模研究以发现新的易感位点，将有助于更加全面了解冠心病易感性的潜在机制。

（二）主要成果介绍

由中国医学科学院阜外心血管病医院顾东风教授领衔的研究团队在 3.3 万例冠心病病例对照样本中开展了中国人群冠心病全基因组关联研究，该项研究在中国人群中发现了 8 个冠心病相关的遗传易感区域或基因，其中 4 个易感区域为国际上首次报道。该项

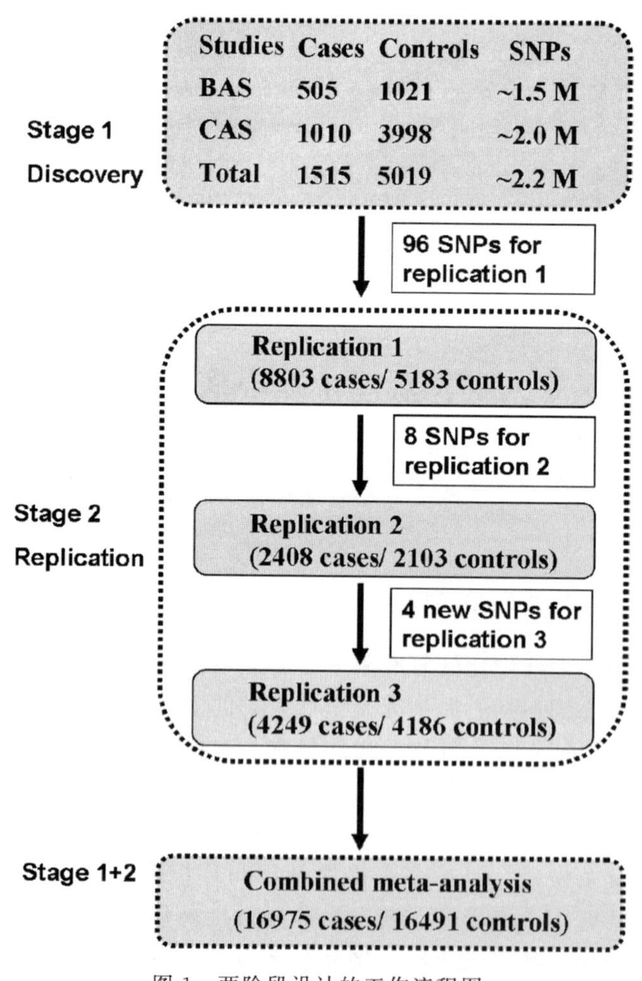

图 1 两阶段设计的工作流程图

研究成果在 2012 年 7 月发表在国际顶级专业期刊《自然-遗传学》（*Nature Genetics*）上。

该项研究在 33000 例中国汉族人群中开展了两阶段冠心病全基因组关联研究。第一阶段，分别对两个独立冠心病病例对照样本（505 例心肌梗死病例：1021 例对照；1010 例冠心病病例和 3998 例对照）采用全基因组芯片进行基因型鉴定，通过对 220 万个 SNPs 进行 Meta 分析挑选出最显著的 96 个位点。第二阶段，分别在 3 个独立样本中对选择的显著位点进行筛查验证。3 个样本分别为：8803 例冠心病病例和 5183 例对照；2408 例冠心病病例和 2103 例对照；4249 例冠心病病例和 4186 例对照。流程图见图 1。

研究发现了 4 个新的冠心病易感位点（图 2）：①2p24.1 的 TTC32-WDR35 附近的 rs2123536；② 4q32.1 的 GUCY1A3 附近的 rs1842896；③6p21.32 的 C6orf10-BTNL2 附近的 rs9268402；④12q21.33 的 ATP2B1 附近的 rs7136259。这 4 个 SNPs 关联显著性和效应值分别为：rs2123536，$P=6.83\times10^{-11}$，odds ratio（*OR*）$=1.12$；rs1842896，$P=1.26\times10^{-11}$，$OR=1.14$；rs9268402，$P=2.77\times10^{-15}$，$OR=1.16$；rs7136259：$P=5.68\times10^{-10}$，$OR=1.11$，见表 1。最新欧洲人群大规模全基因组关联研究证实 *TTC32-WDR35*、*GUCY1A3* 和 *ATP2B1* 基因同时与欧洲人群冠心病相关。

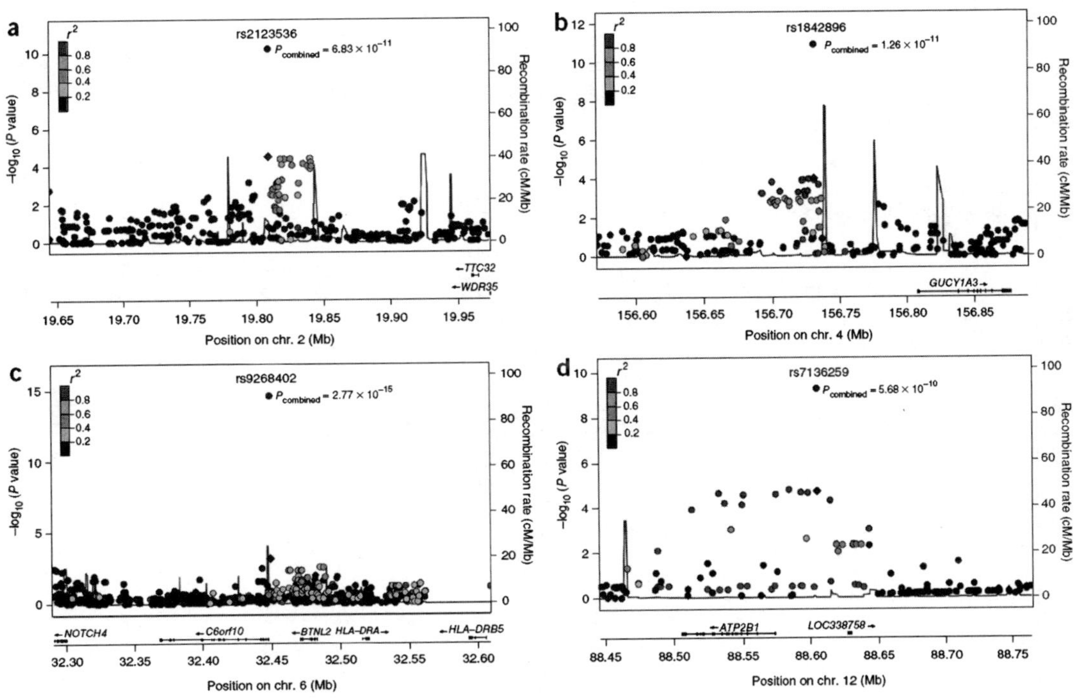

图 2　新发现的 4 个冠心病关联位点的区域关联图

表 1　中国人群全基因组关联研究新发现和验证的易感位点

SNP	Locus	Position	Risk Allele (Freq)	Nearby gene (s)	Combined Results (Discovery + Replication)		
					OR (95%CI)	*P*	Sample size (case/control)
Loci newly identified to Chinese							
rs2123536	2p24.1	19809058	T (0.39)	*TTC32-WDR35*	1.12 (1.08, 1.16)	6.83×10^{-11}	16216 / 15292
rs1842896	4q32.1	156730909	T (0.76)	*GUCY1A3*	1.14 (1.10, 1.19)	1.26×10^{-11}	16700 / 16279
rs9268402	6p21.32	32449331	G (0.59)	*C6orf10-BTNL2*	1.16 (1.12, 1.20)	2.77×10^{-15}	14426 / 14200
rs7136259	12q21.33	88605319	T (0.39)	*ATP2B1*	1.11 (1.08, 1.15)	5.68×10^{-10}	16846 / 16350
Loci previously identified to Europeans							
rs9349379	6p24.1	13011943	G (0.74)	*PHACTR1*	1.15 (1.10, 1.21)	1.76×10^{-9}	11989 / 11192
rs12524865	6q23.2	134238367	C (0.61)	*TCF21*	1.11 (1.06, 1.16)	1.87×10^{-7}	12493 / 12231
rs9632884	9p21.3	22062301	C (0.71)	*CDKN2A/B*	1.36 (1.29, 1.43)	1.41×10^{-33}	9837 / 9902
rs10757274	9p21.3	22086055	G (0.46)	*CDKN2A/B*	1.37 (1.31, 1.43)	7.56×10^{-45}	10191 / 10088
rs1333042	9p21.3	22093813	G (0.67)	*CDKN2A/B*	1.37 (1.31, 1.44)	3.22×10^{-40}	10091 / 10059
rs1333049	9p21.3	22115503	C (0.49)	*CDKN2A/B*	1.34 (1.28, 1.40)	1.74×10^{-40}	10266 / 10176
rs11066280	12q24.13	111302166	A (0.17)	*C12orf51*	1.19 (1.13, 1.25)	1.69×10^{-11}	12618 / 12123

2p24.1 区域 rs2123536 最近的基因是位于 150kb 的 *TTC32* 和 *WDR35*。*TTC32* 全称是 tetratricopeptide repeat domain 32（三角形四肽结构域 32），三角形四肽结构域的功能主要是提供与其他蛋白质相互结合的结构域。*WDR35* 编码的蛋白，属于色氨酸（W）-天门冬氨酸（D）重复蛋白家族（W-D repeat protein family），广泛参与细胞内的生命活动，如细胞周期调控、信号转导、细胞凋亡等。

4q32.1 区域 rs1842896 邻近基因为 *GUCY1A3*，*GUCY1A3* 基因编码可溶性鸟苷酸环化酶（sGC）α 亚基。sGC 是一氧化氮（NO）的主要受体，它启动 NO 信号转导通路，是 NO-cGMP 通路中的关键酶，参与血管舒缩、神经信号传递、抑制血小板凝集及细胞增殖和凋亡的调节，是冠心病和动脉粥样硬化的重要机制。研究发现 sGC 激活剂可以抑制动脉粥样硬化和再狭窄。目前已经开始研发 sGC 激活剂相关的药物。

6p21.32 区域 rs9268402 邻近的基因为 *C6orf10-BTNL2*，该区域既往报道与免疫疾病相关，包括新生儿狼疮、白癜风、结节病等。BTNL2（嗜乳脂蛋白样-2）是新近发现的 B7 家族样分子，其 mRNA 广泛表达于淋巴组织及非淋巴组织上。BTNL2 的受体可诱导性表达于活化的 T 细胞和 B 细胞。BTNL2 与其受体结合后可抑制 T 细胞的活化及细胞因子的产生，造成免疫应答失调。已经发现 *BTNL2* 基因多态位点（rs2076530）与川崎病相关。川崎病主要的一种病理表现是脉管炎，累及冠状动脉，研究发现患有川崎病的儿童将来发生冠心病的风险显著增加。

12q21.33 区域 rs7136259 邻近基因为 *ATP2B1*（ATPase，Ca^{++} transporting，plasma membrane 1），编码 PMCA1（质膜钙离子 ATP 酶 1），将 Ca^{2+} 从细胞质转用到细胞外。目前研究发现 ATP2B1 基因的遗传多态与血压水平显著相关。PMCA1 参与血小板活化，也与非胰岛素依赖型糖尿病（2 型糖尿病）引起的心血管并发症相关。

本研究同时证实了国外报道的 6 号染色体 *PHACTR1* 和 *TCF21* 基因、9 号染色体 *CDKN2A*/*CDKN2B* 基因以及 12 号染色体的 *C12orf51* 易感基因也与我国人群冠心病心肌梗死发病风险相关，达到基因组水平显著性（$P<5\times10^{-8}$）。此外还有 10 个国外报道的冠心病易感区域（1p32.2、1q41、10q23.31、10q24.32、11q22.3、15q25.1、3q22.3、6q26、17p11.2 和 17p13.3）在本研究中提供了支持的证据，*P* 值都小于 0.05。

上述欧美人群报道的易感区域在中国人群中得到了证实，但是一些区域在不同种族之间存在着等位基因异质性。如染色体 12q24 区域在欧美人群和中国人群中都报道与冠心病、高血压以及血脂相关，具有多效性。但是该区域在欧洲人群关联的所有位点在中国人群中都是单态，而与中国人群关联的位点在欧洲人群中也都是单态（如表 2 所示）。

综合在中国人群中确定的 9 个遗传标记，进一步开展了遗传因素对冠心病患病风险的模型预测分析。对发现的 9 个 SNPs（rs2123536、rs1842896、rs9349379、rs9268402、rs12524865、rs10757274、rs1333042、rs7136259 和 rs11066280）分析其在冠心病中的综合作用，计算遗传危险计分，见图 3。病例组平均遗传危险计分显著高于对照组（$P<1\times10^{-74}$）。与危险计分最低的一组个体相比，危险计分最高的个体患冠心病的风险增加 2.34 倍（*OR*＝2.34，95％ confidence interval（CI）＝2.11-2.59）。这对冠心病高危患者的预警具有重要意义。

表 2　12q24 区域冠心病遗传易感位点在不同种族之间的差异

Ethnic specific association	SNP	Gene annotation	Position	Ancestral allele	Derived allele	Derived allele frequently		
						CEU	CHB	JPT
Chinese								
	rs3782886	*BRAP*	110594872	A	G	0	0.15	0.24
	rs4646776	*ALDH2*	110714402	G	C	0	0.16	0.23
	rs671	*ALDH2*	110726149	G	A	0	0.16	0.23
	rs2074356	*C12orf51*	111129784	C	T	0	0.09	0.23
	rs77768175	*C12orf51*	111220501	A	G	NA	NA	NA
	rs11066280	*C12orf51*	111302166	T	A	0	0.17	0.24
European								
	rs3184504	*SH2B3*	110368991	C	T	0.41	0	0
	rs4766578	*ATXN2*	110388754	A	T	0.42	NA	NA
	rs10774625	*ATXN2*	110394062	G	A	0.42	0	0
	rs653178	*ATXN2*	110492139	A	G	0.41	0	0
	rs11065987	*BRAP*	110556807	A	G	0.34	0	0
	rs17696736	*C12orf30*	110971201	A	G	0.35	0	0
	rs17630235	*TRAFD1*	111076069	G	A	0.33	0	0
	rs11066188	*C12orf51*	111095097	G	A	0.32	0	0
	rs11066301	*PTPN11*	111355755	A	G	0.35	0	0
	rs11066320	*PTPN11*	111390798	G	A	0.35	0	0

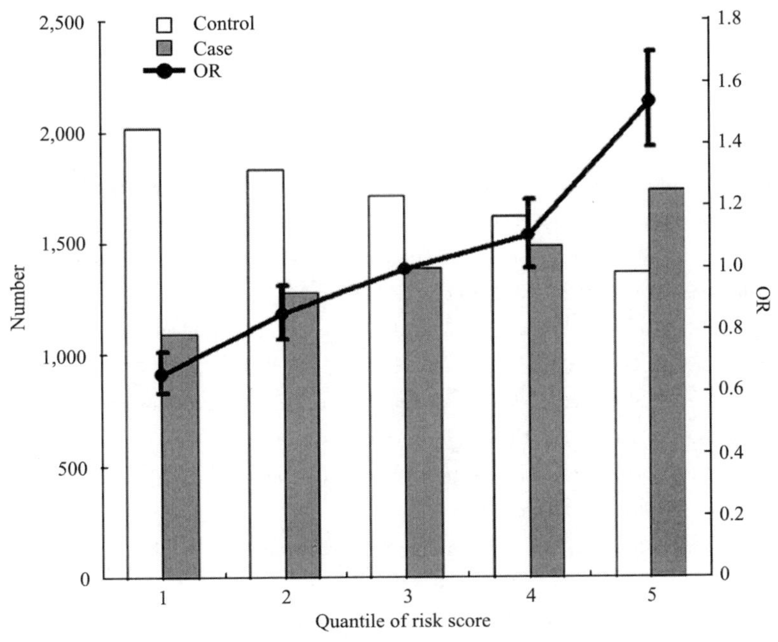

图 3　冠心病危险计分与冠心病风险

（三）本研究成果的医学意义

本项研究在中国人群中首次鉴定出 4 个新的冠心病易感基因，属于原创性成果。研究结果对解析冠心病和心肌梗死的遗传分子机制以及冠心病预警、高危人群的筛查和预测、临床早期诊断和新药研发具有重要的科学价值。

新发现的 4 个冠心病易感基因为冠心病病因研究提供新的理论基础，也为冠心病的预防与治疗提供新的潜在的药物靶点，具有潜在的应用价值。*GUCY1A3* 基因编码的可溶性鸟苷酸环化酶（sGC）α 亚基直接参与动脉粥样硬化发生发展过程。鸟苷酸环化酶激活剂已经在二期临床实验中用于治疗肺动脉高压，相信各大医药公司已经开展研发了鸟苷酸环化酶相关药物来抑制动脉粥样硬化，具有巨大的应用价值和市场前景。*BTNL2* 基因与免疫和炎症相关，而 *GUCY1A3*、*ATP2B1* 和 *C12orf51* 基因同时与血压或血脂显著相关，这提示免疫和炎症以及血压和血脂是动脉粥样硬化和冠心病的分子基础，为冠心病的基础研究提供了理论依据。

本项研究不仅发现了冠心病新的易感基因，同时系统评价了国外报道的冠心病基因在中国人群的作用，结果显示在不同种族之间冠心病遗传易感因素异质性和共同性并存，因此将有助于准确评估遗传易感因素在中国人群冠心病发生发展以及预后判断的预测价值。

主要参考文献

1. He J, Gu D, Wu X, et al. Major causes of death among men and women in China. N Engl J Med. 2005, 353 (11):

1124-1134.

2. The Wellcome Trust Case Control Consortium：Genome-wide association study of 14 000 cases of seven common diseases and 3000 shared controls. Nature. 2007，447（7145）：661-678.
3. Kathiresan S，Voight BF，Purcell S，et al. Genome-wide association of early-onset myocardial infarction with single nucleotide polymorphisms and copy number variants. Nat Genet. 2009，41（3）：334-341.
4. Gudbjartsson DF，Bjornsdottir US，Halapi E，et al. Sequence variants affecting eosinophil numbers associate with asthma and myocardial infarction. Nat Genet. 2009，41（3）：342-347.
5. Consortium CADCDG：A genome-wide association study in Europeans and South Asians identifies five new loci for coronary artery disease. Nat Genet. 2011，43（4）：339-344.
6. Schunkert H，Konig IR，Kathiresan S，et al. Large-scale association analysis identifies 13 new susceptibility loci for coronary artery disease. Nat Genet. 2011，43（4）：333-338.
7. Lu X，Wang L，Chen S，et al. Genome-wide association study in Han Chinese identifies four new susceptibility loci for coronary artery disease. Nat Genet. 2012，44（8）：890-894.
8. Deloukas P，Kanoni S，Willenborg C，et al. Large-scale association analysis identifies new risk loci for coronary artery disease. Nat Genet. 2012，45（1）：25-33.
9. Stasch J P. Soluble guanylate cyclase as an emerging therapeutic target in cardiopulmonary disease. Circulation. 2011，123：2263-2273.
10. Valentonyte R，Hampe J，Huse K，et al. Sarcoidosis is associated with a truncating splice site mutation in BTNL2. Nat Genet. 2005，37（4）：357-364.
11. Clancy RM，Marion MC，Kaufman KM，et al. Identification of candidate loci at 6p21 and 21q22 in a genome-wide association study of cardiac manifestations of neonatal lupus. Arthritis Rheum. 2010，62（11）：3415-3424.
12. Jin Y，Birlea SA，Fain PR，et al. Genome-wide analysis identifies a quantitative trait locus in the MHC class II region associated with generalized vitiligo age of onset. J Invest Dermatol. 2011，131（6）：1308-1312.
13. Hsueh KC，Lin YJ，Chang JS，et al. BTNL2 gene polymorphisms may be associated with susceptibility to Kawasaki disease and formation of coronary artery lesions in Taiwanese children. Eur J Pediatr. 2010，169（6）：713-719.
14. Tempel BL，Shilling DJ. The plasma membrane calcium ATPase and disease. Subcell Biochem. 2007，45：365-383.

四、记忆唤起—消退模式消除病理性记忆的研究

吴　萍　薛言学　陆　林

北京大学中国药物依赖性研究所

2012年，北京大学中国药物依赖性研究所陆林教授领衔的研究团队在动物实验和临床研究中首次证实了唤起—消退模式在成瘾记忆中的作用：采用这种非药理学的行为干预手段可有效破坏成瘾记忆的再巩固过程，消除成瘾者的病理性记忆，从而达到降低心理渴求和预防复吸的作用。研究成果于2012年4月发表在国际著名学术期刊*Science*上。该研究为药物成瘾的防复吸治疗和创伤后应激障碍等精神疾病的治疗提供了可靠的实验证据和理论依据，改变了病理性记忆的传统药物治疗理念，为防复吸治疗和病理性记忆的消除提供了新的非药理学干预手段，对因病理性记忆持续存在导致的精神疾病的治疗具有重大意义。

（一）研究背景及国内外研究进展

病理性记忆可以篡夺并利用正常学习记忆相关的神经环路，在脑内持久而强烈地存在，不易消除，并最终导致一系列精神疾病，如药物成瘾者反复复吸、创伤后应激障碍、焦虑障碍的持续存在等。其中，药物成瘾被认为是一种长期、慢性、复发性（relapsing）脑疾病，其显著特点表现为成瘾者不计后果的强迫性觅药、摄药行为（drug-seeking and drug taking），以及在戒断很长时间后依然高发的复吸率。尽管在药物成瘾领域已开展了大量的研究，但是药物成瘾确切的神经生物学机制目前仍不清楚。

近年来，大量的研究认为：药物成瘾是一种异常的学习记忆过程。异常强烈的病理性成瘾记忆的长期存在是强迫性觅药和用药行为持续存在的根本原因。病理性记忆与正常的学习记忆有着相似的神经生物学过程，包括形成、巩固、唤起、再巩固、消退及储存。具体来讲，记忆在获得之后处于一个不稳定的状态，容易被各种因素干扰，需要经过一个短暂的蛋白质合成依赖的过程之后才能成为稳定的记忆保存下来，这一过程称为记忆的巩固（consolidation）。大量的研究表明，巩固之后的稳定记忆在遭遇相关环境、线索之后，可被再次激活，并重新进入一个不稳定的状态，需要再次经历一个依赖于蛋白质合成的过程才能被长期保存，这一过程成为记忆的再巩固（reconsolidation）。记忆的再巩固过程并不是简单地将被激活后处于不稳定状态的原有记忆再次稳定下来，而是一个复杂的过程，其中包括对原有记忆的更新、强化以及整合。随着对记忆再巩固机制理解的不断深入，通过破坏再巩固过程来消除病理性记忆被认为是一种治疗情感障碍（如创伤后应激障碍、应激障碍）等精神疾病的新方法。

临床研究和动物实验都表明，牢固而持久的病理性成瘾性记忆的存在是成瘾行为发展和长期保持的原因，因此，研究干预成瘾性记忆的方法有助于药物成瘾的治疗。目前最常用于干预成瘾性记忆的两种方法是促进消退和破坏再巩固。“线索暴露疗法”是用于药物成瘾治疗的一种常用的行为治疗方法。成瘾者反复暴露于之前与药物相关的条件线索，但是没有药物的强化，从而在之前与药物相关的条件线索和缺少药物强化之间建立一种新的条件性关联。采用“线索暴露疗法”进行干预后，消退记忆能够暂时降低由伴药线索所诱导的心理渴求导致的复吸，但是并没有破坏原有的成瘾记忆，因此在一定条件下，复吸能够再次发生。破坏记忆的再巩固过程则需要用到一些工具药物和使用一些侵入性操作，极大地限制了临床应用。Monfils 和 Schiller 分别在动物实验和临床试验中发现唤起之后在再巩固的时间窗内（6 小时）进行消退训练通过干扰记忆的再巩固阶段改变原有的恐惧记忆，永久性消除对条件线索的恐惧反应。这表明在记忆的不稳定阶段（再巩固）进行消退训练有可能成为一种新的非药理学干预模式。因此，陆林教授课题组采用唤起—消退这种非药理学的行为干预手段对成瘾性记忆进行干预，研究了唤起—消退训练模式对成瘾等病理性记忆作用，以期为药物成瘾和相关精神疾病的治疗提供新的策略和途径。

（二）研究过程及结果

为了研究唤起—消退模式对成瘾记忆的影响，陆林教授课题组首先采用复吸的动物模型研究了唤起—消退训练模式对药物相关线索以及药物本身诱导的渴求行为的影响，采用的动物模型包括条件性位置偏爱模型（conditioned place preference，CPP）和自我给药模型（self-administration，SA）。然后，在海洛因成瘾者中进一步验证了唤起—消退训练模式对药物相关线索诱导的心理渴求的影响。

首先，在吗啡 CPP 模型中研究了唤起—消退训练模式对动物觅药行为的影响。大鼠在成功建立 CPP 模型之后，随机分为三组，接受消退训练或唤起—消退训练（唤起后 10 分钟、1 小时或 6 小时），待大鼠的 CPP 行为完全消退之后，采用吗啡注射诱导大鼠的觅药行为重现（复燃）或观察 CPP 行为的自发恢复。在吗啡诱导的复燃实验中，该研究发现：在记忆唤起后 10 分钟以及 1 小时进行消退时，吗啡不能诱导大鼠的 CPP 行为重新出现；无记忆唤起直接消退组以及记忆唤起后 6 小时进行消退组大鼠的 CPP 行为能够被吗啡所诱导重现（图 1）。在可卡因 CPP 的复燃实验中，该研究也得到了一致的结果，说明唤起—消退模式可以破坏不同类型成瘾药物形成的病理性成瘾记忆。由于消退记忆随着时间的推移可以自发性恢复，所以课题组采用的吗啡/可卡因 CPP 模型，研究了唤起—消退训练模式对 CPP 自发恢复的影响。结果表明：记忆唤起后 10 分钟或 1 小时进行消退组大鼠的 CPP 行为在消退之后 28 天的测试中不能自发恢复，而无记忆唤起直接进行消退组以及记忆唤起后 6 小时进行消退组大鼠的 CPP 行为则在消退后第 28 天自发恢复。

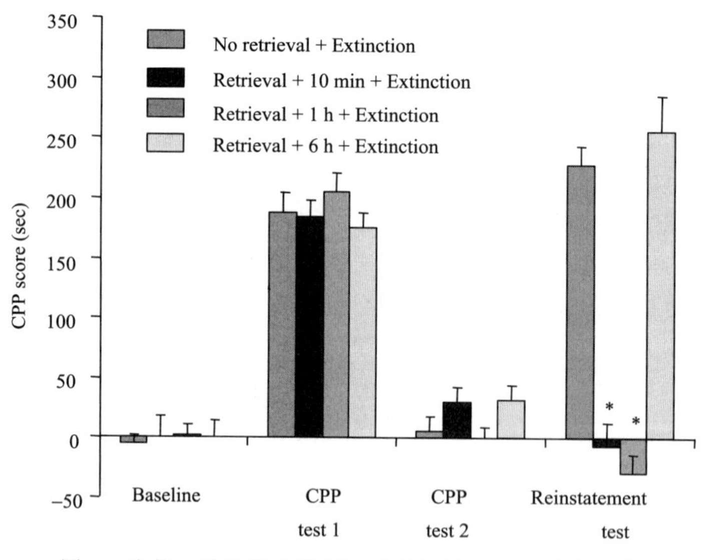

图 1 唤起—消退模式降低吗啡诱导的 CPP 行为的复燃

该课题组在海洛因自我给药模型中进一步验证了唤起—消退训练模式对大鼠觅药行为的影响。大鼠在成功建立自我给药模型之后，接受消退训练/唤起—消退训练，待大鼠的觅药行为完全消退之后进行药物本身诱导的复燃测试、觅药行为的自发恢复测试，以及伴药相关环境诱导的复燃的测试。研究发现记忆唤起后 10 分钟进行消退训练组可以降低由药物注射所诱导觅药行为的复燃现象（图 2），而不进行记忆唤起，直接进行消退训练组大鼠则发生觅药行为复燃现象，并且在海洛因和可卡因的自我给药模型上得到一致的结果。此外，唤起—消退训练模式还能够有效地降低消退了的觅药行为的自发恢复以及由伴药相关环境诱导的复燃现象。在机制研究中，课题组检测了消退训练/唤起—消退训练后 24 小时 PKMζ 在参与消退以及再巩固过程相关脑区的表达情况，结果表明唤起后 1 小时进行消退训练可以显著增加 PKMζ 下边缘皮层的表达并且降低其在基底外侧杏仁核的表达，提示 PKMζ 可能参与了唤起—消退训练模式对成瘾记忆的破坏作用。

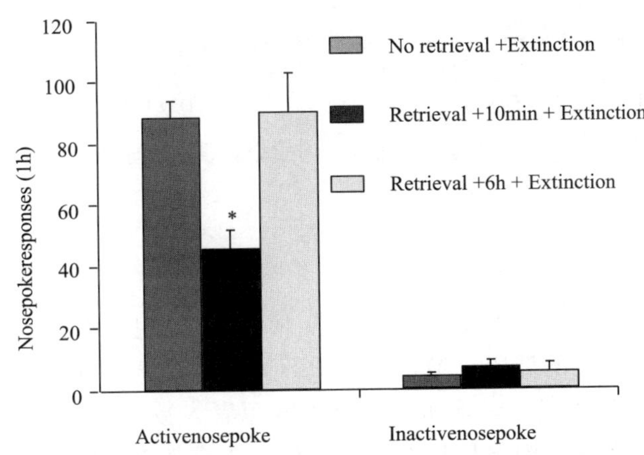

图 2　唤起—消退模式降低海洛因诱导的自我给药行为的复燃

基于唤起-消退训练模式在动物模型上结果，该课题组进一步研究了该模式对海洛因成瘾者心理渴求的作用。在临床研究中，该课题组采用 VAS 量表（visual analog scale）检测海洛因成瘾者在海洛因相关线索暴露前后的心理渴求评分，并且同时检测心率及血压变化。成瘾记忆的唤起过程通过观看一段 5 分钟的海洛因使用相关视频来实现，非唤起组则观看一段中性视频，消退过程包括反复观看海洛因相关视频、海洛因相关来实现图片以及海洛因使用相关用具 1 个小时。经过两天的消退/唤起—消退训练之后，分别在实验的第 4、第 34 及第 184 天再检测受试者海洛因相关线索诱导的心理渴求以及心率血压变化。研究发现记忆唤起后 10 分钟进行消退训练可以显著降低海洛因相关线索诱导的心理渴求以及血压的改变，但是在记忆唤起后 6 小时进行消退训练则没有效果，并且这种作用可以维持到消退训练之后的 180 天，此发现提示记忆唤起—消退训练模式对于降低海洛因成瘾者由伴药线索诱导的心理渴求同样有效（图 3）。记忆唤起—消退训练模式所存在时间窗的限制表明记忆唤起之后进行消退训练只有在唤起之后记忆再巩固的时间窗内进行才能够破坏成瘾性记忆，达到降低成瘾者由海洛因相关线索诱导的心理渴求的增加。上述结果表明记忆唤起—消退模式可以有效破坏成瘾记忆，并且可以很好地转化到防复吸的临床应用中，具有开创性的理论价值和巨大现实意义。

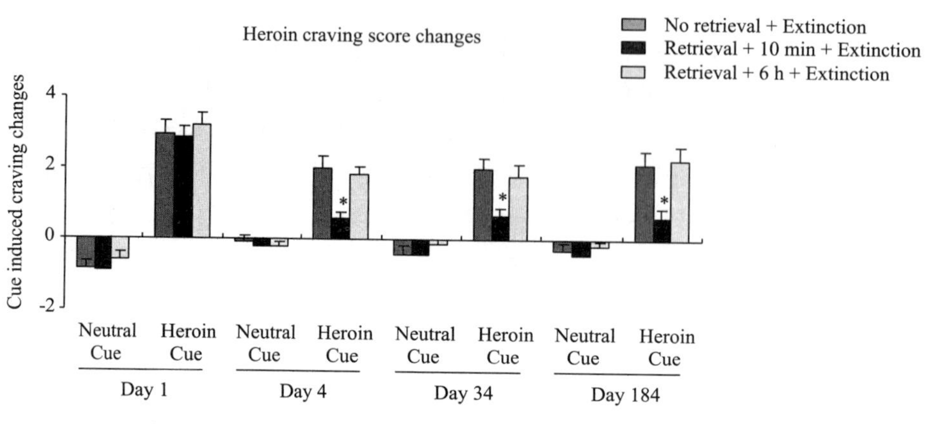

图 3 唤起—消退模式降低海洛因成瘾者线索诱导的心理渴求

（三）研究意义及价值

精神疾病（如药物成瘾、抑郁症等）占全球疾病总负担的 13%，高于心血管疾病和癌症，严重危害着人类的健康，给社会造成巨大的负担。在我国，精神障碍患病率高达 15%，患者人数超过 1 亿人，而重性精神疾病患者人数超过 1600 万人。陆林教授课题组研究的唤起—消退模式消除病理性记忆的研究为精神疾病的临床治疗提供了新的策略，克服了传统治疗方式的局限性。

近年来药物成瘾被认为是一种异常的学习记忆，大量的研究表明破坏成瘾性记忆可以降低心理渴求和复吸，目前干预成瘾性记忆最常用的两种方法是消退训练和破坏再巩固。但是消退记忆只能够暂时性抑制成瘾性记忆的表达，其效果并不持久；其次，消退记忆是环境依赖性的，只是消除消退训练时所处环境与药物之间的联系；最后，消退的成瘾性行为能够在成瘾性药物、伴药相关线索，以及应激的诱导下再次出现，而破坏成瘾记忆通常需要使用到各种工具药物以及操作过程中侵入性，这也极大地限制了相关研究的临床应用价值。本研究中陆林课题组采用记忆唤起联合消退训练模式可以有效地破坏成瘾性记忆，从而达到降低心理渴求和预防复吸的目的。首先该研究在两种经典的模拟动物复吸的模型中发现记忆唤起—消退训练可以降低由成瘾药物本身诱导的复吸以及有效地阻止动物的觅药行为的自发恢复，并且记忆唤起—消退训练模式克服了传统“暴露疗法”环境依赖性的效果。该研究的研究结果表明，记忆唤起消退训练模式完全不同于单纯的消退疗法，该模式可以有效地破坏顽固的成瘾性记忆，从而持久地降低心理渴求达到预防复吸的效果。

此外，记忆唤起—消退模式是一种单纯的行为学干预模式，不需要使用工具药物以及侵入性操作，因而不存在治疗药物使用所带来的副作用，具有较好的临床应用价值。该课题组进一步在临床试验中验证了记忆唤起—消退模式对于降低海洛因成瘾者心理渴求的作用。结果表明记忆唤起—消退模式可以有效地降低海洛因相关线索诱导地心理渴求，并且这一效果至少可以维持 180 天。本研究成功将基础研究与临床研究相结合证明了记忆唤起—消退模式可以有效地降低心理渴求，同时也进一步地体现了记忆唤起—消退训练模式防复吸治疗临床应用中的巨大价值。该研究为药物成瘾的防复吸治疗和创伤后应激障碍等精神疾病的治疗提供了可靠的实验证据和理论依据，改变了病理性记忆的传统药物治疗理念，为防复吸治疗和病理性记忆的消除提供了新的非药理学干预手段，对因病理性记忆持续存在导致的精神疾病的治疗具有重大意义。2012 年 4 月 *Science* 杂志发表同期评论文章高度肯定了本研究的价值，剑桥大学著名神经生物学家英国皇家科学院院士 Barry Everitt 指出该研究不但加深了对药物成瘾的理解，同时也为防复吸治疗提供了一种新的思路。

主要参考文献

1. Alberini C M. Mechanisms of memory stabilization：are consolidation and reconsolidation similar or distinct processes? Trends Neurosci. 2005，28（1）：51-56.
2. Bardo M T，Rowlett J K，Harris M J，et al. Conditioned place preference using opiate and stimulant drugs：a meta-analysis. Neurosci Biobehav Rev. 1995，19（1）：39-51.
3. Berger S P，Hall S，Mickalian J D，et al. Haloperidol antagonism of cue-elicited cocaine craving. Lancet. 1996，347（9000）：504-508.
4. Bouton M E，Swartzentruber D. Sources of relapse after extinction in Pavlovian and instrumental learning. Clin. Psychol. Rev. 1991，11：123-140.
5. Bouton M E. Context，ambiguity，and unlearning：sources of relapse after behavioral extinction. Biol Psychiatry. 2002，52（10）：976-986.
6. Cami J，Farre M. Drug addiction. N Engl J Med. 2003，349（10）：975-986.
7. Chao J，Nestler E J. Molecular neurobiology of drug addiction. Annu Rev Med. 2004，55：113-132.
8. Clem R L，Huganir R L. Calcium-permeable AMPA receptor dynamics mediate fear memory erasure. Science. 2010，330（6007）：1108-1112.
9. Conklin C A，Tiffany S T. Applying extinction research and theory to cue-exposure addiction treatments. Addiction. 2002，97（2）：155-167.
10. Crombag H S，Shaham Y. Renewal of drug seeking by contextual cues after prolonged extinction in rats. Behav Neurosci. 2002，116（1）：169-173.
11. Dudai Y. Reconsolidation：the advantage of being refocused. Curr. Opin. Neurobiol. 2006，16（2）：174-178.
12. Duvarci S，Nader K. Characterization of fear memory reconsolidation. J Neurosci. 2004，24（42）：9269-9275.
13. Eisenberg M，Kobilo T，Berman D E，et al. Stability of retrieved memory：inverse correlation with trace dominance. Science. 2003，301（5636）：1102-1104.
14. Hyman S E，Malenka R C. Addiction and the brain：the neurobiology of compulsion and its persistence. Nat Rev Neurosci. 2001，2（10）：695-703.
15. Hyman S E. Addiction：a disease of learning and memory. Am J Psychiatry. 2005，162（8）：1414-1422.
16. Kindt M，Soeter M，Vervliet B，et al. Beyond extinction：erasing human fear responses and preventing the return of fear. Nat Neurosci. 2009，12（3）：256-258.
17. Lee J L，Di Ciano P，Thomas K L，et al. Disrupting reconsolidation of drug memories reduces cocaine-seeking behavior. Neuron. 2005，47（6）：795-801.
18. Lee J L，Milton A L，Everitt B J，et al. Cue-induced cocaine seeking and relapse are reduced by disruption of drug memory reconsolidation. J Neurosci. 2006，26（22）：5881-5887.
19. Lee J L. Reconsolidation：maintaining memory relevance. Trends Neurosci. 2009，32（8）：413-420.
20. Li Y Q，Li F Q，Wang X Y，et al. Central amygdala extracellular signal-regulated kinase signaling pathway is critical to incubation of opiate craving. J Neurosci. 2008，28（49）：13248-13257.

21. Li Y Q, Xue Y X, He Y Y, et al. Inhibition of PKMzeta in nucleus accumbens core abolishes long-term drug reward memory. J Neurosci. 2011, 31 (14): 5436-5446.
22. Nader K, Schafe G E, Le Doux J E, et al. The labile nature of consolidation theory. Nat Rev Neurosci. 2000, 1 (3): 216-219.
23. Marlatt G A. Cue exposure and relapse prevention in the treatment of addictive behaviors. Addict Behav. 1990, 15 (4): 395-399.
24. Miller C A, Marshall J F. Altered Fos expression in neural pathways underlying cue-elicited drug seeking in the rat. Eur J Neurosci. 2005, 21 (5): 1385-1393.
25. Milekic M H, Brown S D, Castellini C, et al. Persistent disruption of an established morphine conditioned place preference. J. Neurosci. 2006, 26 (11): 3010-3020.
26. Milton A L, Lee J L, Everitt B J, et al. Reconsolidation of appetitive memories for both natural and drug reinforcement is dependent on {beta} -adrenergic receptors. Learning & Memory. 2008, 15 (2): 88-92.
27. Milton A L, Everitt B J. The psychological and neurochemical mechanisms of drug memory reconsolidation: implications for the treatment of addiction. Eur. J. Neurosci. 2010, 31 (12): 2308-2319.
28. Monfils M H, Cowansage K K, Klann E, et al. Extinction-reconsolidation boundaries: key to persistent attenuation of fear memories. Science. 2009, 324 (5929): 951-955.
29. Mueller D, Stewart J. Cocaine-induced conditioned place preference: reinstatement by priming injections of cocaine after extinction. Behav Brain Res. 2000, 115 (1): 39-47
30. Nader K, Schafe G E, Le Doux J E, et al. Fear memories require protein synthesis in the amygdala for reconsolidation after retrieval. Nature. 2000, 406 (6797): 722-726.
31. Sacktor T C. How does PKMzeta maintain long-term memory? Nat Rev Neurosci. 2011, 12 (1): 9-15.
32. Sanchez H, Quinn J J, Torregrossa M M, et al. Reconsolidation of a cocaine-associated stimulus requires amygdalar protein kinase A. J. Neurosci. 2010, 30 (12): 4401-4407.
33. Schiller D, Monfils M H, Raio C M, et al. Preventing the return of fear in humans using reconsolidation update mechanisms. Nature. 2010, 463 (7277): 49-53.
34. Shaham Y, Shalev U, Lu L, et al. The reinstatement model of drug relapse: history, methodology and major findings. Psychopharmacology. 2003, 168 (1-2): 3-20.
35. Shema R, Sacktor T C. Rapid erasure of long-term memory associations in the cortex by an inhibitor of PKM zeta. Science. 2007, 317 (5840): 951-953.
36. Stewart J, de Wit H, Eikelboom R, et al. Role of unconditioned and conditioned drug effects in the self-administration of opiates and stimulants. Psychol. Rev. 1984, 91: 251-268.
37. Taylor J R, Olausson P, Quinn J J, et al. Targeting extinction and reconsolidation mechanisms to combat the impact of drug cues on addiction. Neuropharmacology. 2009, 56 (Suppl 1): 186-195.
38. Tronson N C, Taylor J R. Molecular mechanisms of memory reconsolidation. Nat Rev Neurosci. 2007, 8 (4): 262-275.
39. Wouda J A, Diergaarde L, Riga D, et al. Disruption of long-term alcohol-related memory reconsolidation: Role of beta-adrenoceptors and NMDA receptors. Front. Behav. Neurosci. 2010, 4: 179.

五、Tespa1 调控 T 细胞受体信号传导及胸腺 T 细胞的发育

郑明珠　鲁林荣

浙江大学免疫学研究所

（一）研究背景和国内外研究现状

T 细胞是在细胞表面表达 T 细胞受体（T-cell receptor，TCR，主要是 αβTCR）和

CD3 复合物的淋巴细胞，在机体免疫反应中起到核心的作用。根据其分化的特征，T 细胞又分为各种不同的亚群，在介导免疫反应和免疫调控过程中起到多种不同的作用。T 细胞在中枢免疫器官胸腺中发育分化，其发育分化是一个复杂而又高度有序的选择过程：进入胸腺的前体细胞，在胸腺基质细胞的作用下，首先经历从双阴性（$CD4^-$ $CD8^-$，double negative，DN）到双阳性（$CD4^+$ $CD8^+$，double positive，DP）的发育阶段。其中 DN 阶段又可以根据 CD25 和 CD44 的表达分成从 DN1 到 DN4 四个阶段。T 细胞在 DN3 阶段完成 TCR β 链的重排后，能在细胞表面表达 pre-TCR（和 pTα 形成受体复合物）。不能表达 pre-TCR 的细胞无法进一步增殖而被清除。这是 T 细胞发育的第一个检查点，称为“β-selection”。表达 pre-TCR 的 DN 细胞进而发育成 DP 细胞并完成 TCR α 链的重排，在细胞表面表达 TCR；随后，表达 TCR 的 DP 细胞通过阳性选择（positive selection）获得对 MHC II 类和 I 类分子的识别，从而选择性表达 CD4 或 CD8，发育成 $CD4^+$ 或 $CD8^+$ 单阳性 T 细胞；最后，单阳性细胞还要经历阴性选择（negative selection），获得对自身抗原的耐受，最终发育为成熟的 $CD4^+$ 或 $CD8^+$ T 细胞，并被释放到外周发挥其免疫功能。

T 细胞发育受到分子水平的精细调控。调控 T 细胞发育和分化的关键因素包括胸腺基质细胞来源的信号（Notch 信号、IL7 信号和 TCR 信号等）、重组激活酶的瞬时表达、TCR 基因重排，以及转录因子的顺序表达和活化等。这些关键信号和因子的活化，不仅保证了胸腺 T 细胞的成熟，还决定了 T 细胞向 $CD4^+$ 或 $CD8^+$ 的定向分化。所以，与 T 细胞发育相关基因的改变，往往是导致 T 细胞发育异常的首要原因，而 T 细胞发育的异常往往会导致机体免疫功能的偏离，引发和免疫缺陷或自身免疫性疾病。早在 1992 年，哈佛医学院 Fred Alt 实验室通过基因敲除实验证明，重组激活酶 Rag2 缺失会使 TCR 重排无法完成而导致 T 和 B 细胞发育受阻。近年来，利用基因敲除方法，许多与胸腺 T 细胞发育分化相关的重要因子先后得到鉴定，其中大部分都是参与 TCR 信号传导的信号分子或是受到 TCR 信号调控表达的蛋白。

1. TCR 介导的信号传导在 T 细胞发育过程中的作用

胸腺 T 细胞发育到 $CD4^+$ $CD8^+$ 双阳性阶段的时候，其表面开始表达 TCR，TCR 和胸腺皮质中自身 MHC：多肽复合物相互作用，能激发细胞内的细胞信号传导，而这些胞内信号正是使双阳性 T 细胞维持存活，并进一步增殖分化的先决条件（阳性选择）。按现有的假设，TCR 信号的特性和强弱，决定了 DP 细胞向 $CD4^+$ 或 $CD8^+$ SP 细胞的分化方向：如果 TCR 信号持续而较强，T 细胞就会向 $CD4^+$ 方向分化；反之，如果 TCR 信号短暂而微弱，T 细胞就会向 $CD8^+$ 方向分化。在经历了阳性选择后，T 细胞还将经历阴性选择，T 细胞表面的 TCR 会与胸腺树突状细胞和胸腺髓质上皮细胞上的自身 MHC：多肽复合物相互作用。如果表达的 TCR 与自身 MHC：多肽复合物过高亲和力结合，则该 T 细胞会被诱导凋亡（阴性选择），一定（中等）亲和力者转而发育成具有抑制活性的调节性 T 细胞。只有表达具有和自身 MHC：多肽低亲和力结合能力 TCR 的 T 细胞能存活并成熟。因此，胸腺 T 细胞 TCR 信号传导在 T 细胞发育分化中起到关键性作用，而参与 TCR 信号转导的信号分子也都在此过程中起到举足轻重的作用。一些 TCR 信号分子如 Zap70、Itk、Lck 和 Fyn 等激酶或是鸟苷酸交换因子 Vav 的突变，都会导致阳性选择的障碍。一般认为，在阴性选择和阳性选择的决定过程中，低亲和力配体激活 TCR 时，导致 ERK 激酶的活化，是 T 细胞阳性选择中所必需的信号。所以，*ERK* 基因敲除会导致 T 细胞发育被阻断在双阳性阶段；而高亲和力配体对 TCR 信号的激活，能诱导 JNK 和 p38 激酶的活化，促使 T 细胞走向凋亡（阴性选择）。现有的理论亦认为，强度不同的 TCR 信号是通过诱导 LAT 分子不同位点的磷酸化，来决定下游信号途径的选择性激活，从而决定 T 细胞最终能够继续存活还是走向凋亡，此外，TCR 介导的钙信号激活也是另一个与 T 细胞的阳性选择密切相关的信号途径。

2. 转录因子在调控 T 细胞分化中的核心作用

除了 TCR 信号，在 T 细胞发育中起到决定性作用的另一类分子就是各种不同的转录因子。转录因子的顺序表达精细调控着 T 细胞的发育分化。例如转录因子 GATA-3、Tox、Egr-1 和 c-Myb 等的表达都受到 TCR 信号诱导，并起到调控 TCR 信号的作用，因而在双阳性胸腺 T 细胞阳性选择过程中发挥重要的作用。而另一类转录因子如 ThPOK 和 Runx3 等则决定了双阳性胸腺 T 细胞在完成阳性选择后是向 $CD4^+$ 还是 $CD8^+$ 方向发育。ThPOK 是指导 DP 细胞向 $CD4^+$ 或 $CD8^+$ 方向分化的决定性转录因子，*ThPOK* 基因敲除会使得原本向 $CD4^+$ 方向发育的 T 细胞转而发育成 $CD8^+$ T 细胞，而该基因的过表达则可使 $CD8^+$ T 细胞转分化为 $CD4^+$ T 细胞。而 Runx3 则是向 $CD8^+$ T 细胞分化的关键驱动因子，它的缺失会使一些原本沉默的 $CD4^+$ T 细胞特异性分子，如 CD4 重新表达于 $CD8^+$ T 细胞，$CD8^+$ T 细胞的细胞毒性功能也受到影响。同样的，NKT 细胞发育所必需的转录因子 PLZF 的缺失会导致 NKT 细胞的缺失，转录因子 SOX13 的缺陷会导致 γδT 细胞发育障碍，而 *FOXP3* 基因的缺失，会使得 $CD4^+$ $FOXP3^+$ 调节性 T 细胞的发育受阻。

3. 基因敲除动物模型证实仍有未知功能的蛋白质因子参与 T 细胞发育，预示未知调控机制的存在

除了上述信号分子与转录因子之外，还有一些其他类型的分子参与 T 细胞发育和选择：促凋亡分子 Bim 被认为是阴性选择过程中促使自身反应性 T 细胞凋亡所必需的分子；一些细胞周期分子、磷酸酶或泛素连接酶等，因为能直接或间接地影响到信号传导和细胞的存活而影响到 T 细胞发育。关于 T 细胞发育分化机制现有的假说正是基于对这些信号传导途径和关键分子的研究。特别是近年来，对一些参与 T 细胞发育新分子的研究，揭示了一些不依赖于任何已知调控机制的新机制的发现和深入研究。最好的例子是 2009 年 8 月份报道的一个与胸腺细胞阳性选择密切相关的基因 *Themis*（thymus expressed molecule involved in selection）。*Themis* 是一个在双阳性和单阳性 T 细胞中特异性高表达的未知功能基因。美国与日本的几家实验室几乎同时报道了对 *Themis* 基因敲除小鼠的研究，一致发现 *Themis* 缺失能导致胸腺 T 细胞发育受阻在 DP 阶段，因而确定它是一个与 T 细胞阳性选择密切相关的蛋白，但是其生物学功能至今尚未明确。这一发现预示着胸腺 T 细胞的发育还可能受到有别于任何已知机制的调

控。对这些调控机制的探讨，将有助于我们更全面阐述 T 细胞的发育分化的机制。

对这些 T 细胞发育相关分子及其作用机制的研究，不仅帮助我们进一步阐明了 T 细胞发育的分子机制，而且帮助解释了临床上一些相关疾病的发病机理，为开发针对这些疾病的诊断方法和治疗药物打下了基础。然而，尽管目前在 T 细胞的分化发育研究领域取得了很大的成果，但是距离揭示整个过程的分子机制还存在着一定的距离。一些 T 细胞发育分化过程中重要的上、下游分子事件尚未得到阐明。

（二）主要成果介绍（包括简要介绍研究的过程、重点介绍研究结果和结论）

本课题利用生物信息学的方法找到了一些在 T 细胞发育过程中特异性表达的基因，其中就包括了 *Themis*。由于 *Themis* 的相关工作已经见诸报导，我们转而研究了另一个具有类似表达特性的基因 *Tespa1*（thymocyte-expressed，positive selection-associated 1）。为了研究该基因在 T 细胞发育过程中的作用，我们构建了 *Tespa1* 基因敲除小鼠。对 $Tespa1^{-/-}$ 小鼠的表型进行了初步分析。研究发现，*Tespa1* 基因的缺失，导致了胸腺和外周成熟单阳性 $CD4^+$ 和 $CD8^+$ SP 细胞的数目和比例明显下降。进一步分析表明，T 细胞发育受阻在阳性选择阶段，提示 *Tespa1* 可能是另一个在 T 细胞阳性选择过程中发挥着重要调控作用的关键分子。进一步的细胞水平研究显示，*Tespa1* 对于指导 T 细胞发育的 T 细胞受体（TCR）信号传导起着精细的调控作用：*Tespa1* 的缺失导致 T 细胞对 TCR 刺激的反应性显著降低，包括 T 细胞的活化、增殖以及效应因子的分泌等。我们最后在分子水平对 *Tespa1* 的功能进行了阐释，发现 *Tespa1* 能与 TCR 信号传导过程中形成的 LAT 信号转到体相互作用，并可能通过协助 LAT 信号传导体的组装来发挥其在 T 细胞发育过程中的调控作用。

本成果以论文形式在国际免疫学权威杂志《自然—免疫学》上发表（2012 年 5 月）（图 1）。国际著名免疫学家 Nicholas Gascoigne 在同期杂志上发表了述评，对该成果进行了高度评价，称本研究是该领域一项令人吃惊的发现，认为该研究改变了我们对 T 细胞发育机制的原有认识。国际著名专业学术评价网站“Faculty 1000”也对该研究进行了专题评论，认为本研究揭示了一个调控 T 细胞发育的重要新成员，提示 T 细胞分化发育存在更为复杂的调控。本发现对于研究人类免疫缺陷的遗传机理也有重要的借鉴意义，为免疫缺陷疾病的预测、诊断和治疗提供了新的分子标志和可能靶标。

（三）重点分析本研究成果的医学意义，包括理论意义和应用价值

人体免疫系统依赖淋巴细胞来抵御外界微生物的感染。其中，T 淋巴细胞在免疫反应中担当重要的角色，T 细胞的功能异常会导致机体免疫功能的紊乱并诱发多种疾病：如先天性 T 细胞缺陷会导致婴儿细胞免疫功能缺失，易患真菌、病毒、原虫等感染，严重的在 3～4 个月就会因感染而死亡；同时 T 细胞免疫缺陷者的肿瘤发病率是正常人 100～300 倍；而大家熟知的艾滋病就是因为 HIV 病毒就是通过攻击人体的 CD4 T 细胞使其丧失功能，进而导致获得性免疫缺陷。因此淋巴细胞的分化发育和成熟机制长期以来一直是基础免疫学的重要内容和研究热点。

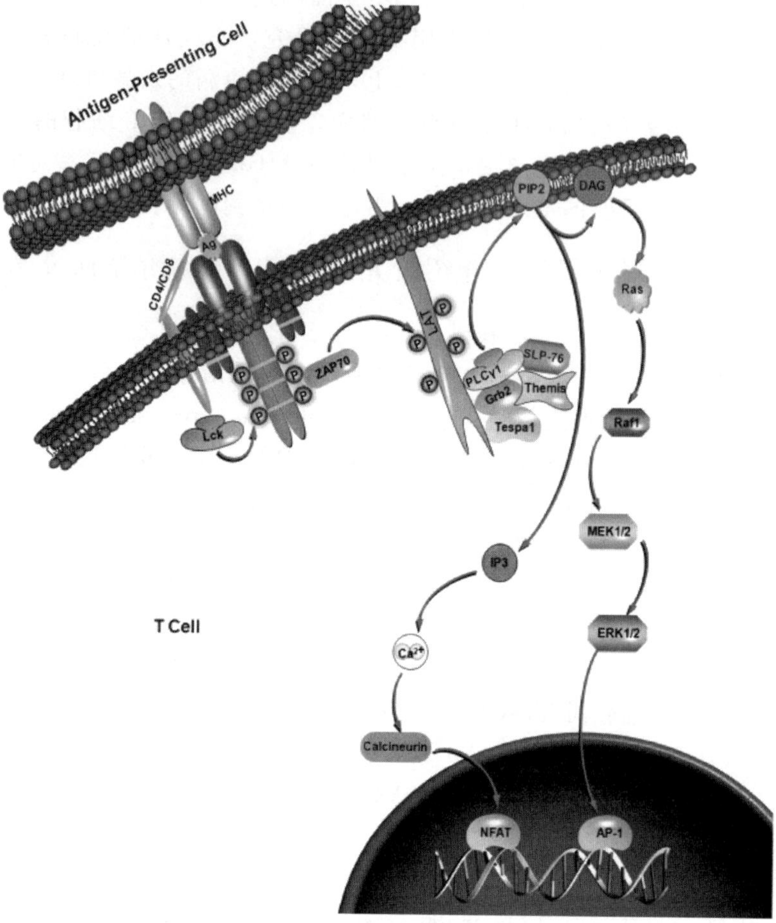

图 1　Tespa1 作用模式图

在 TCR 活化下，Tespa1 被招募到 LAT 信号体上，与 Grb2 和 PLCγ1 相互作用。这种作用能在一定程度上稳定信号复合体的组装，从而确保 Erk 和钙离子信号的活化。

T 淋巴细胞在胸腺中发育，该过程受到精细的细胞和分子水平调控。本项目针对 T 细胞发育调控这个最基础的免疫学问题开展研究，通过生物信息学筛选和基因敲除小鼠研究，首次鉴定并命名了一个参与调控 T 淋巴细胞发育的重要分子 Tespa1。这个新分子的发现和对其作用机制的研究，揭示了 T 淋巴细胞的发育调控的新机制。Tespa1 分子是一个迄今为止没有任何报道的未知功能分子，由本研究团队首次根据它的功能命名，工作具有原创性。

这项研究扩充了我们目前对 T 细胞发育和 T 细胞信号传导的认识，同时也为 T 淋巴细胞相关疾病的临床诊断和治疗提供了新的研究靶点和思路。接下来，研究团队将在患有免疫缺陷或免疫功能紊乱的病人中调查有无 *Tespa1* 基因的突变，探究这种基因与人体疾病的相互关联。如果存在关联，那么 *Tespa1* 基因可以作为今后这类疾病基因诊断和靶向治疗的重要指标。

主要参考文献

1. Zhu J, Paul WE. CD4 T cells: fates, functions, and faults. Blood. 2008, 112 (5): 1557-1569.
2. Starr TK, Jameson SC, Hogquist KA. Positive and negative selection of T cells. Annual review of immunology. 2003, 21: 139-176.
3. Rothenberg EV, Taghon T. Molecular genetics of T cell development. Annual review ofImmunology. 2005, 23: 601-649.
4. Liu X, Bosselut R. Duration of TCR signaling controls CD4-CD8 lineage differentiation *in vivo*. Nature Immunology. 2004, 5 (3): 280-288.
5. von Boehmer H, Melchers F. Checkpoints in lymphocyte development and autoimmune disease. Nature Immunology. 11 (1): 14-20.
6. Fischer A, Malissen B. Natural and engineered disorders of lymphocyte development. Science. 1998, 280 (5361): 237-243.
7. Zamoyska R, Basson A, Filby A, et al. The influence of the src-family kinases, Lck and Fyn, on T cell differentiation, survival and activation. ImmunologicalReviews. 2003, 191: 107-118.
8. Daniels MA, Teixeiro E, Gill J, et al. Thymic selection threshold defined by compartmentalization of Ras/MAPK signalling. Nature, 2006, 444 (7120): 724-729.
9. Pages G, Guerin S, Grall D, et al. Defective thymocyte maturation in p44 MAP kinase (Erk 1) knockout mice. Science. 1999, 286 (5443): 1374-1377.
10. Rincon M, Whitmarsh A, Yang DD, et al. The JNK pathway regulates the *in vivo* deletion of immature CD4 (+) CD8 (+) thymocytes. The Journal of Experimental Medicine. 1998, 188 (10): 1817-1830.
11. Werlen G, Hausmann B, Naeher D, et al. Signaling life and death in the thymus: timing is everything. Science. 2003, 299 (5614): 1859-1863.
12. Freedman BD, Liu QH, Somersan S, et al. Receptor avidity and costimulation specify the intracellular Ca^{2+} signaling pattern in CD4 (+) CD8 (+) thymocytes. The Journal of Experimental Medicine. 1999, 190 (7): 943-952.
13. Kane LP, Hedrick SM. A role for calcium influx in setting the threshold for CD4+CD8+ thymocyte negative selection. J Immunol . 1996, 156 (12): 4594-4601.
14. Cruz-Guilloty F, Pipkin ME, Djuretic IM, et al. Runx3 and T-box proteins cooperate to establish the transcriptional program of effector CTLs. The Journal of Experimental Medicine. 2009, 206 (1): 51-59.
15. Wang L, Wildt KF, Castro E, et al. The zinc finger transcription factor Zbtb7b represses CD8-lineage gene expression in peripheral CD4+ T cells. Immunity. 2008, 29 (6): 876-887.
16. Wang L, Wildt KF, Zhu J, et al. Distinct functions for the transcription factors GATA-3 and ThPOK during intrathymic differentiation of CD4 (+) T cells. NatureImmunology. 2008, 9 (10): 1122-1130.
17. Fontenot JD, Gavin MA, Rudensky AY. Foxp3 programs the development and function of CD4+CD25+ regulatory T cells. Nature Immunology. 2003, 4 (4): 330-336.
18. Kovalovsky D, Uche OU, Eladad S, et al. The BTB-zinc finger transcriptional regulator PLZF controls the development of invariant natural killer T cell effector functions. Nature Immunology. 2008, 9 (9): 1055-1064.
19. Melichar HJ, Narayan K, Der SD, et al. Regulation of gammadelta versus alphabeta T lymphocyte differentiation by the transcription factor SOX13. Science. 2007, 315 (5809): 230-233.
20. Allen PM. Themis imposes new law and order on positive selection. Nature Immunology. 2009, 10 (8): 805-806.
21. Fu G, Vallee S, Rybakin V, et al. Themis controls thymocyte selection through regulation of T cell antigen receptor-mediated signaling. Nature Immunology. 2009, 10 (8): 848-856.
22. Johnson AL, Aravind L, Shulzhenko N, et al. Themis is a member of a new metazoan gene family and is required for the completion of thymocyte positive selection. Nature Immunology. 2009, 10 (8): 831-839.

23. Lesourne R，Uehara S，Lee J，et al. Themis，a T cell-specific protein important for late thymocyte development. Nature Immunology. 2009，10 (8)：840-847.

24. Wang D，Zheng M，Lei L，et al. Tespa1 is involved in late thymocyte development through the regulation of TCR-mediated signaling. Nature Immunology. 2012，13：560-568.

25. Gascoigne NRJ & Fu G，Tespa1：another gatekeeper for positive selection. Nature Immunology. 2012，13：530-532.

第四章 特别关注

一、应对新发和再发传染病的人员能力建设和成效

申　涛　施国庆　曾　光

中国疾病预防控制中心流行病学办公室 中国现场流行病学培训项目

（一）新发和再发传染病概述

从某个角度看，人类的历史就是人类与疾病斗争的历史，与传染病的抗争贯穿了整个阶段。19世纪中叶，当发现病原微生物是传染病的主要致病因素之后，科学家相应地采用包括被动免疫制剂、疫苗和药物等方法来进行预防控制。在掌握了预防控制和治疗传染病的一些武器后，人们曾经乐观地认为会战胜传染病，在不远的将来就可以合上传染病教科书了。

然而，目前传染病每年导致全球1500万人死亡。其中新发和再发传染病导致的死亡占很大比例。新发和再发传染病是指在人群中新出现的传染性疾病，或者该传染病之前存在，但是之后出现发病率增高或者影响地域范围扩大。包括人类克雅氏病/疯牛病（vCJD/BSE）、严重急性呼吸综合征（SARS），以及2009甲型H1N1流感等；另外一些传染病以新的特征卷土重来，例如多重耐药金黄色葡萄球菌（MRSA）导致的感染、多重耐药（MDR）及广泛耐药（XDR）的结核菌病、霍乱、基孔肯雅热、登革热等。新发和再发传染病对全球经济和公众健康造成了巨大的影响。

过去的40年间，我们发现的新传染病的数量是史无前例的，这些新发传染病成为死因的重要组成部分，一些既往我们认为已经得到很好控制的传染病的发病率和患病率正在增加，导致这些再发传染病的病原体，产生耐药性的速度要快于研制安全的新药的速度。发现如此多的新发传染病其中一方面要归因于实验室检测技术的进步，基因组学与蛋白质组学的发展对于新发和再发传染病的诊断、预防和治疗发挥了作用。

新发和再发传染病在全球范围发生并引起人们的重视，这由复杂和相互关联的多种因素导致，包括经济、社会、环境、生态系统和宿主等。具体原因包括：病原体变异，例如流感病毒的抗原漂移和抗原转换；人类的易感性发生变化，例如感染艾滋病病毒/艾滋病；天气和气候变化，例如当气候变暖，经蚊媒传播的西尼罗河病毒病会从热带地区向亚热带和温带地区蔓延；人口学特征和贸易，例如便捷的航空交通使2009年甲型H1N1流感短时间内传遍全球；经济发展，例如对养殖牲畜使用抗生素以增加肉类产量，导致耐药；公共卫生体系崩溃，例如海地等国家；贫困和社会资源不均衡，例如结核经常发生在低收入地区；战争与饥荒，如利比亚、叙利亚等国家；生物恐怖，如美国2001年发生的炭疽袭击事件；干扰生态系统的工程建设等。

新发和再发传染病会不断涌现，为了应对新发和再发传染病，需要加强监测，应用科学技术，提高对新发和再发传染病病原体的识别能力，通过对病原体的基因序列分析等深入研究增强疫苗和药物研制能力。同时，还应加强包括拥有应对新发和再发传染病能力在内突发公共卫生事件的综合能力的人员的培训建设和网络构建。

（二）现场流行病学培训加强能力建设的主要途径

1. 背景

由于突发公共卫生事件原因多样、影响范围广、进展变化快和应对措施各不相同等特点，调查处置工作十分困难，其中及时查明原因，提出针对性控制措施，从而最大程度减轻危害是现场处置的关键环节，需要高素质的应急人才。与临床医师在上级医师带教下的不断实践相比，各国培养公共卫生医师尤其是应对突发公共卫生事件人才一直缺乏有效地模式，主要是实践机会少，又缺乏指导和技术支持。

1951 年，美国疾控中心（CDC）率先举办“流行病学情报服务项目（EIS）”，即现场流行病学培训项目（FETP），首创了以“干中学”为特色的两年制现场流行病学培训模式，通过 20 余年的努力，其培养的人才成为了美国 CDC 的骨干，成功应对了一系列重大公共卫生事件。1975 年以来，加拿大等发达国家及泰国等发展中国家，纷纷以 EIS 为榜样，先后举办了 FETP，目前已形成覆盖五大洲的国际组织——“国际流行病学培训和公共卫生干预网络（TEPHINET）”。由于各国的公共卫生问题、主办单位能力、公共卫生事件实践机会，以及师资、体制、经费等方面的差异，所办 FETP 的模式不一，水平差距悬殊，既有成功的范例，也不乏举步维艰的典型，特别是多数发展中国家及少数发达国家面临着被国内认可和可持续发展问题。

21 世纪以来，随着改革开放和市场经济的快速发展以及对外交流的日益频繁，我国社会、经济、环境和公众行为发生明显变化，突发公共卫生事件原因复杂多样，涉及自然科学、社会科学和人的行为，而传统的流行病学和公共卫生培训，不足以应对复杂的公共卫生事件；同时，从“文化大革命”开始至 SARS 暴发前的漫长时间内，应对突发公共卫生事件的能力与发达国家的差距不断加大，甚至不如一些发展中国家，全国各级都疏于对应对突发公共卫生事件的准备和训练，长期没有应对突发公共卫生事件的国家队伍。能否在较短的时间内，创建符合中国国情的应对突发公共卫生事件的人才培训模式，取得成功应对重大公共卫生事件的效果，改变中国的落后面貌，已经成为考验我国国家能力的一个重要问题。

早在 20 世纪 80 年代初，卫生部和中国预防医学科学院（现为中国疾病预防控制中心）曾派人考察过美国 EIS 项目，希望为在我国举办自己的 FETP 进行准备，但由于关注不够和观念落后等原因，举办的条件一直不具备。2001 年 4 月，世界卫生组织顾问考察团专程对我国建立 FETP 的可行性进行考察，卫生部明确表达了希望国际组织支持我国建立现场流行病学培训项目，加强对突发公共卫生事件应对人才的培养。2001 年 10 月 15 日，在卫生部领导下和世界卫生组织（WHO）及联合国儿童基金会（UNICEF）的支持下，正式启动了“中国现场流行病学培训项目（CFETP）”，由卫生部疾病控制司、办公厅、人事司、国际合作司、规划财务司、医政司、中国预防医学科学院（现中国疾病预防控制中心）、WHO、UNICEF 等机构的领导和专家组成 CFETP 执行委员会，负责 CFETP 领导和决策。我国应对突发公共卫生事件人才培养进入了一种全新的建立和逐步完善阶段。

2. 培训思路

（1）实施框架

通过先进的“理念”和有效的“管理”；经过整合多学科知识的核心“教学”和干中学“实践”过程，培养出我国应对突发公共卫生事件的骨干人才“产出”，帮助国家解决公共卫生问题，形成网络化培训，取得突发公共卫生事件应对能力提高的“效果”和健康、社会和经济“效益”。具体参见图 1。

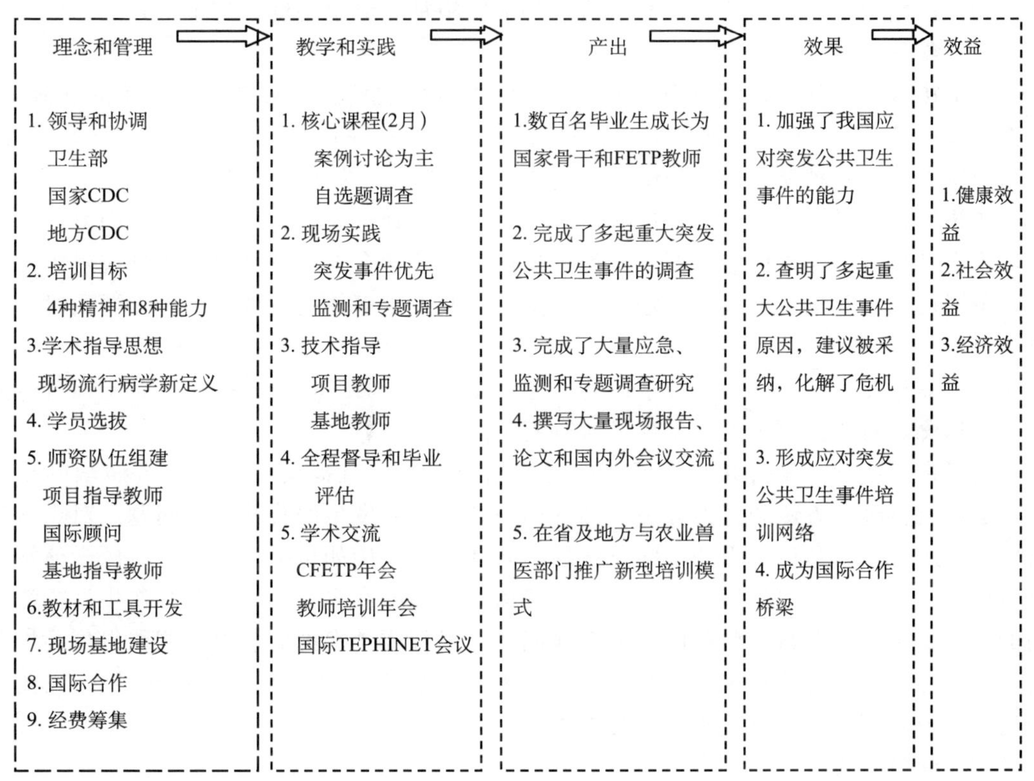

图 1 我国应对突发公共卫生事件的骨干人才培养新模式及应用图

（2）宗旨

探索建立和逐步完善我国应对突发公共卫生事件的骨干人才培养新模式，满足国家和地方应对突发公共卫生事件人才的需求，构建我国应对突发公共卫生事件的培训网络，有效应对突发公共卫生事件，并作为与国际突发公共卫生事件培训的合作桥梁，为提高我国应对突发公共卫生事件能力和改善公众健康作出贡献。

（3）培养八种能力和四种精神

使应对突发公共卫生事件的人员具备“应急调查、救灾防病、疾病监测、决策建议、信息利用、科学研究和沟通交流”八种能力所需的理论、技术和实战经验，具体为：①应急调查能力，发生突发公共卫生事件时，独立组织开展较复杂的现场流行病学调查的能力；②救灾防病能力，发生重大自然灾害时，制定现场卫生防病工作计划和组织动员的能力；③疾病监测能力，设计、分析和评价疾病（公共卫生）监测系统的能力；④决策建议能力，向决策者提出合理化建议、与新闻媒体及大众进行沟通、交流的能力；⑤信息利用能力，获取、分析和利用信息的能力；⑥科学研究能力，申请、计划、实施和管理项目的能力；⑦演讲沟通能力，撰写调查报告、学术论文和演讲的能力；⑧培训授课能力，开展培训及技术指导的能力。四种精神包括：①敬业精神，热爱公共卫生事业，以人民健康为己任；②团队精神，发展公共卫生大团队，依靠集体的合力；③探索精神，追根求源，精益求精；④求实精神，科学态度，实事求是。

（4）指导思想

学术指导思想是保证项目理念超前、科学先进的前提。在参考国外经验的基础上，根据中国国情，在 CFETP 成立之初，提出了新的现场流行病学概念，作为教学和实践的指导思想。与八种能力和四种精神一起成为了 CFETP 发展的灵魂。

传统流行病学被局限为揭示疾病病因的方法学，缺乏应急和现场干预的内容，远不能满足突发公共卫生事件应对要求。为了强调流行病学在突发公共卫生事件应对中的应用，美国提出了现场流行病学的定义：即由于公共卫生事件的意外发生，强调及时到现场去调查和干预；因条件所限不强求调查的完美性。该定义成为 EIS 培训和实践的指导思想，并据此发展了相应的教学内容。至 2011 年美国 CDC 正式提出了“干预流行病学”的概念，特别强调了干预是现场流行病学的核心功能。

为了指导我国突发公共卫生事件应对的培训，我们就提出了现场流行病学的新定义：运用流行病学方法和其他方法，到现场去解决实际发生的公共卫生问题。对定义的解释为：从方法学角度，强调不同方法的串联和组合，例如包括社会调查、医学侦探和危机应对等，而不仅仅是流行病学；从系统角度，倡导在多学科的团队合作中发挥流行病的宏观分析优势；从产出角度，不仅强调调查报告或学术论文，更强调取得疾病控制的效果和提出防治对策建议；从哲学角度，主张不仅要认识世界（查明原因），也要改造世界（控制流行、应对危机和预防再发生）。

（5）教学与实践

1）核心课程

由多学科理论学习、案例讨论和自选题调查练习三部分组成，其中案例讨论为主；邀请国内外流行病学、统计学、临床、微生物学、危机沟通等学科专家及艾滋病、结核病、病毒性肝炎等重要疾病防治领域一线权威参与教学和指导。通过 20 多个国内外案例讨论，使学员通过实际发生的公共卫生案例，消化理解基本概念和方法，已越来越多地开发我国的案例，以增加学员现场调查组织实施的真实感觉。社区自选题调查是“短、平、快”的全过程现场实践练习，由学员选择题目，设计适合的方法，开展现场调查，进行数据分析、总结、报告和演讲，人人参与，互相点评。核心课程培训阶段强调多学科的基本概念与实践结合的真实含义，改变传统的医学多学科分割教育方式，注重纠正基本概念和理念误解，短线强化培训不同学科技术要点的综合理解和运用，强化动脑、动手和动口能力，为学员实践锻炼打下基础。

2）现场实践

核心课程培训结束后，学员被分配到国家或省及地方培训基地，以应对突发公共卫生事件为优先实践内容，参加疾病暴发应急调查、监测系统建立、评估和数据分析、灾害应对和评估、专题调查、环境危害等多种现场实践。要求每起突发公共卫生事件的现场调查必须完整，查明事件原因及可干预的危险因素，提出对策措施建议，直接为中国公共卫生服务。通过这些实践活动，克服了既往只学理论而没有实践的低效培训模式，以及在单位工作内容和涉及学科领域较为局限的问题，使学员实现了理论与实践真正结合，快速积累经验，增强未来应对复杂突发公共卫生事件的能力。

3）技术指导

在学员实践过程中，项目指导教师、基地教师和根据需要邀请的国内外专家，采用现场带教、远程指导及网络课堂讲解等多种方法，在调查方案撰写、调查表设计、现场调查实施和调查报告撰写及交流和讲演等各个关键环节，对学员进行全程指导和评估，从而实现了带教合一，保证了学员得到高质量的技术指导和信息支持。此外，毕业生和学员之间也建立了互相沟通机制，在技术、信息和经验方面进行互助、交流和共享。

4）全程和毕业评估

为达到强化培训目的，逐步建立了学员毕业产出的硬性标准，培训期间至少独立完成质量较高的 4 项及以上突发公共卫生事件应对，2 项及以上疾病监测评估和数据分析，1 项及以上专题调查。为掌握学员现场实践工作情况，利用开发的实践管理和评估系统，及时将学员实践数量和质量进行分析和总结，提出存在的问题和解决办法，反馈基地和学员，并定期通过电话、信件、现场访问等多种方式，监督、评估和指导学员完成规定数量和质量要求的现场实践。

5）学术交流

为培训学员交流沟通能力，每年支持学员参加国际或地区 TEPHINET（Training Programs in Epidemiology and Public Health Interventions Network）学术会议，以及美国 EIS 年会等；每年举办一次 CFETP 学术年会，交流经验，共享信息。

3. 主要成效

（1）骨干人才培养

截至 2010 年 4 月，CFETP 培养的 82 名毕业生，获提升担任业务领导的比例超过 70%，其中有 3 人担任国家 CDC 应急办和计免中心副主任，2 人担任省级 CDC 副主任，4 人担任市级 CDC 主任和副主任，1 人在卫生部疾控局，43 人担任从国家至省市级 CDC 传染病所、应急办、慢病、艾滋病、病媒生物防治部门的负责人，5 人成为 CFETP 项目指导教师。此外，5 人先后被 WHO 聘为顾问。CFETP 毕业生已经成为我国解决各类急、难、险、重公共卫生事件的骨干，正发挥着越来越大的作用。

(2) 应对新发与再发传染病

在 2003 年 SARS 疫情应对期间，CFETP 学员最先到广东省现场，最早对北京的两条传播链开展调查，最先对社区隔离进行了评价。查清了 SARS 疫情特点，对超级传播者的传播过程进行了定量描述，率先推算了潜伏期，证实了接触潜伏期病人没有传染性等，这些重要发现被纳入卫生部 SARS 诊疗指南。

通过现场唯一可行的社会学调查方法，查明了人民医院感染的严重程度，提出立即隔离人民医院的建议，当即被首都 SARS 防治指挥部采纳，及时控制了北京市最大传染源，并在全国起到了示范效应。

首都 SARS 指挥部根据 CFETP 每日提供的疫情分析指挥防控；根据 SARS 在北京市的流行特征和关键环节，开展了对策分析研究，率先建议北京市 SARS 病人转移至远郊区，建议及时被北京市政府采纳，建立了小汤山医院。

在 2004 年 SARS 实验室感染事件中，CFETP 学员在不能进入被封锁的现场也不能访问被隔离人的情况下，主动参战，通过对 40 多个被隔离者的电话调查，仿照侦探学“作案动机”和“作案机会”的推理原则，在 3 天内迅速侦破了实验室感染的原因。

在 2005 年云南不明原因重症肺炎事件中，经过国家和地方最初的调查处理，疫情虽然得到控制，但病因始终未能查明，调查陷入困境。受卫生部委托，CFETP 学员开展了规范有序的现场调查，进行病例搜索和传播因素调查，在实验室连续检测鼠疫阴性的情况下，大胆提出和坚持原发性肺鼠疫感染的诊断建议，并最终被实验室结果及随后的疫源地调查证实，保障了国家级旅游景点安全。

在 2009 年新甲型 H1N1 流感大流行应对中，开展了大量现场调查工作，证实了甲流是飞沫传播而无空气传播，相应文章在美国 *Emerging Infectious Diseases Journal* 杂志发表，为指导我国和全球甲流防控措施，避免过度反应，成为在循证医学基础上的科学依据，为国家和全球甲流防控节约了大量公共卫生资源。

4. 构建培训网络

中国是一个人口大国，幅员辽阔，传染病、食品、水和环境等领域公共卫生问题威胁不断发生。为了构筑新型模式的培训网络，培养更多突发事件的现场调查处置人才，以及时和有效地应对分布广泛地多种突发公共卫生事件，CFETP 积极支持省及地方建立 FETP，通过提供教学材料和工具，每年派出指导教师进行指导以及联合开展现场调查等方式，带动和指导包括浙江省、贵州省、河南省、广东省、福建省、厦门市、深圳市在内的多个省份及地方建立了自己的 FETP，已培养了大量具有一定突发公共卫生事件应对能力的专业人员。

“一个健康 (one-health)” 的概念强调将人和动物的传染病作为整体进行研究，因为超过 60%的人类新发传染病是源自动物，例如，HIV/AIDS、流感、莱姆病、结核病、麻疹、鼠疫、天花，以及麻风病都可能直接或主要来自于动物。这一概念不仅仅应用于疾病监测，还有利于研究疾病的发病机理和疾病控制。在一些情况下，与微生物快速和复杂的变异相关的病毒宿主转换已经成为新发和再发传染病重要的研究领域，例如 SARS 和流感。

对于微生物如何离开动物宿主感染人类这样新的宿主的过程仍然不是很清楚，这也给研究新发传染病带来了挑战。同样，宿主转换并不只会发生动物到人类这一单一方向。例如，导致人类较高病死率的埃博拉病毒使非洲的大猩猩数量急剧减少；能够感染鸡的人类金黄色葡萄球菌已经在全球范围传播，并且产生变异具有更强的毒力。因此，需要加强与动物兽医部门的培训合作。

为帮助农业兽医部门建立 FETP 培训，CFETP 提供了技术和资源支持，加强了人畜共患突发公共卫生事件的应对能力和协作能力。自 2006 年起，CFETP 每年举办一次网络年会，邀请省及地方和农业部门 FETP 参加，共同交流突发事件处置经验。

每年举办一次教师培训年会，邀请基地及地方 FETP 的指导老师和毕业生，研讨和交流培训经验；分期分批举办短期培训班，加强对县级应对突发公共卫生事件人员的培训，推广现场流行病学理念和技术。通过这些举措，构建和形成了我国应对突发公共卫生事件培训网络，应对突发公共卫生事件大团队协作机制初步形成。

5. 国际合作

通过参与全球和区域性 TEPHINET 活动，保持与 WHO、UNICEF 和美国 CDC 的积极合作，争取获得国际技术和资金支持，联合开展流感、灾害应对、安全注射、人畜共患病等相关培训和专题调查，拓展培训的视野及范围，使培训质量达到并保持在国际先进水平，并得到了国际同行的广泛认可，多次被 WHO 邀请在国际上介绍应对突发公共卫生事件的培训经验，越南、蒙古等发展中国家在建立 FETP 时，根据 WHO 推荐，专程到中国考察和借鉴我国模式；埃塞俄比亚也将利用唯一的学习国外 FETP 培训经验的机会选择了到中国 FETP 考察；2010 年，CFETP 还专门派出指导教师，赴蒙古国，支持和指导该国现场流行病学培训的建立和开展，并成功地指导和开展了多起突发公共卫生事件的调查处理。

（三）评述

我国与国外的基本培训相比较，具有以下特点。

首先，模式一致，采取了 2 年全脱产的干中学的国际化培训模式，核心课程以案例讨论为主，现场实践以应对突发公共卫生事件为主。在生源和毕业去向方面，我国学员教育背景是预防医学专业，由国家和省及地方 CDC 推荐，毕业后回原单位，而美国等国家生源以临床医学背景为主，采用高薪招聘方式，毕业后采取双向选择和自谋出路。

其次，我国培训的学术指导思想先进，适合中国国情，起点高，发展快。成立不久就经受了 SARS 等多起重大公共卫生事件的应对考验，很快得到国内外广泛认可，而其他多数国家培训的学术指导思想基本是美国模式，有的没有实现本土化，因此发展较慢。

再次，通过基地建设解决学员实践机会的唯一发展中国家，很好地利用了中国多发公共卫生事件的现状，学员实践机会多、进步快，而其他国家的实践机会都少于中国。

最后，我国更重视对现场流行病学师资培养和对毕业生的继续培养，形成了国家、省及地方培训网络，而国外多数国家仅有一个国家项目。

传统的生物医学模式和经验医学模式已经不能应对既有的传染病、新发和再发传染病、慢性非传染性疾病对国人健康带来的挑战。因此，国家应该在“医改”的实施过程中加大对公共卫生改革和建设的投入，特别是能力建设方面，提供相应的政策支持和配套资金，加强各地的师资培训和网络建设，提高公共卫生人员的能力，以便合理应对和处理包括新发和再发传染病在内的各类公共卫生事件。

主要参考文献

1. Fauci AS, Morens DM. The perpetual challenge of infectious diseases. N Engl J Med. 2012, 366: 454-461.
2. Lederberg J, Shope RE, Oaks Sc. Emerging Infections: Microbial Threats to Health in the United States. Institute of Medicine. Washington: National Academy Press. 1992.
3. Deming WC. The extermination of infectious disease. Popular Health Mag. 1984, 1894: 331-336.
4. Morens DM, Fauci AS. Emerging Infectious Disease in 2012: 20 Years after the Institute of Medicine Report. 2012, mBio 3 (6): e00494-12.
5. Coker R, Rushton J, Mounier-Jack S, et al. Towards a conceptual framework to support one-health research for policy on emerging zoonoses. Lancet Infect Dis. 2011, 11: 326-331.
6. Chan EH, Brewer TF, Madoff LC, et al. Global capacity for emerging infectious disease detection. Proc Natl Acad Sci USA. 2010, 107: 21701-21706.
7. Meyer JR, Dobies DT, Weitz J, et al. Repeatability and contingency in the evolution of a key innovation in phage lambda. Science. 2012, 335: 428-432.
8. Parrish CR Holmes EC, Morens DM, et al. Cross-species virus transmission and the emergence of new epidemic disease. Microbiol Mol Biol Rev. 2008, 72: 457-470.
9. Pedersen AB, Davies TJ. Cross-species pathogen transmission and disease emergence in primates. EcoHealth. 2009, 6: 496-508.
10. Lowder BV, Guinane CM, Ben Zakour NL, et al. Recent human-to-poultry host jump, adaption, and pandemic spread of staphylcoccus aureus. Proc Natl Acad Sci USA. 2009, 106: 19545-19550.
11. Morens DM, Folkers GK, Fauci AS. The challenge of emerging and re-emerging infectious diseases. Nature. 2004, 430: 242-249.
12. Lashley FR. The factors which contribute to the occurrence of emerging infectious disease. Biol Res Nurs. 2003, 4 (4): 258-267.
13. Binder S, Levitt AM, Sacks JJ, et al. Emerging infectious diseases: public health issues for the 21st century. Science. 1999, 284: 1311-1313.
14. Daszak P, Cunningham AA, Hyatt AD. Emerging infectious diseases of wildlife - threats to biodiversity and human health. Science. 2000, 287: 443-449.
15. Patz JA, Daszak P, Tabor GM, et al. Unhealth landscape: lolicy recommendations on land use change and infectious disease emergence. Environ Health Perspect. 2004, 112: 1092-1098.
16. Weiss RA, McMichael AJ. Social and environmental risk factors in the emerging of infectious diseases. Nature. 2004, 10: S70-S76.
17. Woolhouse MEJ, Gowtage-Sequeria S. Host range and emerging and reemerging pathogens. Emerging Infect Dis, 2005, 11: 1842-1847.
18. David Ho. Is China prepared for microbial threats? Nature. 2005, 435: 421-422.
19. Wang Y, Zeng G, Rebert EF. China building teams to tackle public-health crises. Nature. 2005, 436: 626.
20. 曾光. 现场流行病学新解. 中华流行病学杂志，2004，25 (12)：1081-1083.
21. 施国庆，曾光. 现场流行病学与疾病控制. 中华预防医学杂志，2008，42 (11)：55-58.

二、探讨各种老年期痴呆神经递质变化以期指导临床治疗

彭丹涛 袁欣瑞 张 筱
卫生部北京医院神经内科

迄今，国际上对各种老年期痴呆的诊断治疗尚缺乏有效手段及措施，FDA、SFDA批准的痴呆治疗药物疗效有限，明晰各种痴呆不同脑区域内各种神经递质的变化，对临床识别痴呆的各种症状，探讨功能影像学表现以帮助诊断和鉴别，并针对不同神经递质变化综合治疗痴呆患者，提供现情形下患者最大获益均有着积极的意义。本文对常见退行性变痴呆的各种神经递质改变进行了综述，在Pubmed上输入关键词：阿尔茨海默病(Alzheimer's disease，AD)、额颞叶痴呆（frontotemporal dementia，FTD)、路易体痴呆（dementia with Lewy bodies，DLB)、乙酰胆碱（acetylcholine，Ach)、谷氨酸(glutamate)、多巴胺（dopamine，DA)、5-羟色胺（serotonin，5-HT)、去甲肾上腺素(norepinephrine，NE)、γ-氨基丁酸（γ-aminobutyric acid，GABA）检索近5年的文献，得到文章213篇。详述如下，以期为各种痴呆的诊断和治疗提供帮助。

（一）阿尔茨海默病（Alzheimer's disease，AD)

在Pubmed上检索近5年的文献，得到关于AD的神经递质文献99篇，其中Ach的18篇，DA的9篇，Glu的29篇，NE的23篇，5-HT的20篇。

1. 乙酰胆碱（acetylcholine，Ach）

Lestaevel等对Tg2567转基因AD小鼠Ach能系统的蛋白及受体进行检测发现，Tg2567型小鼠大脑皮质中乙酰胆碱转移酶（acetylcholine transferase，ChAT）及囊泡乙酰胆碱转运蛋白（vesicular acetylcholine transporter，VAChT）的mRNA的水平较野生小鼠下降了89%和86%，ATP转运蛋白A1（ATP-binding cassette transporter A1，ABC A1）下降了44%。Perez等在一项转基因AD小鼠动物实验中发现，(3xTg) -AD小鼠Broca语言运动区ChAT减少，尤其是中年（3xTg）-AD小鼠海马中的ChAT显著下降。Nikolaus等综述了痴呆患者脑PET神经递质显像研究显示，AD突触前、后Ach系统均受损。AD皮质的VAChT较年龄匹配的正常老人显著下降，额叶下降30%，顶叶下降40%，扣带回下降30%，丘脑下降23%，海马下降30%，海马旁回/杏仁核下降50%。整个大脑皮层的mAch受体约减少20%，但轻度AD的nAch受体没有变化。重度AD的额颞叶的nAch受体减少7%，而顶枕叶则没有发现差别。Teaktong等在一项AD患者nAch受体亚型研究中发现，AD患者的nAch受体α4和α7亚型在海马和内嗅皮层有显著下降。

2. 谷氨酸（glutamate，Glu）

Gorbatov等在一项AD动物模型的研究中发现，记忆受损1小时后鼻内注射Glu

抗体 300 μg/kg，可部分恢复学习能力。Jawhar 等研究转入和敲出人类谷氨酰胺环化酶（glutaminyl cyclase，QC）基因 5XFAD 型小鼠发现，AD 小鼠脑内富含谷氨酸修饰 Aβ（AβpE3-42）肽，AβpE3-42 易聚集，稳定性高，且具有细胞毒性作用，目前认为可能是导致 AD 病理改变的主要因素之一，已被广泛关注。QC 在体内、外实验中均能催化 AβpE3-42 的形成。敲出 QC 基因的小鼠行为异常有显著改善。Davydova 等在 AD 患者的血浆中发现了 Glu 的自身抗体，抗体滴度在 AD 晚期显著高于早期（$p<0.001$）。Rupsingh 等对 23 例 AD，12 例 MCI，15 例正常对照的痴呆患者进行海马磁共振波谱学（magnetic resonance spectroscopy，MRS）研究显示，AD 的 Glu、Glu/Cr、Glu/MI、Glu/NAA 和 NAA/Cr 较健康对照组显著降低，且 AD 的 Glu/MI 比 MCI 降低，研究结果提示海马谷氨酸的降低可能会成为 AD 的诊断指标之一。

3. 5-羟色胺（serotonin，5-HT）

一项针对 AD 模型犬的研究显示，皮层有 Aβ 沉积的 AD 老犬背侧核和中缝核的 5-HT 能神经元比皮层无 Aβ 沉积的非 AD 对照老犬降低了 33%。Truchot 等开展一项 PET 检测海马中 5-HT 1A 型受体密度的研究，以 10 例 AD 和 21 例健康对照为研究对象，AD 患者海马的 5-HT1A 较对照组显著降低。Nikolaus 等综述了痴呆患者的神经递质的 PET 研究显示，轻中度 AD 海马、右内侧颞叶和左侧颞叶 5-HT1A 型受体较健康对照组分别减少了 35%、24%和 7%，5-HT2A 型受体在整个新皮层较健康对照组都有减少，额颞叶下降 70%，顶叶下降 55%，枕叶下降 35%，扣带回下降 15%。

4. 去甲肾上腺素（norepinephrine，NE）

Lockrow 等开展一项认知缺陷的年龄相关退行性改变的 Ts65Dn 型小鼠模型的研究发现，蓝斑核内 NE 神经元进行性丢失 NE 能抑制 Aβ 斑块诱导细胞因子和趋化因子，抑制小胶质细胞的炎症反应及小胶质细胞的迁移和吞噬作用，NE 的减少导致 Aβ 斑块清除的减缓。

5. γ-氨基丁酸（gamma-aminobutyric acid，GABA）

Nikolaus 等综述了痴呆患者的神经递质的 PET 研究显示，AD 患者的苯二氮卓类 $GABA_A$受体较健康对照无差异，但 AD 患者皮层苯二氮卓类 PBBS 受体（peripheral benzodiazepine binding site，PBBS）较健康对照组显著增加，额叶增加 34%，颞叶增加 24%，顶叶增加 29%，枕叶增加 29%，扣带回增加 25%。

综上，AD 患者脑内 Ach 能神经元突触前 Ach 合成、储存及释放，突触后 Ach 受体结合力均有损坏。Glu 能神经元亦有损坏，导致 Glu 信号传导障碍，Glu 的 NMDA 受体减少。$5\text{-}HT_{1A}$显著下降。NE 神经元亦有破坏，NE 浓度下降。PBBS 结合力上调对苯二氮卓药物敏感性增高。因此，AD 患者可使用胆碱酯酶抑制剂、谷氨酸受体拮抗剂、5-HT 再摄取抑制剂（SSRI，一种抗抑郁剂）药物治疗，而苯二氮卓易给 AD 患者带来日间过度镇静、认知恶化、谵妄等副作用。

（二）额颞叶痴呆（frontotemporal dementia，FTD）

在 Pubmed 检索近 5 年的文献，得到关于 FTD 的神经递质文献 46 篇，其中关于 ACh 16 篇，DA 的 4 篇，Glu 的 18 篇，NE 的 5 篇，5-HT 的 3 篇。

1. 乙酰胆碱（acetylcholine，Ach）

Huey 等对 FTD 机制和治疗的文献进行了系统回顾发现，FTD 患者 Ach 相对保存完好。Nikolaus 等综述的痴呆患者神经递质变化 PET 文献研究显示，FTD 患者无 Ach 神经元损害。但语义性痴呆却有 Ach 神经元损害。语义性痴呆是额颞叶痴呆一种亚型，病理以泛素化为主，无 Pick 体，表现为优势半球的颞叶萎缩。Odawara 等报导语义性痴呆皮层突触后胆碱能神经元的损害较其他神经退行性痴呆更严重，皮层中 mAchR 的总量低于对照或 AD。

2. 多巴胺（dopamine，DA）

Nikolaus 等综述的痴呆患者神经递质变化 PET 文献研究显示，FTD 的 DA 摄取在尾状核和壳核较健康对照分别下降 40%和 90%；VDAT2 在整个大脑皮质较健康对照组均有显著下降，尤其是在 Brodmann 区；纹状体的 DAT 较健康对照显著下降，在尾状核和壳核均达到 30%。Sedaghat 等对 7 例 FTD 和 7 例健康对照进行 SPECT 研究发现，FTD 左、右纹状体对 DA 示踪剂的摄取较健康对照组分别下降 68%和 62%，FTD 突触前 DAT 较健康对照组显著降低，且与锥体外系症状的严重程度相关，提示多巴胺能药物可能有效性治疗伴有锥体外系症状的 FTD。

3. 谷氨酸（glutamate，Glu）

Ernst 等使用 MRS 对 14 例 FTD 和 11 例健康对照进行研究。发现 FTD 中，额叶的 Glu 及谷氨酰胺叫对照组显著减少。Procter 等 PET 研究发现，FTD 皮质有 Glu 的 AMPA 受体丢失。

4. 5-羟色胺（serotonin，5-HT）

Procter 等研究发现 FTD 的额颞叶有 5-HT 受体的丢失。Nikolaus 等综述了痴呆患者的神经递质的 PET 研究显示，严重的 FTD 整个大脑皮质都有 5-HT_{1A} 下降，顶叶下降 36%，额叶下降 50%。Huey 等发现 FTD 患者有 5-HT 神经递质不足，抗抑郁药能显著改善 FTD 行为症状。

综上，FTD 患者 Ach 能神经元相对保存完好，但语义痴呆患者有显著的 Ach 神经元损害。FTD 患者有 Glu 能神经元破坏，FTD 患者有 5-HT 受体的丢失，伴有锥体外系症状的 FTD 患者有 DA 能的损坏。因此，FTD 患者可应用谷氨酸受体拮抗剂及 SSRI 药物进行治疗，其中的语义痴呆患者应加用乙酰胆碱酯酶抑制剂，伴有锥体外系症状的患者需加用巴胺能药物治疗。

（三）路易体痴呆（dementia with Lewy bodies，DLB）

pubmed 检索近 5 年的文献，得到关于 DLB 的神经递质文献 68 篇，其中关于 Ach 的 38 篇，DA 的 17 篇，Glu 的 5 篇，5-HT 的 5 篇，NE 的 3 篇。

1. 乙酰胆碱（acetylcholine，Ach）

Nikolaus 等综述了痴呆患者的神经递质的 PET 研究显示，DLB 的 mACh 在右侧枕叶较健康对照组显著降低，其他部位没有发现区别。Klein 等对 6 例 DLB、8 例 PDD、9 例无痴呆的 PD 及健康对照做 PET 研究发现，PDD 和 DLB 新皮质有显著的 Ach 缺乏，而无痴呆 PD 较对照组仅有轻微的 Ach 缺乏。Ach 能缺乏对 DLB 和 PDD 的痴呆发展进程起决定性作用，DLB 胆碱能的缺乏超过了 AD。Colloby 等对 14 例 DLB、25 例 PDD 和 24 例健康对照进行 SPECT 研究显示，Ach 能 M 型受体在 DLB 的右枕叶、PDD 双侧枕叶较健康对照组显著降低。DLB 的 Ach 能 n 型受体的 α6 和/或 α3 亚型表达在新皮质、海马、丘脑和基底神经节下降，导致了认知障碍的发展。有锥体外系表现者较没有锥体外系表现者的 α6 和/或 α3 显著下降。

2. 多巴胺（dopamine，DA）

Nikolaus 等综述的痴呆患者神经递质变化 PET 文献研究显示，DLB 患者 DA 的摄取在尾状核和壳核较健康对照组下降 50％和 55％，VDAT2 在尾状核、壳核和黑质较健康对照组下降 49％、64％和 24％，DAT 在纹状体及尾状核较健康对照组显著降低，DA 受体在尾状核及壳核较健康对照组显著降低。Klein 等对 6 例 DLB、8 例 PDD 及 9 例无痴呆的 PD 做 18F 标记 DA 的 PET 研究发现，伴有帕金森症状的 DLB 患者 DA 的摄取在纹状体、边缘叶及额叶较健康对照组显著减低，表明有严重的多巴胺能神经递质的不足，这和 PD 是相似的。DLB 和 PD 患者 DAT 在纹状体较健康对照组显著降低，DLB 患者 D2 型受体较健康对照组显著减少，这可能是左旋多巴疗效差和安定药的副作用严重的原因。

3. 谷氨酸（glutamate）

Francis 等研究显示，DLB 患者海马及内嗅皮层区 Glu 受体显著降低。Aarsland 等在一项随机双盲、安慰剂对照、多中心试验中发现，“美金刚”（Glu 受体拮抗剂）对 DLB 的患者是有效的，而且耐受性很好。

4. 5-羟色胺（serotonin，5-HT）和去甲肾上腺素（norepinephrine，NE）

Ohara 等研究了 5 例弥散性路易体病（diffuse Lewy body disease，DLBD）、5 例 AD 和 5 例正常者的尸检病理发现，DLBD 5-HT 和 NE 的浓度在新皮质中较 AD 和健康对照组显著降低。

综上所述，DLB 患者存在多巴胺能、胆碱能及 5-HT 和 NE 能显著损害。可应用乙酰胆碱酯酶抑制剂、谷氨酸受体拮抗剂及 SSRI 药物治疗，伴有锥体外系症状患者可加用多巴胺制剂，非典型的抗精神病药可以改善部分 DLB 患者的精神症状，但也有一些患者会对抗精神病药及苯二氮卓类药物敏感而加重症状。因此，如需应用时需小剂量慎重使用。

主要参考文献

1. Lestaevel P，Bensoussan H，Racine R，et al. Transcriptomic effects of depleted uranium on acetylcholine and cholesterol metabolisms in Alzheimer's disease model. C R Biol. 2011，334（2）：85-90.
2. Perez SE，He B，Muhammad N，et al. Cholinotrophic basal forebrain system alterations in 3xTg-AD transgenic mice. Neurobiol Dis. 2011，41（2）：338-352.
3. Nikolaus S，Antke C，Müller HW. *In vivo* imaging of synaptic function in the central nervous system I. Movement disorders and dementia. Behav Brain Res. 2009，204（1）：1-31.
4. Teaktong T，Graham AJ，Court JA，et al. Nicotinic acetylcholine receptor immunohistochemistry in Alzheimer's disease and dementia with Lewy bodies：differential neuronal and astroglial pathology. J Neurol Sci. 2004，225（1-2）：39-49.
5. Gorbatov VY，Trekova NA，Fomina VG，et al. Antiamnestic effects of antibodies to glutamate in experimental Alzheimer's disease. Bull Exp Biol Med. 2010，150（1）：23-25.
6. Jawhar S，Wirths O，Schilling S，et al. Overexpression of glutaminyl cyclase，the enzyme responsible for pyroglutamate A {beta} formation，induces behavioral deficits，and glutaminyl cyclase knock-out rescues the behavioral phenotype in 5XFAD mice. J Biol Chem. 2011，286（6）：4454-4460.
7. Davydova TV，Voskresenskaya NI，Gorbatov VY，et al. Production of autoantibodies to glutamate during Alzheimer's dementia. Bull Exp Biol Med. 2009，147（4）：405-407.
8. Rupsingh R，Borrie M，Smith M，et al. Reduced hippocampal glutamate in Alzheimer disease. Neurobiol Aging. 2011，32（5）：802-810.
9. Bernedo V，Insua D，Suárez ML，et al. Beta-amyloid cortical deposits are accompanied by the loss of serotonergic neurons in the dog. J Comp Neurol. 2009，513（4）：417-429.
10. Truchot L，Costes SN，Zimmer L，et al. Up-regulation of hippocampal serotonin metabolism in mild cognitive impairment. Neurology. 2007，69（10）：1012-1017.
11. Lockrow J，Boger H，Gerhardt G，et al. A noradrenergic lesion exacerbates neurodegeneration in a Down syndrome mouse model. J Alzheimers Dis. 2011，23（3）：471-489.
12. Huey ED，Putnam KT，Grafman J. A systematic review of neurotransmitter deficits and treatments in frontotemporal dementia. Neurology. 2006，66（1）：17-22.
13. Odawara T，Shiozaki K，Iseki E，et al. Alterations of muscarinic acetylcholine receptors in atypical Pick's disease without Pick bodies. J Neurol Neurosurg Psychiatry. 2003，74（7）：965-967.
14. Sedaghat F，Gotzamani-Psarrakou A，Dedousi E，et al. Evaluation of dopaminergic function in frontotemporal dementia using I-FP-CIT single photon emission computed tomography. Neurodegener Dis. 2007，4（5）：382-385.
15. Ernst T，Chang L，Melchor R，et al. Frontotemporal dementia and early Alzheimer disease：differentiation with frontal lobe H-1 MR spectroscopy. Radiology. 1997，203（3）：829-836.
16. Procter AW，Qurne M，Francis PT. Neurochemical features of frontotemporal dementia. Dement Geriatr Cogn Disord. 1999，10（Suppl1）：80-84.
17. Klein JC，Eggers C，Kalbe E，et al. Neurotransmitter changes in dementia with Lewy bodies and Parkinson disease dementia *in vivo*. Neurology. 2010，74（11）：885-892.
18. Colloby SJ，Pakrasi S，Firbank MJ，et al. *In vivo* SPECT imaging of muscarinic acetylcholine receptors using（R，R）123I-QNB in dementia with Lewy bodies and Parkinson's disease dementia. Neuroimage. 2006，33（2）：423-429.

19. Ray M, Bohr I, McIntosh JM, et al. Involvement of alpha6/alpha3 neuronal nicotinic acetylcholine receptors in neuropsychiatric features of Dementia with Lewy bodies: [(125) I] -alpha-conotoxin MII binding in the thalamus and striatum. Neurosci Lett. 2004, 372 (3): 220-225.
20. Francis PT, Perry EK. Cholinergic and other neurotransmitter mechanisms in Parkinson's Disease, Parkinson's Disease dementia, and dementia with Lewy Bodies. Movement Disorders. 2007, 22 (17): 351-357.
21. Aarsland D, Ballard C, Walker Z, et al. Memantine in patients with Parkinson's disease dementia or dementia with Lewy bodies: a double-blind, placebo-controlled, multicentre trial. Lancet Neurol. 2009, 8 (7): 613-618.
22. Ohara K, Kondo N, Ohara K. Changes of monoamines in post-mortem brains from patients with diffuse Lewy body disease. Prog Neuropsychopharmacol Biol Psychiatry. 1998, 22 (2): 311-317.

三、《中国慢性病防治工作规划（2012—2015年）》解读

翟　屹　施小明　梁晓峰
中国疾病预防控制中心

2012年5月，卫生部、国家发展改革委、财政部等15个部委联合印发《中国慢性病防治工作规划（2012—2015年）》（以下简称《慢病规划》）。这是我国政府针对慢性病制定的第一个国家级的综合防治规划，为我国“十二五”期间慢性病防治工作指明了方向，在慢性病防治历程中具有里程碑式的意义。

（一）规划制订的背景

世界卫生组织将与健康相关的疾病或者健康的问题分为传染病、慢性病和损伤三大类。慢性病是一大类疾病的总称。当前影响我国人民群众身体健康的慢性病主要有心脑血管疾病、恶性肿瘤、糖尿病和慢性呼吸系统疾病等。近年来，我国慢性病发病呈快速增长趋势，成为影响人民健康水平提高和经济社会发展的潜在巨大障碍，主要表现为：①慢性病的发病和死亡显著增加。目前确诊慢性病患者已超过2.6亿人，其中心脑血管病患者2.3亿；每年癌症患者新发260万，并以每年1.2%的幅度上升；糖尿病患病率9.7%，比2002年增加了60%。1973～2009年间，慢性病占中国人群死因构成由53%上升到85%，2010年全国约550万人因慢性病过早死亡，占早死总人数的75%。②慢性病疾病负担快速增长。慢性病经济负担已占疾病经济总负担的70%，因慢性病住院一次，需花费中国城镇居民人均年可支配收入的一半以上，农村居民人均年纯收入的1.5倍，成为部分居民因病致贫、因病返贫的主要原因。③慢性病发生、发展受到人口老龄化和发病年轻化的双重影响，“未富先老”、“未老先病”对我国的社会和医疗保障体系形成压力。农村地区发病趋势不断上升，脑卒中等慢性病发病增长速度甚至超过城市，对低收入人群的影响更为突出。④劳动力人口患慢性病对我国劳动生产力构成影响，因病休工、休假增多，劳动生产效率下降，儿童青少年患慢性病影响到未来国家的发展。

针对我国慢性病的严峻形势，党中央、国务院高度重视，《中共中央　国务院关于深化医药卫生体制改革的意见》明确指出，要加强对严重威胁人民健康的传染病、慢性病等疾病的监测和预防控制。积极预防慢性病纳入国民经济和社会发展“十二五”规划

纲要。全国政协开展专题调研，对慢性病防治工作提出意见和建议，国家领导要求卫生部对全国政协的建议结合推进医改，认真予以研究。同时，慢性病对全球健康和社会经济发展的影响也已引起国际社会的高度关注。2011 年 9 月，第 66 届联大预防和控制慢性病高级别会议通过政治宣言，各方一致认为，慢性病给公共健康、经济发展乃至社会政治稳定带来现实影响，并关系到千年发展目标能否如期实现。国际社会将加强合作，通过各国政府和全社会的努力，减少风险因素并创造促进健康的环境，加大国家政策保障，提高卫生系统能力以迎接慢性病对人类的挑战。

（二）制订过程

卫生部曾制订和颁布了部分慢性病的专病防治中长期规划，包括《全国心脑血管病社区人群防治 1996-2010 年规划》、《1996-2000 年国家糖尿病防治规划纲要》和《中国癌症预防与控制规划纲要（2004-2010）》，但国家层面未出台综合性的慢性病防治规划。为了努力形成政府、社会防治慢性病的工作合力，共同应对慢性病的严峻挑战，2009 年 6 月，卫生部启动《慢病规划》编制工作。于 2010 年上半年完成了《“十二五”规划——中国慢性病预防控制研究报告》，这份报告一方面认真回顾和总结了以往慢性病防治工作的成绩和经验，另一方面研究提出了“十二五”期间慢性病防治工作的优先领域和重点措施。此后，卫生部联合有关部委对我国东部和西部部分省份开展了专题调研，委托财政部财科所开展了关于《慢性病防治与财政投入》的专题研究，并形成了《慢病防控财政投入政策研究》报告。期间，卫生部会同财政部、人力资源和社会保障部共同起草了《关于加强慢性病防治工作的指导意见（征求意见稿）》。上述工作为编制《慢病规划》提供了科学依据。

2010 年下半年，卫生部正式成立规划编写工作组。开展了大量的专题调研、研讨，根据卫生事业发展“十二五”规划和“十二五”期间深化医药卫生体制改革规划要求，深入分析了慢性病流行现状和当前工作中存在的问题，反复论证“十二五”期间慢性病防治策略措施，2011 年 1 月，形成《慢病规划》（讨论稿），并多次征求国家有关技术机构和各省级卫生行政部门意见。根据各方意见，卫生部对规划进行修改完善后，于 2011 年 11 月组织有关专家、相关部委和卫生部相关司局共同参加的规划论证会，会后对规划做了进一步的修改完善，形成《慢病规划》。由于不再制订专门的口腔疾病防控“十二五”规划，根据联大慢病高级别会议政治宣言第 19 条决议，决定将口腔疾病防控核心目标和主要策略措施纳入慢性病“十二五”规划。《慢病规划》的出台充分体现了我国政府对于 2011 年联大召开的慢性病高级别会议通过的《慢性病防治政治宣言》的承诺。

（三）主要内容解读

《慢病规划》包括背景、基本原则、目标、策略与措施和保障措施 5 个部分。下面针对主要部分进行解读。

1. 关于目标

为实现“十二五”慢性病防治事业发展目标，《慢病规划》提出了一个总目标，并根据总体目标分解为可操作、可测量的 8 个具体目标和 22 个指标。我国国民经济和社会发展第十二个五年规划纲要中明确提出“人均期望寿命提高 1 岁”的指标。目前我国的传染病发病率、孕产妇死亡率和婴幼儿死亡率已较低，特别是在经济发达地区。慢性病占我国人群死因构成 85%以上，这一指标能否实现很大程度上将有赖于慢性病防治工作的有效开展。《慢病规划》的编制工作紧密围绕“人均期望寿命提高 1 岁”的核心指标，着力打造覆盖全国慢性病防治服务体系，提高慢性病防治能力；在目标中特别提出进一步完善综合防治工作机制，努力构建社会支持环境，落实部门职责；降低人群慢性病危险因素水平，减少过早死亡和致残，控制由慢性病造成的社会经济负担水平。

具体目标建立和指标选取，主要考虑了三方面：①指标的针对性，能够反映各项重点工作的落实情况和效果；②指标的可获得性，能够通过日常监测工作获得，便于中期和终期考核和评估；③指标的可实现性，“十二五”期间的指标既设定了一定的高度，也考虑到我国东中西部地区经济社会发展不均衡的现状。具体目标可大致分为几类，“慢性病防控核心信息人群知晓率”作为核心指标纳入卫生事业发展“十二五”规划进行考核；“全民健康生活方式行动”由卫生部在 2007 年启动，目前已覆盖全国 60%以上的县（市、区）；“国家级慢性病综合防控示范区”由卫生部在 2010 年启动，2011～2012 年已授予全国 140 个县（市、区）国家慢性病综合防控示范区称号；危险因素和重点慢性病、口腔防控目标根据最新调查和监测数据以及深化医改基本公共卫生服务项目进展情况经多次论证提出。

2. 关于策略与措施

规划内容突出了四个特点：①构建政府主导、部门合作的跨部门协调机制，明确了各级政府和各相关部门在慢性病防治工作中的职责，提出将健康融入各项公共政策的发展战略。②健全慢性病综合防治专业体系，建立疾病预防控制机构、医院、专病防治机构、基层医疗卫生机构在慢性病防治中的分工负责和分级管理机制，逐步实现资源和信息的共享。③按照三级预防策略，针对全人群、高风险人群和慢病性患者分别提出有效的防治措施，体现预防为主、防治结合、关口前移、重心下沉的基本原则。④要借力卫生城镇、健康城镇创建，开展示范区建设和省部共建、搭建慢性病综合防治的平台，突出重点、分类指导，提高慢性病综合防治的能力和水平。规划的制定和出台对提高各级政府重视，加强组织领导，完善部门协作机制和指导地方开展工作具有重要意义。

规划包括 7 项措施，其中第一项“明确职责，加强慢性病专业防治体系建设”是实现慢性病防控的专业工作基础，提出了专业公共卫生机构、医院、基层医疗卫生机构在慢性病防控中的职责任务。第二项“深入推进全民健康生活方式”、第三项“及时发现管理高风险人群”和第四项“提高慢性病诊治康复效果”分别面向一般人群、高风险和患者三个群体，运用健康促进、早诊早治、疾病管理三种手段，实现控制危险因素、疾病早期识别和干预、规范性治疗，覆盖慢性病发生发展的全过程。第五项至第七项通过搭建综合防控平台、信息平台、科研和国际交流平台，对完成前述三项任务提供支持。其中示范区建设、卫生城市建设将作为慢性病防控的有力抓手，提高地方政府对慢性病防控重要性的认识。在加强科研工作中，考虑到目前我国制订的所有关于慢性病人群防控策略的理论依据大多来自发达国家，而我国国情和国民身体素质有别于西方国家，因此提出加强慢性病防治研究和转化基地建设，以此来推动慢性病防控的基础研究，特别是前瞻性队列研究和促进研究成果向政策策略的转化，并推广适宜技术。

3. 关于规划的保障措施

与传染病防控不同，慢性病防控更需要公共政策的支持，需要政府发挥主导作用，部门协力共同营造健康的支持环境。为了确保相关任务的有效落实，《慢病规划》提出了四方面保障措施：①加强组织领导，推进规划实施。将慢性病防控工作理念融入各项公共政策，加强对慢性病防治工作的组织领导。②履行部门职责，落实综合措施。强调部门间协调沟通，建立健全分工明确、各负其责、有效监督的工作机制，落实各项防治措施。③增加公共投入，拓宽筹资渠道。发挥公共财政的基础作用，鼓励社会各界的投入。④加强监督监测，实行规划实施进度监测和效果考核评价制度。

（四）规划出台后续工作

在卫生系统内，继续加强慢性病防治的体系和机制建设，通过地方试点，不断完善防治结合的工作模式与绩效考评机制。深入开展慢性病基础研究和应用性研究，着力解决慢性病防治在适宜技术选择、基本药物遴选、基层防治模式和筹资保障机制等方面问题，同时进一步加大技术推广和科学普及工作力度，促进科研成果的有效转化和利用，全面提升慢性病综合防治能力。在全社会，积极促进各级政府切实转变观念，将全民健康作为实现科学发展的新战略，融入各项公共政策，将慢性病防治工作纳入当地经济社会发展总体规划加以推进。号召多部门和社会团体及个人积极参与慢性病防治。

四、现代化中药产业

刘保延　王智民　李　鲲　党海霞　霍蕊莉　荆志伟　李　哲　姜秀新
中国中医科学院

（一）概况

中药产业作为我国的国家战略新兴产业，得到社会的高度关注。“十一五”期间，我国的中药工业总产值实现了22％的增长速度，从2005年的1192亿元达到2011年的

3933亿元。而同期世界医药产业的增长速度为4%～7%。按年均增长12%计算，到2015年，我国中药工业总产值预计将超过5000亿元，到2020年有望突破1万亿元。统计显示，2010年，中国中药进出口额为26.32亿美元，同比增长22.74%。其中出口额为19.44亿美元，同比增长22.78%；进口额为6.88亿美元，同比增长22.61%；2011年，我国出口23.3亿美元，进口7.15亿美元，2012年上半年出口12.1亿美元，进口3.8亿美元。2011年，医药产业累计完成固定资产投资1964亿元，同比增长40%，较2010年全年增幅提高8.5个百分点。长期以来，中药产业作为中国战略产业之一，政府相继制定了多个促进中医药事业发展的政策文件，为中药产业提供了重大历史发展机遇和重要政策保障。1997年以来整个行业年均复合增长率达到20%。近期"十二五"产业规划等重要政策开始陆续出台。2012年1月19日工信部发布了《医药工业"十二五"规划》。对于中药行业，该规划提出将坚持继承和创新并重，发展适合中医治疗特色的新品种，重视中成药名优产品的二次开发。提高和完善中药全产业链的技术标准和规范，培育疗效确切、安全性高等现代中药。2010年国务院发布了《关于加快培育和发展战略性新兴产业的决定》，把现代中药作为生物医药的重要组成部分予以发展，这将加快中药产业结构升级，促进中药工业由大变强。

另外，自国务院发布《关于扶持和促进中医药事业发展的若干意见》以来，已有19个省出台了贯彻落实的实施意见或扶持促进中医药事业发展的专门文件，11个省召开了中医药民族医药会议。预计将有越来越多的省区将先后出台相关专门扶持文件，地方对中医药的重视度和支持力度将日渐提升。国家相关部门近日有关中医药行业的动作可谓接连不断。先是2012年5月，商务部首次发布中药材重点品种流通分析报告，初步建立中药材重点品种流通分析体系；6月5日，《中医药事业发展"十二五"规划》正式印发，对2015年中医药医疗资源和服务等方面提出了具体的目标，如"力争100%的地市建有地市级中医医院，70%的县中医医院达到二级甲等中医医院水平，95%以上的社区卫生服务中心和90%乡镇卫生院设立中医科、中药房，中医医院总诊疗人次争取超过5.5亿人次"等；规划颁布一周后，财政部、国税总局宣布延续对医药等行业广告费等企业所得税前扣除的优惠政策；紧接着在8月1日，国家发改委又批复了包括青藏高原冬虫夏草培育开发研究中心在内的8个项目，其中6个项目与中药相关。这一系列利好政策都可以表明一件事：中医药产业已经进入到一个内外部环境非常有利的新黄金发展时代。

（二）主要产品

受国家实施中药现代化等因素拉动，我国的中成药工业取得了长足的进展。"十一五"期间的复合年增长率为20.79%。2011年中成药工业总产值达到3500亿元，同比增长33.7%。"十一五"期间，我国七大类医药工业利润总额的复合年增长率36.70%。2011年，受上游生产成本上涨和下游终端价格下降双重挤压，我国医药工业的盈利增速有所回落，实现利润总额1569亿元，同比增长23.19%。中成药利润总额略有提高，为372亿元，同比增长40.42%。在国家政策调控下，中药饮片价格有所回落，利润空间开始缩小，2011年实现利润64亿元，同比增长65.34%。心脑血管疾病中多数病种为长期慢性病，中成药在治疗方面具有独特的优势，因此，心脑血管中成药在医院终端中成药市场中占据了重要地位，连续多年市场份额都在37%左右。肿瘤作为难治性疾病，化学药物在治疗上存在副作用大、治疗效果不明显等缺点，中成药在其中发挥了重要作用。消化系统疾病中成药在医院市场中的份额逐年下降，市场份额2011年下降至6.17%，比上年下降0.02个百分点。呼吸系统疾病中成药在止咳、平喘方面具有较大优势，在我国医院中成药市场具有重要的市场地位，尽管市场份额有所下降，但2011年仍然保持在10%以上。骨骼肌肉系统疾病中成药、妇科疾病中成药和泌尿系统疾病中成药在医院市场近年来则保持了良好的上升势头。

1. 地奥心血康胶囊——首个欧盟境外的传统药获准上市

地奥心血康胶囊是成都地奥集团研发的拥有自主知识产权的现代中药，自1988年上市以来，临床疗效确切，长期居于心血管系统中成药销售前位，是中国具有重要影响力的中成药大品种之一。2008年，向荷兰药品评估委员会（MEB）正式递交产品注册申请文件。2010年，荷兰健康检查局完成GMP现场检查，并正式颁发产品原料和制剂欧盟GMP证书。经过荷兰MEB评审专家4年严格科学审评，2012年3月14日，MEB批准地奥心血康胶囊作为传统草药药品在荷兰的上市许可。

2. 丹红注射液治疗中风，年销售额突破40亿元

丹红注射液是由山东菏泽步长制药有限公司生产。用于瘀血闭阻所致的胸痹及中风，证见：胸痛，胸闷，心悸，口眼歪斜，语言蹇涩，肢体麻木，活动不利等症。自上市8年来，以其卓越的疗效被全国广大医生所关注，2011年全国市场销售43.5亿元，计8700万支。在全国已进入各级医院销售，其中三级医院660家，二级医院4300家，各类社区医院及乡镇卫生院7000家。

3. 复方苦参注射液治疗癌症疗效确切

复方苦参注射液（“岩舒”）在治疗癌肿疼痛、止血、改善患者生存质量、调节机体免疫力方面效果明显，每年生产突破5000万支，临床使用超过100万人次，2011年销售6.5亿元，累计销售40亿元，在抗肿瘤类中成药中销量位居第一。2003年5月“复方苦参注射液高技术产业化项目”被国家科技部列为国家级火炬计划；2008年9月，“岩舒注射液大品种技术升级”项目列入科技部“重大新药创制”科技重大专项；2010年4月，“10万亩苦参GAP种植基地建设及饮片加工项目”列入国家火炬计划；2011年3月，“复方苦参注射液优质原料药材产业化示范基地建设项目”列入国家发改委中药高技术产业化发展专项；2011年12月，“复方苦参注射液的研究与应用项目”获得华夏科技奖一等奖。

经过持续深入研究，所有原料均已建立了GAP种植基地和野生抚育基地，完成了多张药材、中间体及终产品的指纹图谱及相关性研究，实现了生产过程在线监测和自动化控制，达到了总固量中80%以上成分清楚，60%以上可控，为保障临床使用安全奠定了基础。

4. “消渴丸”治疗糖尿病，销售量和服务人群全国第一

“消渴丸”是中西药复方制剂，具有滋肾养阴，益气生津功能，用于气阴两虚型消渴病（Ⅱ型糖尿病）的治疗。作为原研的民族药物，“消渴丸”自 1982 年上市以来，服务人群超过 2000 万人，累计销售额超过 50 亿元。近三年“消渴丸”国内销售均超过 5 亿元，在国内治疗糖尿病药品中排在“拜唐苹”、“达美康”之后列第三位，在民族药品牌中排第一，其市场占有率排第一。

“消渴丸”在我国治疗糖尿病用药中占有重要的地位，符合国家基本用药“安、简、便、廉”的原则，是 2010 版中国药典品种，先后进入《国家基本药物目录》、2010 版《中国Ⅱ型糖尿病防治指南》等，被中国中药协会评定为中国首批 9 大“传统名优中成药”。同时，“863 计划”课题“中一牌‘消渴丸’循证医学研究”和“‘消渴丸’药物经济学研究”，为保障患者用药安全、有效、经济提供了更有力的科学依据。

5. 热毒宁注射液实施全过程质量控制，保障产品安全

热毒宁注射液是江苏康缘药业股份有限公司开发，具有自主知识产权的中药注射剂，具有确切的退热、抗病毒、抗菌、抗炎、提高免疫力等作用，是临床治疗上呼吸道感染的新型有效药物。该产品拥有 7 件中国发明专利，获江苏省科技进步一等奖，列入国家医保目录（乙类）、中央药品储备品种、国家重点新产品、省高新技术产品、卫生部《甲型 H1N1 流感诊疗方案》和《手足口病诊疗指南》，在禽流感、甲型流感、手足口病等传染病防治中发挥了重要作用。2011 年销售额近 5 亿元，2012 年突破 10 亿元。

基于物质基础和网络药理学研究，结合大量生产实际，综合确定了质量控制指标，对原料、生产过程、成品三个环节设置 247 个质量监控项目（含 16 张指纹图谱）和 460 个标准操作规程（SOP），建立了 1 万亩的原药材规范化生产基地，建立了国内首个以指纹图谱为主体的包括原辅料控制、工艺过程控制、成品质量控制、近红外旁线/在线检测等在内的中药注射剂生产全过程质量控制体系。

6. 治疗慢性肾脏病重大药物黄葵胶囊取得进展

慢性肾脏病（CKD）是严重危害人类健康的重大疾病，具有高发病率（11%～13%）、高致残率、高死亡率的特点，终末期肾病（尿毒症）长期的高额治疗费用更是国家、社会、家庭和患者的沉重负担，如何有效治疗 CKD，降低慢性肾衰的患病率及致残率是目前医学界面临的重大课题。目前临床上没有专门用于治疗 CKD 化学药，常用降压药、激素和免疫抑制剂等进行治疗。

黄葵胶囊是由苏中药业集团研制，有效降低尿蛋白，安全保护肾功能，延缓 CKD 进程的中药，2011 年的销售额为 4 亿元。为进一步探索其临床疗效和机制，由陈香美院士牵头组织，26 家三甲医院共同完成的临床研究（WHO 国际临床试验注册号：ChiCTR-TRC-10000923）表明：黄葵胶囊可显著降低 CKD 1-2 期的原发性肾小球疾病患者尿蛋白，其疗效优于化学药氯沙坦钾片，其机制可能与其抗炎、抗氧化损伤及减轻肾小球足细胞足突融合、减少肾组织 α-SMA 蛋白表达相关。该项研究为促进 CKD 防治事业的发展起到积极的推动作用，为国家“十二五”重大新药创制专项立项支持。

7. 妇科良药桂枝茯苓胶囊，传统经方研发的典范

桂枝茯苓胶囊是江苏康缘药业股份有限公司独家生产的国家级新药，来源于张仲景《金匮要略》的“桂枝茯苓丸”，广泛用于子宫肌瘤、痛经、慢性盆腔炎性包块、卵巢囊肿、子宫内膜异位症、产后及流产后恶露不净、产后尿潴留、放环后腹痛、乳腺小叶增生、慢性前列腺炎、前列腺增生等，是治疗妇科血瘀性疾病的首选药物，2011 年市场占有率 23.76%（来源：南方医药经济研究所），累计销售金额达 20 亿元人民币。

1995 年上市以来，生产单位先后对桂枝茯苓胶囊的药材基地建设、物质基础及作用机理、生产工艺、质量控制及临床应用等进行了相关研究，在此基础上建立了全过程的指纹图谱控制体系。该品种 1999 年被科技部列入“九五”重点攻关项目—中药现代化、国际化示范研究品种，2004 年以药品形式申请 FDA 的新药调查申请（IND），2006 年 11 月获 FDA 批准进入Ⅱ期临床研究，现已在美国完成多中心、随机、双盲、安慰剂对照的 180 例临床试验，已启动美国Ⅱb 期临床研究。先后获国际科技合作计划、国家科技支撑计划以及重大新药创制等重大科技计划支持，获中华中医药学会科技进步一等奖，申请国内外发明专利 29 件，已授权 11 件。列入《国家基本医疗保险药品目录》、《国家高新技术产品目录》，是国家中药保护品种、国家重点新产品、江苏省高新技术产品、江苏省重点名牌产品。

（三）市场分析

1. 中成药

（1）心脑血管类

2011 年，心脑血管中成药前 10 品种市场集中度为 38.29%，比上年 40.03%，下降 1.74 个百分点。2010 年及 2011 年市场份额最大的品种均没超过 10%。与上年比较，新进入前 10 位的品种有“丹参川芎嗪注射液”、“脑心通胶囊”和“红花黄色素注射液”，跌出前 10 位的品种有“参麦注射液”、“通心络胶囊”和“灯盏花素注射液”。其中，注射剂型占了 10 个席位中的 8 个。前 10 位的品种中“红花黄色素注射液”市场份额增长最快，由 2010 年的 1.11%增长到 2011 年的 2.30%，增长 1.19 个百分点。

（2）肿瘤类

2011 年，肿瘤中成药前 10 品种市场集中度为 61.61%，比上年 63.17%下降 1.56 个百分点。2010 年及 2011 年市场份额最大的品种均超过 10%。与上年比较，新进入前 10 位的品种有“康莱特注射液”和“槐耳颗粒”；跌出前 10 位的品种有“西黄丸”和“安康欣胶囊”。其中，注射剂型占了 10 个席位中的 8 个。

（3）呼吸系统

2011 年，呼吸系统中成药前 10 品种市场集中度为 53.12%，比上年 49.52%提高 3.60 个百分点。2010 年及 2011 年市场份额最大的品种喜炎平注射液均在 10%以上。与上年比较，前 10 位的品种没有发生变化，只是排位稍有变化。其中，注射剂型 5 个，口服剂型 5 个。前 10 品种中“喜炎平注射液”市场份额增长最快，由 2010 年的 10.52%增长到 2011 年的 14.68%。“炎琥宁注射液”市场份额下降最快，由 2010 年的 5.59%下降到 2011 年的 4.46%，排名由第 4 位下降到第 5 位。

（4）骨骼肌肉系统

2011 年，骨骼肌肉系统中成药前 10 品种市场集中度为 39.01%，比上年 40.39%降低 1.38 个百分点。2010 年及 2011 年市场份额最大的品种均没超过 9%。与上年比较，新进入前 10 位的品种是风湿祛痛胶囊；跌出前 10 位的品种是“龙血竭片”。其中外用剂型 2 个，口服剂型 8 个，以胶囊剂为主。前 10 品种中“风湿祛痛胶囊”市场份额增长最快，由 2010 年的 2.10%增长到 2011 年的 3.15%，排名由第 12 位上升至第 6 位。“强骨胶囊”市场份额下降最快，市场份额由 2010 年的 4.07%下降到 2011 年的 3.22%。

（5）消化系统

2011 年，消化系统中成药前 10 品种市场集中度为 23.39%。2010 年及 2011 年市场份额最大的品种均没超过 5%。与上年比较，前 10 位品种除排位顺序有所变化外，无新进入或跌出品种。前 10 品种中“五酯片”市场份额增长最快，由 2010 年的 1.65%增长到 2011 年 1.96%。

（6）妇科类

2011 年，妇科中成药前 10 品种市场集中度为 24.68%，比上年 24.14%增长 0.54 个百分点。2010 年及 2011 年市场份额最大的品种均没超过 4%。与上年比较，新进入前 10 位的品种有“鲜益母草胶囊”和“葆宫止血颗粒”。前 10 品种中“鲜益母草胶囊”市场份额增长最快。

（7）泌尿系统

2011 年，泌尿系统中成药前 10 品种市场集中度为 41.26%。2010 年及 2011 年市场份额最大的品种均没超过 7%。与上年比较，新进入前 10 位的品种是“肾康注射液”；跌出前 10 位的品种是“河车大造胶囊”。

（8）神经系统

2011 年，神经系统中成药前 10 品种市场集中度为 61.01%。2010 年及 2011 年市场份额最大的品种均超过 14%。与上年比较，新进入前 10 位的品种有“舒肝解郁胶囊”和“舒眠胶囊”；跌出前 10 位的品种有“新乐康片”和“通天口服液”。

（9）五官科类

2011 年，五官科中成药前 10 品种市场集中度为 50.31%。但 2010 年及 2011 年市场份额最大的品种均超过 18%。与上年比较，新进入前 10 位的品种是“递法明片”；跌出前 10 位的品种是“银黄颗粒”。

（10）皮肤科类

2011 年，皮肤科中成药前 10 品种市场集中度为 53.48%。但 2010 年及 2011 年市场份额最大的品种保持在 15%左右。与上年比较，新进入前 10 位的品种有“积雪苷软膏”、“驱白巴布斯片”和“银屑灵”；跌出前 10 位的品种有“湿毒清胶囊”、“花蛇解痒胶囊”和“复方青黛胶囊”。

2. 中药饮片

(1) 总体趋势

近几年国家先后制订出台了一系列促进发展中医药事业发展的政策和措施，如《中药饮片GMP认证》、《关于加强中药饮片包装监督管理的通知》、《中医药创新发展规划纲要（2006～2020年）》等，而最新版的《国家基本药物目录（基层部分）》，则将所有常用中药饮片都收录进去，新医改的出台将中药饮片纳入医保。这一切都表明了国家对中药饮片给予了高度重视，一系列政策的陆续出台对规范国内中药饮片市场的健康有序发展起到了积极推动作用，有力地推进了中药饮片产业的迅速发展，使中药饮片行业迎来了新的发展机遇。

但2012年也是中药产业发展极其不寻常的一年，中药材生产面临市场过盛、价格全面走低、生产成本增加等诸多不利因素影响。首先是2009年2月份以来，受自然灾害及全球宽松货币政策影响，加之游资大量进入药材市场、大户囤货惜售、市场垄断经营等恶性竞争，全国市场537种中药材整体涨幅超过249%，正是前两年中药材“通胀”的铁证。由于中药材市场的表面繁荣和中药材价格的非理性上涨，导致全国形成了“中药热”，尤其是西部开发的11个省市自治区，借助国家对西部开发的扶持政策，都把中药材生产作为主导产业来发展，中药材已由总量基本平衡转向相对过剩。随着国家银根的收紧和连续两年政策调控，打击市场囤积的力度加大，国家中药材储备库项目的实施，加之2011年底前资金回笼，在僵持中的持货药商开始降价售货，进入10月份以来中药材市场行情整体下跌，据中国中药协会的统计数据表明：全国市场537种中药材中有84%的品种价格下跌，跌幅高达100%，全国最大的河北安国中药材专业市场有近1/3的药行面临倒闭。

(2) 中药材重点品种

1) 价格持续上涨品种

价格持续上涨的品种有：三七、天麻和人参。这3个品种都是根茎类药材，种植周期较长且产地集中，易受到自然灾害的影响。例如三七，2009年的干旱致使三七严重减产，价格大幅上涨，直至2011年仍维持高位。今年春季，云南文山州再次干旱，三七价格持续上扬。但是三七种植周期为3年，2009年后药农增种扩产的三七已进入收获期，预计2012年三七整体产量高于前两年，由此推测三七的高位价格可能难以长久维持。天麻价格的上扬也是因为年初产地气候干旱所致，但由于天麻库存量较大，预计高价也难以长时间维持。

2) 价格持续下跌品种

2012年上半年大部分药材价格都呈现下跌态势，跌幅较大的品种有：白芷、麦冬、金银花、山药。这些药材的相同特点是种植周期短、种植区域相对分散，特别容易因扩产出现滞销现象。山药和白芷价格下跌重要原因是种植面积过大，供大于求。麦冬去年价格大幅上涨，受此影响，四川、湖北等产地纷纷扩大种植面积，2012年产地货量充足，已呈现严重的供大于求局面，预计后市价格将持续下滑。

3）价格基本持平品种

附子、当归、厚朴、牡丹皮和甘草价格从去年开始基本维持平稳。附子属于 28 种毒性中药材目录品种，受炮制加工技术的限制，需求相对稳定，种植面积一般不会大幅度增加，价格也一直保持平稳。厚朴作为经济林或退耕还林树种，种植面积较大，并且往年库存也较多，价格的主要决定因素是人工采剥成本。当归和牡丹皮，同样由于库存较大，需求稳定，价格保持平稳。

3. 国际贸易

全球经济下滑对我国的医药国际贸易虽有一定影响，但因为医药行业属刚性需求行业，所受影响有限。前三季度我国中药产品国际贸易稳步增长，中药商品作为西医药的替代补充产品，在缓解医药费用大幅上涨压力方面发挥了重要作用。随着企业“内功基础”的提高，中药产品“走出去”的步伐将愈加稳健。

2012 年前三季度，中药商品进出口额 24.3 亿美元，同比增加 10.53%。其中，出口额 18 亿美元，同比增长 7.20%；进口额为 6.3 亿美元，同比增加 21.32%。中药类大部分商品出口均呈现不同程度的增幅。出口额最大的商品依然是植物提取物，出口额为 8.55 亿美元，同比增长 6.07%；中药材及饮片出口额为 5.88 亿美元，同比增长 6.55 %，位居第二；中成药出口额为 1.99 亿美元，同比增长 17.84%；保健品出口额 1.59 亿美元，同比增长 3.71%。

日本、中国香港、欧盟、美国和韩国依然是传统中药的主要出口市场。这 5 个市场的出口额占整个中药出口额的 71.45%，其中，我国对中国香港和欧盟的出口增长放缓，对日本、韩国和美国的出口增幅较为明显，分别达到 25.76%、32.42% 和 21.81%，成为中药商品出口大幅增加的重要推动力。

前三季度我国提取物出口的传统市场仍保持稳定增长，部分新型市场（如墨西哥和东盟市场）需求同比有所下降。同时，前三季度我国中药材及饮片出口整体保持稳定增长，日本和韩国等传统市场需求同比增幅均在 20%以上，但拉美和非洲的需求同比有大幅下降。另外受中国台湾对进口中药材实施管控措施的影响，前三季度大陆对中国台湾的中药材及饮片的出口额仅为 1997 万美元，同比下降 49%。另外，前三季度我国中成药出口同比增长 17.84%，其中，欧盟在我国中成药出口中所占比重由 2010 年的 6.47%下降到 2.59%，内地对香港的中成药出口比重则不断上升。

民营企业已成为推动中药进出口的主要力量。2012 年前三季度，民营企业为出口主力军，出口家数为 2022，出口金额为 9.15 亿美元，占比高达 50.81%，其中集体企业出口额的增长速度较快；三资企业出口家数为 334，出口额为 5.24 亿美元，出口金额占比 29.12%；国有企业出口金额占比仅 19.97%。值得关注的是，私人企业的出口量占九成以上。

2012 年前三季度中成药对欧盟各国出口额为 770 万美元，同比下降 37.61%，但出口受欧盟《传统草药药品指令》（以下简称《指令》）影响逐步减小，个别国家管理趋于严格。中药制剂出口份额不断下降与原料类产品出口的不断增长形成鲜明对比，境外注册、认证等各种贸易壁垒是制约中成药出口增速的重要原因，中成药走出国门的进程依然缓慢（见表1）。

表1 2012年前三季度中国中药出口分市场统计

地域	出口额（亿美元）	出口金额同比（%）	出口金额占比（%）
全球	18	7.2	100
亚洲	10.92	10.77	60.66
东盟	2.36	1.75	13.13
中东	0.17	11.37	0.94
非洲	0.24	20.96	1.35
欧洲	3.16	2.62	17.57
欧盟	2.98	3.1	16.54
拉丁美洲	0.74	−37.2	4.12
北美洲	2.69	20.3	14.93
大洋洲	0.25	4.09	1.37

2011年，我国对欧出口中成药1332万美元，数量同比下降13.5%（见表2）。但2012年我国中成药出口受欧盟《指令》影响的程度整体已经减弱，荷兰和罗马尼亚等市场基本平稳，德国的需求还有一定增长，只有英国对中成药出口的管理越来越趋于严格，前三季度，我国对英国的中成药出口额同比下降了77%，由于英国在我国对欧盟中成药出口市场比重较大，对该国出口的大幅下滑，也拉动了中成药对欧盟出口整体数据的严重下滑。

表2 2012年前三季度中药对欧盟出口分商品统计

商品名称	出口额（万美元）	出口金额同比（%）	出口金额占比（%）
中药类	29780.8	3.1	100
保健品	3488.22	2.59	11.71
提取物	20620.65	1.08	69.24
中成药	770.7	−28.57	2.59
中药材及饮片	4901.23	22.33	16.46

自2009年开始，国内中药材价格开始上涨，也严重影响了中药材的对外贸易。2011年，我国中药材出口数量20万吨，同比下降11.8%，是中药唯一出口量下滑的商品。中药材出口平均价格涨幅在33.6%。2012年前三季度，我国中药材及饮片出口价格平均涨幅回落到15.70%。2011年出口价格涨幅超过80%的茯苓和半夏等产品今2012前三季度的出口同比价格都出现了一定的回落，苁蓉出口价格更是下跌了48.85%。

田七和人参出口价格依然继续保持上扬。田七的种植生长期一般为3年，2010年云南主产地大旱对田七的产量影响持续至今，而国内基本医药目录中的含有止血、散瘀功效的多种产品均含有田七成分，用量相当大。我国田七出口价格近两年一直持续保持上扬，而今年前三季度国外的需求量也达到了1679吨，同比增长89.96%。

今年前三季度，我国人参出口价格为52860美元/吨，同比增长61.37%，出口量为1619吨，同比增长23.09%。我国人参出口价格持续上升的原因主要在于三方面：①产品升级，将人参粗品加工为提取物，或开始经营有机产品，产品附加值增加后，不仅市场需求更趋旺盛，价格上涨后也能为客户所接受。②国内人参品牌的认知度有所提高，以前人参主产地吉林省注册的人参品牌有30多个，但是每个品牌的产品产量不多，市场覆盖面较窄，尚没有形成一个全国性的大品牌。2012年1月15日首家"长白山人参"品牌产品专卖店试营业，并实现了开门红。③以内促外，从源头上拉高人参价格的政策初见成效。过去我国规定人参只能用于药品而不能用于食品，该政策限制了我国人参保健食品的开发。从今年3月1日起，吉林省实行了《人参管理新办法》，人参可直接作为食品饮料的原料应用于各种食品中，这为我国人参类保健食品的开发打开了一条广阔的新路。

（四）研发动向

1. 新药创制

2011年，国家食品药品监督管理局共批准药品注册申请718件。其中批准境内药品注册申请644件。在644件境内药品注册申请中，中药50件，占7.8%。2011年批准中药新药21个，改剂型24个，仿制药2个，进口中药2个（见图1）。在批准的中药新药中，3类药1个，5类药4个，6类药15个，其他类别的1个（见表3）。2011年共受理中药新药注册146件，其中新药107件，改剂型的21件，仿制药16件，进口2件（见表4）。并且根据《中药、天然药物注射剂研究基本技术要求》，经过严格的风险效益评估，批准了2个物质基础相对明确，质量可控程度较高的有效部位中药注射剂生产。批准的其他中药新药主要包括：消化系统疾病的症状改善用药（缬草提取物胶囊、连苏胶囊等）、骨性关节炎和类风湿改善症状用药（丹参通络膏等）、小儿遗尿（小儿益麻颗粒）、多动症（小儿黄龙颗粒）、前列腺炎（丹益片等）、前列腺增生（灵泽片）等症状改善用药，感冒（荆感胶囊）等病毒感染为主的自限性疾病等。

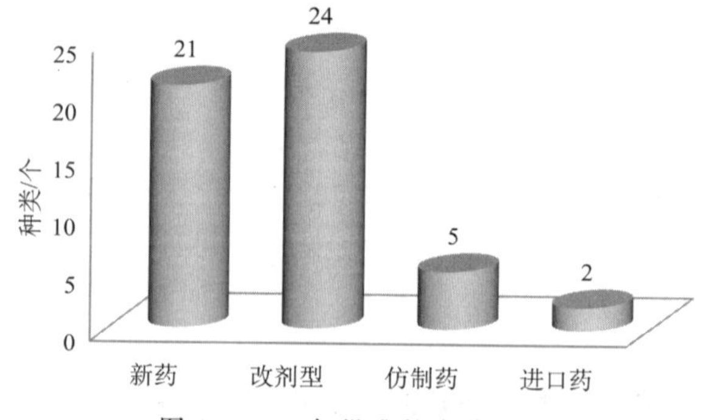

图1 2011年批准的中药情况

表3 2011年批准的中药新药分布

注册类别	第III类	第V类	第VI类	其他类
批准数量（个）	0	4	15	1
合计（个）	21			

注："其他"指按《药品注册管理办法》（2005年版）分类申报的三类药品。数量以受理号计

表4 2011年中药新注册受理情况表

国内申请（个）			进口申请（个）	小计（个）
新药	改剂型	仿制药		
107	21	16	2	146

2. 大品种二次开发

《医药工业"十二五"发展规划》中明确提出"坚持继承和创新并重，针对中医药具有治疗优势的病种，发展适合中医治疗特色的新品种，重视中成药名优产品的二次开发"。如云南白药作为百年老药，白药集团对其品牌和产品进行的深度挖掘是成功的。云南白药2010年财报显示，在"十一五"期间，其营业收入增长了3倍（2005年实现24亿元，2010年实现100亿元）；净利润增长3倍（2005年实现2.3亿元，2010年实现9.2亿元）；市值增长6倍（2005年末为60亿元，2010年末为419亿元）。2011年一季报延续了这一佳绩，一季度实现营业收入24.57亿元，同比增长15.19%。天津市大力实施名优中成药二次开发。全市依托现代中药产学研联盟，启动"天津市现代中药大品种群系统开发"项目，运用现代科技手段，将各种中药材的有效组分、协同有效组分等逐一分析清楚，再通过设计合适的工艺技术将有效组分进行提取，并按中医辨证施治的原则，进行组合、配方。目前，重点选取的30个年销售额超过1000万元的中药大品种通过有针对性的、系统性的二次开发，整体实现销售30.73亿元，比立项之初的12.36亿元增长148.6%。年销售过亿的品种达10个。

3. 药材GAP基地

中药材GAP是《中药材生产质量管理规范》的简称，涉及从种质资源选择、种植地选择一直到中药材的播种、田间管理、采购、产地初加工、包装运输以及入库整个过程的规范化管理。中药材GAP如"源之水本之末"，是实施GMP(《药品生产质量管理规范》)和GSP(《药品经营质量管理规范》)的基础，为GMP的实施提供了提供质量稳定的地道原料，保证了药材中的有效成分可控，指标成分有清晰的表达，为GMP的过程提供准确的成分和含量指标，也进一步保障了GSP的实施。基于此，预计我国医药行业将迎来中药材GAP基地建设热潮。中药材GAP作为一项旨在推动药材规范化种植、保证药材质量的非强制性行业标准，自2002年6月1日起至今，已有10个年头。"十二五"规划出台后，中药材GAP基地备受政策青睐，迎来大力度的政策扶持（图2）。在此基础上，加上市场环境和企业自身发展需求，医药业或迎来中药材GAP基地

的建设热潮。中药材GAP认证从2004年至2012年9月26日，发布了18个公告，共有70余家企业（不计重复）、100个基地、57个中药材品种通过中药材GAP认证（表5）。2012年6月20日，工信部发布了关于2012年度国家拟扶持60个中药材生产建设项目的公告。在公布的60个建设项目中，重点扶持的38个品种都是依据“十二五”规划确定的重点扶持的100个大宗和濒危中药材品种选定的，包括30万亩茯苓、20万亩连翘、5万亩山茱萸、3万亩滇龙胆等30个品种、共49个项目的常用大宗药材生产基地建设，这体现了国家对道地中药材基地建设的重视。

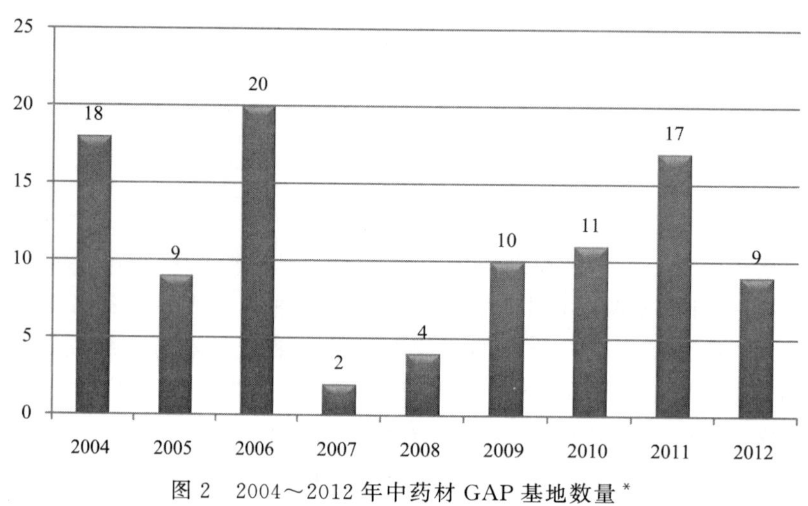

图2　2004～2012年中药材GAP基地数量*

表5　2004～2012年建立2个以上GAP基地的企业

企业名称	基地数（个）	品种数（个）
北京同仁堂药业	8	6
河南南阳张仲景中药材	7	5
四川雅安三九中药	6	4
四川新荷花中药饮片股份有限公司	3	3
临沂升和九州药业有限公司	2	2
贵州信邦中药	2	2
红河千山生物工程	2	1
云南特安呐三七药业	2	1
陕西天士力	2	1
浙江康莱特森医药原料有限公司	2	1
四川绿色药业	2	2

* 2012年数据为截至9月26日。

4. 全程质量控制

中药生产过程质量控制是中药现代化的关键环节之一，近年来已成中药质量控制研究的热点和难点。为保证中药产品的安全性、有效性和均一性，开展中药生产全程质量控制技术研究，完善中药材、提取物、中成药质量标准，建立符合中药生产特点的现代质量控制体系成为中药产业发展的重点。中药质量控制技术国家工程实验室在“十一五”期间，承担了重大新药创制专项的“中药生产技术和过程控制技术标准平台”，为中药大品种的全程质量控制提供了科技支撑。如热毒宁注射液结合大生产实际，综合确定了质量控制指标，对原料、生产过程、成品三个环节设置 247 个质量监控项目（含 16 张指纹图谱）和 460 个标准操作规程（SOP），建立了生产全过程质量控制体系。复方苦参注射液在保障原料、中间体、生产过程和成品的基础上，建立了全程质量控制和在线监测系统，种植了苦参 GAP 基地 8 万亩，为全面保障药品的安全有效奠定了坚实的基础。

5. 中药上市后再评价

新药的研制、乃至上市是一个漫长的过程，药品上市后投入临床应用后的监测及再评价是一个极其重要的步骤。由于我国上市后药品再评价起步比较晚，相关工作和研究尚需完善，在这种情况下，国家“重大新药创制”科技重大专项“中药上市后再评价关键技术・中药注射剂临床安全性监测”就成为解决这一问题的重要举措。2006 年，国家“十一五”科技支撑计划“中药上市后安全性监测与再评价标准规范的研究”由中国中医科学院中医临床基础医学研究所牵头，组织相关专家撰写了中药上市后再评价指导原则及技术规范，为国家药监部门制定中药上市后再评价相关政策法规提供了依据。2009 年，中国中医科学院中医临床基础医学研究所又承担了科技部“重大新药创制”科技重大专项“中药上市后再评价关键技术研究”课题，构建了中成药上市后再评价的基本框架，制定了中药上市后再评价系列技术规范，集成了若干中药上市后再评价关键技术，对于上市后中成药再评价的重点、难点、热点、瓶颈问题进行了很好的探索。

（五）自主创新

中医药现代化可以探索多元化发展道路，但万变不离其宗，应坚持“继承与创新并重”，突出特色，形成优势。中药和方剂的继承和开发，不能简单地走西方“植物药”、“中药西化”的发展模式，应当坚持特色化的“自主创新”战略，突出“以我为主”的创新和发展思路。中药创新药是我国民族医药产业中最具代表性的产品，在创新药中占有重要的位置，是我国在世界创新药物研发方面唯一可占一席之地和具备优势的领域。我国在启动的重大新药创制专项中，明确将从中医药中创制新药作为主要支持领域。国务院发布的《国家中长期科学和技术发展规划纲要（2006～2020 年）》，在“人口与健康”重点领域中，“中医药传承与创新”被列为优先主题之一。科技部《国家“十二五”科学技术发展规划》中明确指出，“支持 100 余个常用中药材品种开展规范化种植和 10 余个大药材大品种的深度开发，开展 8～10 个新药品种的研究”在“重大新药创制”、

“艾滋病和病毒性肝炎等重大传染病防治”等重大专项中，中药新药创制是重要内容之一。

1. 金花清感颗粒

金花清感颗粒是根据“金花清感方”研制而成的制剂，被北京市中医药管理局认定为世界上首个针对甲型H1N1流感治疗的有效方剂。随着持续无雪使流感病人逐渐增多，特别是甲型H1N1流感患者的比例日益增加。北京市卫生局在重启为京籍60岁以上老人和中小学生免费接种流感疫苗的同时，将治疗各类流感的特效中药金花清感颗粒同时在全市30家医院向患者提供，并纳入医保报销范围。使用“金花清感方”，可以将患甲型H1N1流感的发热时间由26小时缩短到16小时，改善率达到95.1%，抗生素使用率仅为9.7%。使用“金花清感方”治疗甲流的总疗程仅需80元，远远低于达菲的价格。

2. “京万红”软膏

京万红药业依托天津中医药大学，汇聚全国外科、骨伤科、烧烫伤科40多位专家，携手对国家级保密品种——“京万红”软膏进行二次开发。围绕药味种质资源、质量稳定性、工艺优化、设备更新等环节，完成了11轮技术攻关，新取得专利8项，使得“京万红”这个我国中药烫伤药中最负盛名的品牌，增添了治疗带状疱疹、局部溃疡、皮炎等疾病的新功效。同时，为了促进中医药创新，国家积极推动产业联盟，促进指同行业内多个企业之间，以及企业和大学、科研机构之间组建的产业联合体。联合开展技术创新已成为产业战略联盟发展的重要方向。尤其是由大学、科研院所和企业共同建立的中药产学研创新联盟，具有独特的地位和价值。

（六）专业化医药园区——中国医药城

中国医药城地处江苏省泰州市，总体规划面积30平方公里，是科技部、卫生部、国家食品药品监督管理局、国家中医药管理局与江苏省人民政府共同建设，由科研开发区、生产制造区、会展交易区、康健医疗区、教育教学区、综合配套区等功能区组成，是当今中国唯一的国家级医药高新区、中国唯一部省共建的医药园区、中国唯一以“城”为概念规划的医药园区，也是当今中国规模最大、产业链最完善的医药专业园区。

自2006年11月正式启动建设以来，中国医药城坚持“国际化、专业化、现代化”原则，以接轨国际医药产业为己任，以创新创优为动力，探索建立以集聚高端人才团队、落户高端成果、设立高端企业、发展高端产业的园区发展新模式，努力把中国医药城建设成为引领中国生物医药产业发展的重要平台、融入世界生物医药的“桥头堡”、承载国际医药产业转移的前沿阵地。中国医药城按照“以城促产、以产兴城、产城共荣、产成一体”的理念规划建设，致力于打造中国规模最大、产业链最完善的生物产业基地。中国医药城目前启动开发面积已达10.8平方公里，其中科研开发区已拥有公共研发平台10万多平方米和各种大型公共仪器设备，生产制造区已汇聚阿斯利康、石药集团等国内外知名医药生产企业，会展交易区已拥有近7万平方米的会展中心，教育教学区已连续三年招生近4000名医药专业学员，综合配套区已具备完善的餐饮、购物、生活、娱乐等功能。园区内设有江苏省食品药品监督管理局泰州医药高新区直属分局，根据江苏省食品药品监督管理局的授权行使药品、医疗器械、保健食品等生产经营企业注册、审批等行政许可职能，加快企业申办事项的审批进度。中国医学科学院、复旦大学、南京大学等国内外50多家知名大学和医药研发机构先后进驻；武田制药、康缘药业等500多家国内外企业正式落户，400多项“国际一流、国内领先”的医药创新成果成功落地申报。

中国医药城将坚持以科学发展观为指导，紧紧围绕“中国第一、世界有名”的目标定位，坚持高起点规划、高水平建设、高定位开发，力争到“十二五”期末，集聚1000名领军型人才，其中包括100个国际集成创新团队；落户1000个世界级、国家级医药创新成果；引进1000家企业；创造1000亿专有技术市值；实现1000亿销售，加快建设成为国际生物医药产业发展新高地，特别是目前正在筹建的中医药园区将成为中国医药城的一个新的亮点。

五、2012诺奖启示：从诺贝尔生理学或医学奖看中国干细胞研究前景

2012年诺贝尔生理学或医学奖：诱导多功能干细胞

周　琪

中国科学院动物研究所

2012年10月8日，英国和日本科学家共同分享了2012年度诺贝尔生理学或医学奖。79岁的约翰·格登（John Gurdon）和50岁的山中伸弥（Shinya Yamanaka），相差40多年时间，他们的工作共同发现成熟细胞能够通过重编程而具有多能性。他们的发现革新了我们对细胞和器官如何发育的理解。诺贝尔奖评选委员会在当天的一份新闻稿中称，他们的发现革新了人们对于细胞和有机体如何发育的理解，改写了教科书，建立了新的研究领域，为疾病的诊断和治疗带来了新的契机。

1. 细胞重编程的发展历程

细胞命运是否可以改变，是一个很古老的命题。早在戈登研究前很多年，科学家就已经证明了植物细胞的全能性。1938年，德国科学家Spemann提出了细胞核移植的概念和设想；后来，戈登的工作创造性地回答了Spemann的问题，证明细胞可以通过细胞核移植改变命运，生命可以重新启动。1962年，在一项经典实验中，戈登将一个青蛙卵细胞的细胞核替换为成熟肠细胞的细胞核，这个改变了的卵细胞发育成为一只正常的蝌蚪，该成熟细胞的DNA仍含有发育成青蛙所需的全部信息。而哺乳动物体细胞核移植的首次成功，则是大家熟悉的1997年发表的克隆羊“多莉”的工作。相对于细胞核移植的烦琐和复杂，2006年山中伸弥仅用4个基因就让细胞变成多能干细胞的工作证明了细胞命运是可以通过基因调节转换的，显得更为神奇。随之，小鼠、人等不同物种iPS细胞（诱导多能干细胞）的成功已经反复证明了细胞命运是可以通过基因调节转

换的。这两项突破性的发现彻底改变了人们对于发育和细胞特化的看法。现在，我们知道成熟细胞并不需要永远局限在它的特定功能里。历史被改写，新的研究领域产生。通过重编程人体细胞，疾病研究的新机遇获得实现，诊断与治疗的新方法获得发展。干细胞事业的前景逐渐明朗。

2. 诱导多功能干细胞的应用前景及面临的挑战

目前，以药物和手术治疗为基本支柱的基本治疗手段已远远不能满足临床医学的巨大需求，而干细胞与再生医学研究将帮助人类实现修复创伤和病理组织，治愈终末期疾病的梦想。基于干细胞的修复与再生能力的再生医学，有望解决人类面临的重大医学难题，引发继药物和手术治疗后新一轮的医学革命。

国际上的干细胞研究分为三类：胚胎干细胞研究、克隆干细胞研究，以及近两年兴起的 iPS 细胞研究。这些干细胞有两个特点：一是可以在体外扩增，二是分化的潜能，这就是干细胞和再生医学令人们感兴趣的原因。胚胎干细胞研究有伦理障碍，克隆干细胞研究遇到卵细胞来源少的问题，限制了其研究应用。iPS 细胞与 ES 细胞具有高度相似性，操作起来相对容易，这意味着能够将来源于病人的体细胞通过转录因子诱导为 iPS，进一步产生患者自身的体细胞从而进行组织修复和替代治疗，而且因为起初是来源于患者自身的细胞，所以规避了伦理上的问题和免疫排斥的问题，开创了基因治疗的新方法，因此 iPS 一经发现就被研究人员赋予了巨大的临床治疗使命。

2007 年，Rudolf Jaenisch 研究组用患有镰刀型贫血症的小鼠体细胞建立了 iPS 细胞，并通过基因技术修正细胞中的疾病基因。将修复后的 iPS 细胞诱导分化为血液干细胞后移植回患病小鼠体内，可以改善小鼠的贫血症状。2008 年，John Dimos 等率先从一名 82 岁的肌萎缩性脊髓侧索硬化症（amyotrophic lateral sclerosis，ALS）患者皮肤提取的细胞建立了 iPS 细胞系，并证实这些 iPS 细胞可以定向分化为健康无病变的运动神经元细胞。

同时这项技术对于构建疾病模型和新药物筛选也具有很好的应用前景。通过建立先天遗传性疾病患者体细胞来源的 iPS，随后将 iPS 定向诱导分化，获得与疾病相对应的具有缺陷的体细胞，利用这样一个体外模型，科研工作者可以有针对性地研究遗传性疾病的发生机制，并利用体外分化获得的有缺陷的体细胞，进行治疗药物筛选。由于靶向性强，从而大大提高了药物研发的速度。2008 年，哈佛大学 George Daley 实验室利用诱导细胞重新编程技术把采自 10 种不同遗传病患者病人的皮肤细胞转变为 iPS，这些细胞将会在建立疾病模型、药物筛选等方面发挥重要作用。目前，美国的大型制药企业都采用这些体外疾病模型筛选药物，但在中国目前应用比较局限，预计今后利用患者来源的 iPS 进行药物筛选，将会得到迅速发展。

细胞核移植和 iPS 两项成果的获奖，将会进一步推动该领域新的诊断和治疗方法的产生。给人类推开了一扇用自身成体细胞诱导 iPS 分化治疗种种疾病的新窗口，甚至移植由此培育的自体器官让人类寿命延长，但是要在临床上获得满意的治疗效果，仍有许多障碍需要克服，如诱导 iPS 细胞诱导效率低下；病毒介导的转基因需整合入宿主细胞的基因组；干细胞相关转录因子在 iPS 细胞的分化后代中可被重新激活，引发诸多异常；iPS 细胞在分化过程中存在表观遗传记忆；存在免疫原性；干细胞的质量控制需要有更好的标准等等。这些无疑将严重阻碍 iPS 细胞的实际应用。因此，亟须通过系统布局，集中公关，发展学科交叉合作，突破干细胞和再生医学研究和应用关键科学和技术难题。这些问题需要各国科学家的共同努力和合作来解决。

3. 我国诱导多功能干细胞研究现状

改革开放使中国的科技与经济大发展，人们的生活水平大幅提高，平均寿命延长。因此，中国正在快速步入老龄化社会，伴随而来的问题是老年病高发。目前针对这些疾病的治疗手段有限，如帕金森氏症等神经退行性疾病，治疗效果不理想。多年的基础研究结果表明，基于干细胞的再生医学治疗，是最有希望治愈这些疾病的治疗手段。我国人口众多，因此干细胞替代治疗的需求也非常大。对干细胞进行系统的基础研究，是将其向临床应用转化的基本条件。

中国不论在细胞核移植领域还是 iPS 领域的基础研究均已经具备了较强的实力，并且已经取得了一些成就。在培养体系的改进上，中国科学院广州健康研究所的裴端卿课题组发现通过在培养过程中添加维生素 C 可使 iPS 诱导效率提高 10 倍，通过老鼠和人细胞实验发现，培养时添加维生素 C 可促进相关基因表达，推动体细胞进入重编程状态。iPS 的多潜能性问题一直是困扰世界科学家的难题，自 iPS 技术诞生以来，世界上多个课题组试图用检验干细胞多能性的“金标准”，即四倍体补偿，来检验 iPS 细胞的多能性，但一直未获得成功。值得一提的是，直到 2009 年 7 月，中国科学院动物研究所周琪课题组报道获得了完全由 iPS 来源的成体小鼠，这是世界上第一次获得完全由 iPS 细胞制备的活体小鼠，有力地证明了 iPS 细胞具有真正的全能性。该研究发表于《自然》杂志，并于 12 月 8 日入选了《时代周刊》公布的 2009 年十大医学突破。要想使 iPS 细胞应用于疾病机理的研究，首先就要在常用的模式动物中尝试建立 iPS 细胞系。我国科学家也尝试建立了其他物种的 iPS 细胞系。2008 年 12 月北京大学邓宏魁课题组首次报道建立了恒河猴 iPS 细胞系，2009 年 1 月中国科学院生化细胞所肖磊课题组报道首次建立了大鼠 iPS 细胞系，由于大鼠是一种重要的模式动物，且之前尚无大鼠 ES 成功建系的报道，因此该项研究在国际上引起巨大轰动，随后肖磊课题组还完成了猪 iPS 细胞和绵羊 iPS 细胞系的建立。由于猪的许多生理指标更接近于人类，因此这几项研究具有极大的应用前景。2009 年 8 月，邓宏魁课题组成功地将人 iPS 细胞高效地分化成能分泌胰岛素的成熟胰岛细胞，随后该研究小组又成功地将人 iPS 细胞分化成肝细胞。这些研究成果为 iPS 技术的临床应用提供了强有力的支持。

中国政府一向在干细胞及组织工程学研究方面给予高度的重视。中国十年间做了很多工作，出台了很多政策，中国在政策上是国际的先行者，中国积极地倡导干细胞的临床会议，在 2008 年开了第一次国际干细胞研讨会，这些文件止在形成，而且过去这些年中国对于干细胞的研究跟国际一样不断加快投入，资金的总量比过去十年翻了五倍。在中国已经设立的多项重大研究计划中，干细胞及再生医学相关研究占据了极其重要的位置；在中国科学院战略性先导专项“干细胞与再生医学”的支持下，干细胞研究呈现出良好势头。再生医学专项和“十二五”期间的干细胞国家科技重大专项的正式启动，标志着我国的干细胞研究已经迈入了新阶段，并将在重大基础科学理论、干细胞治疗核心机制及应用体系和各相关学科集成形成研究系统方面取得重大突破。“十二五”期间，我国将以深化干细胞研究和促进转化应用为总体目标，并将从顶层设计、加强干细胞研究基地建设、加强人才和创新团队建设等方面出台政策措施保证《规划》的实施。

随着人才引进力度的增加，中国目前已有 100 余个独立的课题组在进行与干细胞相关的研究，而这一数目仍在迅速增长。中国不论在细胞核移植领域还是 iPS 领域均已经具备了较强的实力，并且已经取得了一些成就。2012 年，中国在干细胞领域发表的论文总数量仅逊于美国，已经超过日本跃居世界第二位。论文数量可以反映我们的进步，但论文质量和英美等国相比还有一定差距，2012 年干细胞方面出版物发表数量和平均引用频次仍明显低于世界主要发达国家。尤为突出的问题是原始创新能力不足，无论在新技术的建立、新概念的提出、新研究领域的开拓方面我国还缺乏引领研究潮流的工作。

细胞治疗是当代医学发展的一个重要方向，为很多以前解决不了的疾病提供了解决的希望，也是很多基础研究者努力研究干细胞的主要原因。在干细胞技术还不成熟的现在，一些不规范的临床转化使得干细胞的研究蒙上了一层阴影。但是，干细胞技术临床转化本身并没有问题，在当前条件下一些细胞治疗的确为患者带来好处，有一些问题的出现与少数研究者盲目跟风、缺乏系统的考虑以及患者急切的要求使得这一新兴的治疗方式不够规范化。2012 年初，我国卫生部叫停未经许可的干细胞治疗，并在一段时间内暂不受理任何干细胞临床应用的申报项目。目前，由相关部门起草的《干细胞临床研究指导原则（讨论稿）》、《干细胞临床研究基地管理办法（讨论稿）》和《干细胞制剂质量控制及临床前研究指导原则（讨论稿）》已于 9 月底上报国家卫生部干细胞临床研究领导小组，之后将择机公布，我国的干细胞治疗正在逐步规范化。合理的干细胞技术临床转化才能够造福社会。

4. 对干细胞及再生医学未来发展的建议

体细胞重编程技术产生的多能性 iPS 细胞，为人类的永葆健康带来了希望，虽然在短时间内取得了一系列的突破，但是这仅仅是一个新的开始，让 iPS 重编程技术真正造福人类，还需要克服重重的困难。其中有几个最重要的有待解决的问题。

1）大力进行干细胞临床转化，创造干细胞应用价值。

干细胞研究的未来在于再生医学的临床应用，干细胞只有进行临床转化应用，才能体现其生命力。但目前干细胞研究还处于实验室基础研究阶段，将细胞核移植和 iPS 等技术应用于人类为时尚早。未来的研究将主要集中解决如何将干细胞应用于临床的问题，为了实现这一目标，还至少需要解决以下 4 个问题：①临床级干细胞的获得与大规模扩增；②干细胞定向诱导分化获得功能细胞与组织；③干细胞再生医学治疗的有效性和安全性评估；④建立猪、猴等干细胞替代性治疗的动物模型。细胞治疗需要个性化和标准化。需要通过制定干细胞的临床等级、干细胞的分型、干细胞质量控制等的标准来使细胞治疗规范化。安全性是首要考虑的问题，其次才是有效性和优越性。iPS 细胞治疗的安全性是其科学研究和临床应用的最大障碍，其最主要的原因是高度的成瘤性和转基因的安全性隐患，因此，如何改善细胞产生方法增加细胞的安全性和有效性将成为今后细胞研究的重点。近期的研究表明，为了减低成瘤风险，甚至可跨越细胞阶段，直接从一种体细胞类型诱导分化成另一种体细胞，如应用 Mash1 等因子直接诱导成纤维细胞转变成多巴胺能神经元；而在组织原位直接进行细胞重编程的尝试则更具前瞻性。

2）深入开展基础性研究，强调原创性工作

中国在 iPS 研究领域虽然取得了一定的成绩，但是原始创新的少，跟跑补缺的多。现有的 iPS 原创性技术成果，80%以上属于日本和美国。制约干细胞应用于临床的主要瓶颈是：干细胞重大基础理论尚未阐明；干细胞治疗的核心机制尚待研究；集成研究系统尚未形成。这些都有赖于我们自己原创的专利和基础研究的突破。中国未来干细胞研究工作，应该不仅局限于核移植和 iPS 领域，想要异军突起，在国际干细胞研究领域占有一席之地，必须开拓新的思路，鼓励原创性工作，还要制造健康宽松的研究氛围，对于基础研究，不要急功近利，要有耐心和宽容的态度，接纳鼓励失败的研究结果，改善评估体系，还要设立一定的途径和机制，保证经费的长期稳定投入，以保证原创性成果的创造，并应用于临床，造福民生和国民经济。

3）加强干细胞临床治疗的政策法律法规

干细胞应用于临床，还需要国家政策法规的完善，为整个行业的发展制定清晰、有效、科学、规范的管理法规，为干细胞的临床转化，基础性研究保驾护航。保证干细胞治疗的安全性和有效性。另外，干细胞获得还需要建立相应的规范保障伦理、道德及捐献者知情权。还要强调科研人员本身对人类健康负责的态度和科学家的社会责任感，这样才可以推动干细胞应用领域有效快速的发展。同时，建立基础与临床密切结合的研究单元非常必要，这有助于快速解决临床治疗中遇到的实际问题。所有这些都需要国家相关部门的鼓励和支持。建议中国干细胞规范应用于临床，造福于社会的那一天，出版发行对于中国干细胞研究、临床应用现状的白皮书，以期对国际上干细胞研究事业有一个正确的引导作用。

主要参考文献

1. Gurdon JB. Adult frogs derived from the nuclei of single somatic cells. Dev Biol，1962. 4：256-273.
2. Takahashi K，Yamanaka S. Induction of pluripotent stem cells from mouse embryonic and adult fibroblast cultures by defined factors. Cell，2006. 126（4）：663-676.
3. Takahashi K，et al. Induction of pluripotent stem cells from adult human fibroblasts by defined factors. Cell，2007. 131（5）：861-872.
4. Yu J，et al. Induced pluripotent stem cell lines derived from human somatic cells. Science，2007. 318（5858）：1917-1920.
5. Hanna J，et al. Treatment of sickle cell anemia mouse model with iPS cells generated from autologous skin. Science，2007. 318（5858）：1920-1923.
6. Dimos JT，et al. Induced pluripotent stem cells generated from patients with ALS can be differentiated into motor neurons. Science，2008. 321（5893）：1218-1221.
7. Park IH，et al. Disease-specific induced pluripotent stem cells. Cell，2008. 134（5）：877-886.
8. Esteban MA，et al. Vitamin C enhances the generation of mouse and human induced pluripotent stem cells. Cell Stem Cell，2010. 6（1）：71-79.

9. Zhao XY, et al. iPS cells produce viable mice through tetraploid complementation. Nature, 2009. 461 (7260): 86-90.

10. Liu H, et al. Generation of induced pluripotent stem cells from adult rhesus monkey fibroblasts. Cell Stem Cell, 2008. 3 (6): 587-590.

11. Liao J, et al. Generation of induced pluripotent stem cell lines from adult rat cells. Cell Stem Cell, 2009. 4 (1): 11-15.

12. Zhang D, et al. Highly efficient differentiation of human ES cells and iPS cells into mature pancreatic insulin-producing cells. Cell Res, 2009. 19 (4): 429-438.

13. Song Z, et al. Efficient generation of hepatocyte-like cells from human induced pluripotent stem cells. Cell Res, 2009. 19 (11): 1233-1242.

14. Sheng C, et al. Generation of dopaminergic neurons directly from mouse fibroblasts and fibroblast-derived neural progenitors. Cell Res, 2012. 22 (4): 769-772.

15. Caiazzo M, et al. Direct generation of functional dopaminergic neurons from mouse and human fibroblasts. Nature, 2011. 476 (7359): 224-227.

16. Qian L, et al. *In vivo* reprogramming of murine cardiac fibroblasts into induced cardiomyocytes. Nature, 2012. 485 (7400): 593-598.

第五章　2012年我国医学科技产出分析

一、基于ESI数据库的医学科技文献分析

安新颖　单连慧

中国医学科学院北京协和医学院医学信息研究所

利用基本科学指标（essential science indicators，ESI）数据库，选取临床医学、生物学与生物化学、分子生物学与遗传学、神经科学与行为学、免疫学、精神病与心理学、微生物学以及药理学与毒理学共8个学科领域（共涉及4219种SCI期刊）数据作为统计源，检索2002～2012年世界范围内发表的论文及其引用数据[①-②]，定量揭示中国医学科技发展状况，并与美国、日本、英国、德国、法国等主要发达国家及印度、巴西、俄罗斯等国家进行比较，以了解我国医学科技水平及在世界上所处的地位，以及与其他国家相比较的差距和优势。

（一）医学科技论文总体情况

1. 世界医学科技论文420.65万篇，其中临床医学科技论文占53.33%

如表1所示，世界范围医学科技论文420.65万篇，占同期科技论文的39.28%；医学科技论文共被引用6111.76万次。医学科技论文数5年累计年平均增长率[③]为4.46%，被引频次5年累计年平均增长率为4.92%，同期科技论文数和被引频次5年累计年平均增长率分别为4.55%和6.87%。

表2列出了世界医学科技领域主要学科论文产出及被引频次，临床医学领域占医学科技论文总量的53.33%，但其篇均被引频次为12.56，在8个学科中居第6位。分子生物学与遗传学的篇均被引频次在8个学科中最高，达23.48。

2. 中国医学科技论文19.70万篇，5年累计年平均增长率22.31%

中国医学科技论文19.70万篇（表3），占中国科技论文（99.69万篇）的19.76%，远低于世界医学科技论文占世界科技论文总量的份额（39.28%）；共被引用159.71万次。中国医学科技论文数量快速增长，5年累计年平均增长率为22.31%，被引频次5年累计年平均增长率为25.59%。

---

① 检索日期：2012-09-29，数据时间范围：2002.1.1～2012.6.30。ESI收录的2011年数据截至2012.6.30，本部分2002～2012年和2008～2012年分别代表2002.1.1～2012.6.30和2008.1.1～2012.6.30。

② 由于ESI数据库中一篇文献可能分在几个不同的学科领域中，因此，存在文献被重复统计的情况，数据仅具有一定参考意义，余同。

③ ESI数据库收录数据截至2012.6.30，本部分5年累计年平均增长率计算不包括2008～2012年数据，余同。

表 1 2002～2012 年世界科技论文及医学科技论文总体情况

年代	2002-2012	2002-2006	2003-2007	2004-2008	2005-2009	2006-2010	2007-2011	2008-2012	平均增长率/%
科技论文总数/篇	10，710，186	4，449，493	4，623，912	4，855，871	5，142，347	5，313，568	5，557，129	5，877，525	4.55
科技论文总被引频次/次	112，452，363	19，498，086	20，844，733	22，627，620	24，824，395	25，593，328	27，149，632	29，627，768	6.87
医学科技论文总数/篇	4，206，492	1，755，550	1，817，255	1，903，623	2，006，021	2，080，113	2，182，878	2，294，343	4.46
医学科技论文总被引频次/次	61，117，641	11，286，838	11，869，659	12，658，715	13，573，374	13，776，414	14，335，573	15，233，107	4.92

表 2 2002～2012 年世界医学科技领域主要学科论文情况

学科	论文数/篇	被引频次/次	篇均被引频次/次	所占比例/%
临床医学	2，243，290	28，173，295	12.56	53.33
生物学与生物化学	574，795	9，407，853	16.37	13.66
神经科学与行为学	314，871	5，838，794	18.54	7.49
分子生物学与遗传学	298，779	7，014，935	23.48	7.10
精神病与心理学	263，525	2，940，530	11.16	6.26
药理学与毒理学	204，138	2，444，291	11.97	4.85
微生物学	179，670	2，677，221	14.90	4.27
免疫学	127，424	2，620，722	20.57	3.03

表 3 2002～2012 年中国科技论文及医学科技论文总体情况

年代	2002-2012	2002-2006	2003-2007	2004-2008	2005-2009	2006-2010	2007-2011	2008-2012	平均增长率/%
科技论文总数/篇	996，935	296，589	346，552	407，372	475，804	534，354	604，626	678，911	15.33
科技论文总被引频次/次	6，420，348	729，542	931，309	1，192，540	1，532，771	1，823，294	2，221，584	2，715，188	25.01
医学科技论文总数/篇	196，966	46，431	56，429	69，623	86，145	104，554	127，081	149，520	22.31
医学科技论文总被引频次/次	1，597，106	183，778	235，543	295，481	377，841	458，476	573，693	705，775	25.59

如图 1 所示，2002～2011 年，中国医学科技论文总体呈增长趋势，近 10 年数量增加了近 4 倍，超过了世界医学科技论文的总体增长速度；占世界医学科技论文的比例逐年增加，从 2002 年的 2.48%至 2011 年的 7.99%。

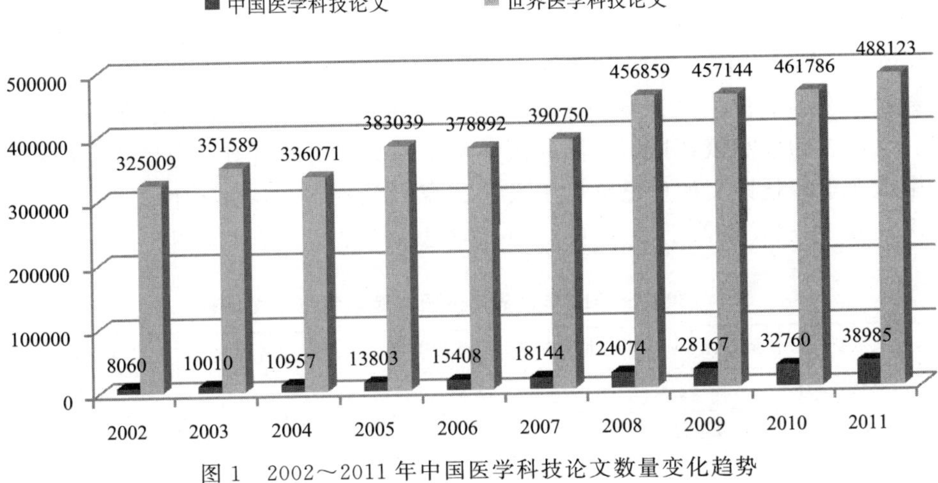

图1 2002～2011年中国医学科技论文数量变化趋势

表4列出了中国医学科技领域主要学科论文产出及引用情况，临床医学、生物学与生物化学论文数量在8个学科中仍排前两位，但所发表论文的篇均被引频次仍较落后，低于世界平均水平。

表4 2002～2012年中国医学科技领域主要学科论文情况

学科	论文数		总被引频次		篇均被引频次
	数量（篇）	世界排名	数量（次）	世界排名	
临床医学	87，781	8	688，118	14	7.84
生物学与生物化学	39，718	5	327，178	8	8.24
分子生物学与遗传学	18，404	6	182，684	12	9.93
药理学与毒理学	17，303	3	125，558	6	7.26
神经科学与行为学	12，519	8	106，078	13	8.47
微生物学	11，291	6	87，743	10	7.77
免疫学	5，600	8	46，858	13	8.37
精神病与心理学	4，350	12	32，889	15	7.56
医学科技领域（合计）	196，966	8	1，597，106	13	8.11

（二）中国与其他主要国家医学科技论文比较分析

1. 美、英、德、日、法医学科技论文产出和引用领先，中国医学科技论文数量居世界第8位，总被引频次居第13位

选取美国、英国、德国、日本、法国、加拿大、意大利、荷兰、澳大利亚、西班牙、韩国、巴西、印度和俄罗斯作为参照，分析2002～2012年中国医学科技论文的产出和引用情况，并与所选取的国家进行比较。

如表 5 所示，2002～2012 年世界范围内发表的医学科技论文共 420.65 万篇，其中，美国、英国、德国、日本、法国医学科技论文数排在前五位，占世界医学科技论文的 67.87%。美国、英国、德国、日本、加拿大总被引频次居世界前五位。中国医学科技论文数量排在第 8 位，论文数量 19.70 万篇，占世界医学科技论文的 4.68%，相较于韩国、巴西、印度和俄罗斯，中国的医学科技论文产出还具有一定优势。从被引频次上看，中国医学科技论文的质量落后于发达国家，总被引频次排在世界第 13 位，篇均被引频次仅 8.11 次，略低于韩国（8.98），与巴西持平。

表 5　2002～2012 年世界部分国家医学科技论文比较

国家	论文数量/篇	所占比例/%	世界排名	总被引频次/次	世界排名	篇均被引频次/(次/篇)
美国	1，540，391	36.62	1	31，154，509	1	20.23
英国	413，476	9.83	2	8，045，749	2	19.46
德国	351，805	8.36	3	5，823，124	3	16.55
日本	323，435	7.69	4	4，216，320	4	13.04
法国	225，890	5.37	5	3，707，946	6	16.41
加拿大	208，822	4.96	6	3，795，103	5	18.17
意大利	204，866	4.87	7	3，214，317	7	15.69
中国	196，966	4.68	8	1，597，106	13	8.11
荷兰	140，375	3.34	9	2，676，036	8	19.06
澳大利亚	139，393	3.31	10	2，233，081	9	16.02
西班牙	129，114	3.07	11	1，760，066	11	13.63
韩国	100，595	2.39	12	903，480	16	8.98
巴西	90，618	2.15	14	735，359	20	8.11
印度	79，972	1.90	16	568，186	22	7.10
俄罗斯	38，062	0.90	25	267，135	31	7.02

2. 医学科技重点领域比较

8 个学科中，论文产出方面，中国位居世界前 5 的学科领域为药理学与毒理学（第 3）和生物学与生物化学（第 5）。位居世界第 6～8 位的学科有微生物学（第 6）、分子生物学与遗传学（第 6）、临床医学（第 8）、神经科学与行为学（第 8）和免疫学（第 8）。精神病学与心理学位居世界第 12 位。

8 个学科中，论文引用方面，中国位居世界前 8 的学科领域为药理学与毒理学（第 6）和生物学与生物化学（第 8）。位居世界第 9～13 位的学科有微生物学（第 10）、分子生物学与遗传学（第 12）、神经科学与行为学（第 13）和免疫学（第 13）。临床医学、精神病学与心理学的被引频次分别位居世界第 14 位和第 15 位。

总体来看，中国这 8 个学科的论文产出和引用的世界排名基本一致，但引用方面的排序相对靠后。8 个学科中，中国在药理学与毒理学、生物学与生物化学和微生物学这

3 个领域的论文产出和引用均表现突出。下面具体分析各国家在这 8 个学科的论文及引用情况，并讨论相关科研投入及其产出状况。

临床医学：中国论文被引频次总数居第 14 位，篇均被引频次 7.84，仅高于俄罗斯、韩国和印度。近几年，美国 NIH 在各个研究/疾病领域中，对临床研究（clinical research）的投入是最高的，每年 100 亿美元左右。癌症、心脑血管疾病、感染性疾病、消化系统疾病、糖尿病等疾病是 NIH 多年的重点资助领域。另外，NIH 每年投入 30 余亿美元用于支持开展临床试验（clinical trial）。英国 MRC 重点支持临床医学和公共卫生领域的研究，将建设临床和转化型研究机构及生物医学研究中心为优先项目。欧盟将研究重心放在将基础研究成果转换为临床应用以及发展具有效率及可持续经营的医疗系统。“加速从基础研究到临床应用的转化”则成为德国政府制定“健康研究框架”的指导原则。日本厚生劳动省也主要资助临床研究，包括肝炎、癌症、感染性疾病等常见临床疾病以及发展医疗技术和设备的创新。

很多国家都在临床医学领域做了相应的重点部署，在科技论文产出方面取得了丰硕成果。如表 6 所示，2002～2012 年，临床医学科技论文产出排名前 5 位的为美国、英国、德国、日本、法国，中国临床医学科技论文数量占世界临床医学科技论文的 3.91%，仅约为美国的 1/9。中国临床医学科技论文引用方面也较发达国家落后，被引频次居第 14 位，但数量和质量均较韩国、巴西、印度等国家高。

表 6　2002～2012 年主要国家及地区临床医学科技论文情况

国别	论文数量/篇	论文数量排名	所占比例/%	被引频次/次	被引频次排名	篇均被引频次/次
美国	781，291	1	34.83	13，885，679	1	17.77
英国	221，245	2	9.86	3，755，769	2	16.98
德国	188，280	3	8.39	2，650，244	3	14.08
日本	167，119	4	7.45	1，817，895	6	10.88
法国	121，578	5	5.42	1，723，849	7	14.18
意大利	118，283	6	5.27	1，828，070	5	15.46
加拿大	105，392	7	4.70	1，856，791	4	17.62
中国	87，781	8	3.91	688，118	14	7.84
荷兰	80，254	9	3.58	1，510，686	8	18.82
澳大利亚	77，028	10	3.43	1，163，836	9	15.11
西班牙	65，263	11	2.91	863，973	12	13.24
韩国	51，388	13	2.29	396，144	19	7.71
巴西	47，076	16	2.10	369，863	20	7.86
印度	34，161	19	1.52	210，345	27	6.16
俄罗斯	13，420	28	0.60	77，252	39	5.76

生物学与生物化学：中国论文数居世界第 5 位，落后于美日英德，被引频次居第 8 位。如表 7 所示，2002～2012 年，生物学与生物化学科技论文产出排名前四位的分别为美国、日本、英国、德国。中国生物学与生物化学科技论文数量为 3.97 万篇，占世界同领域科技论文的 6.91%，居第 5 位。值得注意的是，中国生物学与生物化学科技论文总被引频次排名第 8 位，但篇均被引频次仅为 8.24 次，远低于美国、英国、德国、加拿大、法国和日本。

表 7　2002～2012 年主要国家生物学与生物化学科技论文情况

国别	论文数量/篇	论文数量排名	所占比例/%	被引频次/次	被引频次排名	篇均被引频次/次
美国	198，176	1	34.48%	4，567，668	1	23.05
日本	57，390	2	9.98%	829，683	4	14.46
英国	48，999	3	8.52%	1，070，043	2	21.84
德国	44，768	4	7.79%	851，218	3	19.01
中国	39，718	5	6.91%	327，178	8	8.24
法国	32，819	6	5.71%	558，516	5	17.02
加拿大	27，444	7	4.77%	516，119	6	18.81
意大利	24，406	8	4.25%	357，559	7	14.65
西班牙	17，830	9	3.10%	255，587	11	14.33
印度	17，254	10	3.00%	143，531	18	8.32
韩国	17，128	11	2.98%	182，985	14	10.68
澳大利亚	16，096	12	2.80%	289，891	9	18.01
巴西	13，137	13	2.29%	102，678	20	7.82
荷兰	12，343	15	2.15%	244，056	13	19.77
俄罗斯	10，323	17	1.80%	84，588	23	8.19

神经科学与行为学：中国论文数居世界第 8 位，被引频次居第 13 位。神经科学与行为学也是国际上部署比较多的领域之一。近几年，美国 NIH 在神经科学方面的投入每年 50 余亿美元，行为学与社会科学方面每年投入 30 余亿美元。神经科学与精神卫生也是 MRC 主要资助领域之一。日本文部科学省在医学研究中也新增资助了神经科学研究。

如表 8 所示，2002～2012 年，神经科学与行为学科技论文产出排名前五位的分别为美国、英国、德国、日本、加拿大，中国神经科学与行为学科技论文占世界同领域科技论文的 3.98%，居世界第 8 位，被引频次 10.61 万次，居世界第 13 位，篇均被引频次 8.47 次，仅略高于印度（7.26 次）。

表 8　2002～2012 年主要国家神经科学与行为学科技论文情况

国别	论文数量/篇	论文数量排名	所占比例/%	被引频次/次	被引频次排名	篇均被引频次/次
美国	130，857	1	41.56	3，178，020	1	24.29
英国	31，510	2	10.01	764，958	2	24.28
德国	30，860	3	9.80	637，529	3	20.66
日本	24，198	4	7.69	356，322	5	14.73
加拿大	20，369	5	6.47	413，743	4	20.31
意大利	19，300	6	6.13	324，154	7	16.8
法国	17，059	7	5.42	334，174	6	19.59
中国	12，519	8	3.98	106，078	13	8.47
荷兰	11，281	9	3.58	221，624	8	19.65
西班牙	10，336	10	3.28	156，359	10	15.13
澳大利亚	9，266	11	2.94	154，279	11	16.65
巴西	7，715	12	2.45	70，793	16	9.18
韩国	5，436	15	1.73	63，539	19	11.69
印度	3，425	20	1.09	24，881	27	7.26
俄罗斯	2，179	28	0.69	16，348	35	7.50

分子生物学与遗传学：中国论文数居世界第 6 位，被引频次居第 12 位。遗传学是美国 NIH 重点资助的研究领域，NIH 在遗传学领域的投入仅次于临床研究，2008 年至今，每年约投入 70 亿美元。遗传学也是英国 MRC 近几年的优先资助领域之一。

如表 9 所示，2002～2012 年，分子生物学与遗传学科技论文产出和被引频次排名前 5 位的分别为美国、英国、德国、日本、法国，五个国家分子生物学与遗传学科技论文占世界同领域科技论文的 78.63%。中国分子生物学与遗传学科技论文数量为 1.84 万篇，占世界同领域科技论文的 6.16%，居世界第 6 位，被引频次 18.27 万次，居世界第 12 位，篇均被引频次 9.93 次，不及美国篇均被引频次的三分之一。

表 9　2002～2012 年主要国家分子生物学与遗传学科技论文情况

国别	论文数量/篇	论文数量排名	所占比例/%	被引频次/次	被引频次排名	篇均被引频次/次
美国	128，853	1	43.13	4，104，134	1	31.85
英国	32，778	2	10.97	1，080，861	2	32.98
德国	28，696	3	9.60	790，148	3	27.54
日本	25，613	4	8.57	574，730	4	22.44
法国	19，006	5	6.36	506，980	5	26.67
中国	18，404	6	6.16	182，684	12	9.93

续表

国别	论文数量/篇	论文数量排名	所占比例/%	被引频次/次	被引频次排名	篇均被引频次/次
加拿大	16，020	7	5.36	413，618	6	25.82
意大利	13，669	8	4.57	302，512	7	22.13
西班牙	9，617	9	3.22	194，797	11	20.26
荷兰	9，053	10	3.03	253，702	9	28.02
澳大利亚	8，453	11	2.83	207，924	10	24.6
韩国	6，478	13	2.17	84，483	18	13.04
俄罗斯	5，992	15	2.01	48，567	22	8.11
巴西	5，589	16	1.87	47，375	23	8.48
印度	4，986	17	1.67	45，138	24	9.05

精神病与心理学：中国论文数居世界第12位，被引频次居第15位。如表10所示，2002～2012年，精神病与心理学科技论文产出和被引频次排名前五位的分别为美国、英国、德国、加拿大、澳大利亚。中国精神病与心理学科技论文数量为4350篇，居世界第12位，被引频次3.29万次，居世界第15位，篇均被引频次7.56次。

精神健康问题是卫生系统的主要挑战之一，会影响社会和谐。美国和欧洲等国家都非常重视精神健康问题的要求，在一些医药卫生领域的战略规划中都有所体现。美国"健康公民2020"关注一些特殊人群出现新的精神卫生问题。2008～2011年NIH在精神健康（mental health）和智力缺陷（mental retardation）领域投入分别为94.52亿美元和14.56亿美元，总计109亿美元①。近年来欧洲的心身疾病和心理障碍发病呈上升趋势，38.2%（约1.64亿）的欧洲人有心理障碍，医疗花费达2770亿欧元，占欧洲疾病负担第二位②。在德国，2011年，心理障碍在20～40岁人群中发病率快速升高。心理障碍与心身疾病的增加已成为重要的公共卫生问题。在法国，心理障碍增长比较明显，儿童青少年心理障碍也呈增加趋势。鉴于以上现状，欧盟已将精神卫生工作提到议事日程，2008年推出了欧盟精神卫生公约，大部分成员国签署加入。德国是职业领域精神卫生工作的领导者，而在区域精神卫生规划及服务的纵向整合方面，法国则发挥着领导作用。另外，在法国卫生部提出的"精神病与精神健康计划2011～2015"和英国MRC 2011～2014年的资助计划的目标是使公众与精神病患者更好地相处，降低精神病的影响和发病率，在加强教育、认知的基础上，对潜在心理疾病机制进行深入研究，以及提供新的疗法。

---

① http：//report.nih.gov/categorical_spending_project_listing.aspx? FY=2008&ARRA=N&DCat=Mental Health

② http：//wsj.sh.gov.cn/website/b/75520.shtml

表 10 2002～2012 年主要国家精神病与心理学科技论文情况

国别	论文数量/篇	论文数量排名	所占比例/%	被引频次/次	被引频次排名	篇均被引频次/次
美国	131，705	1	49.98	1，795，901	1	13.64
英国	34，868	2	13.23	456，303	2	13.09
德国	19，851	3	7.53	194，154	4	9.78
加拿大	19，799	4	7.51	246，144	3	12.43
澳大利亚	13，754	5	5.22	147，516	6	10.73
荷兰	12，821	6	4.87	163，606	5	12.76
西班牙	8，188	7	3.11	54，400	9	6.64
法国	6，827	8	2.59	60，487	8	8.86
意大利	6，481	9	2.46	65，661	7	10.13
日本	4，759	10	1.81	30，774	16	6.47
中国	4，350	12	1.65	32，889	15	7.56
巴西	2，541	18	0.96	16，398	21	6.45
韩国	1，585	27	0.60	12，356	25	7.8
俄罗斯	1，270	28	0.48	3，356	37	2.64

药理学与毒理学：中国论文数居世界第 3 位，但篇均被引频次仅高于俄罗斯。如表 11 所示，2002～2012 年，药理学与毒理学科技论文产出排名前五位的分别为美国、日本、中国、英国和德国。中国药理学与毒理学科技论文数量为 1.73 万篇，占世界同领域科技论文的 8.48，居世界第 3 位，被引频次 12.56 万次，居世界第 6 位，篇均被引频次 7.26 次。与医学领域其他学科相比较，中国药理学与毒理学领域论文数量较高，但论文引用相对较低。

表 11 2002～2012 年主要国家及地区药理学与毒理学科技论文情况

国别	论文数量/篇	论文数量排名	所占比例/%	被引频次/次	被引频次排名	篇均被引频次/次
美国	56，794	1	27.82	932，318	1	16.42
日本	20，848	2	10.21	209，220	3	10.04
中国	17，303	3	8.48	125，558	6	7.26
英国	14，460	4	7.08	244，278	2	16.89
德国	13，255	5	6.49	184，290	4	13.9
意大利	10，435	6	5.11	129，368	5	12.4
印度	10，428	7	5.11	78，822	10	7.56
韩国	9，092	8	4.45	80，027	9	8.8
法国	8，147	9	3.99	118，183	7	14.51

续表

国别	论文数量/篇	论文数量排名	所占比例/%	被引频次/次	被引频次排名	篇均被引频次/次
加拿大	6，808	10	3.33	101，907	8	14.97
巴西	6，214	11	3.04	45，334	16	7.3
西班牙	5，779	12	2.83	64，121	12	11.1
澳大利亚	4，493	13	2.20	61，554	13	13.7
荷兰	4，489	14	2.20	68，364	11	15.23
俄罗斯	976	37	0.48	5，907	41	6.05

日本在第二次世界大战后，药品研发领域发展迅速，药理学与毒理学发表论文数量和引用相对较高，这主要取决于日本的药品研发战略。20 世纪 90 年代以来，日本的药品研发战略已经由早期的技术引进与联合研发发展为自行研发，并向国际化进军阶段。为了能加入到国际药品与医疗器械的研究中，日本政府早在 2009 年就制定了“新药研发和医疗器械创新的 5 年战略计划”。2012 年出台的“医疗创新五年战略”中又一次将新药和医疗器械的研发作为国家医疗创新重要组成部分。日本计划于 2013 年在创新药物和研发医疗器械方面投入 102 亿日元，主要用于新药研发、癌症研究和基础与临床的转化研究。

微生物学：中国论文数居世界第 6 位，被引频次居第 10 位。如表 12 所示，2002～2012 年，微生物学科技论文产出排名前 5 位的分别为美国、英国、德国、日本和法国，被引频次排名前 5 位的分别为美国、英国、德国、法国、日本。中国微生物学科技论文数量为 1.13 万篇，占世界同领域科技论文的 6.28%，居世界第 6 位，被引频次 8.77 万次，居世界第 10 位，篇均被引频次 7.77 次。

表 12　2002～2012 年主要国家及地区微生物学科技论文情况

国别	论文数量/篇	论文数量排名	所占比例/%	被引频次/次	被引频次排名	篇均被引频次/次
美国	58，031	1	32.30	1，251，613	1	21.57
英国	16，466	2	9.16	358，438	2	21.77
德国	15，711	3	8.74	285，504	3	18.17
日本	14，088	4	7.84	180，204	5	12.79
法国	12，330	5	6.86	219，422	4	17.8
中国	11，291	6	6.28	87，743	10	7.77
西班牙	8，333	7	4.64	107，724	7	12.93
加拿大	7，213	8	4.01	124，685	6	17.29
韩国	7，090	9	3.95	56，226	15	7.93
印度	6，735	10	3.75	40，329	18	5.99

续表

国别	论文数量/篇	论文数量排名	所占比例/%	被引频次/次	被引频次排名	篇均被引频次/次
意大利	5，865	11	3.26	75，876	11	12.94
巴西	5，454	12	3.04	47，939	17	8.79
澳大利亚	5，325	13	2.96	96，517	9	18.13
荷兰	5，114	14	2.85	104，307	8	20.4
俄罗斯	3，405	16	1.90	24，861	22	7.3

免疫学：中国论文数居世界第 8 位，但篇均被引频次在 15 个国家中最低，仅为 8.37 次。如表 13 所示，2002～2012 年，免疫学科技论文产出和被引频次排名前 5 位的分别为美国、英国、德国、日本、法国。中国免疫学科技论文数量为 5600 篇，居世界第 8 位，被引频次 4.68 万次，居世界第 13 位，篇均被引频次 8.37 次。经济实力和科技水平高的国家，如美国、英国、日本、德国、法国等在免疫学领域的影响也特别大，处于免疫学研究的第一方阵，其中，美国作为一个科技大国，其免疫学研究也遥遥领先于其他国家。NIH 在 2008～2011 年对国家过敏与传染病研究所的研究经费支持保持 38 亿美元以上。2009 年，该研究所出资 2.08 亿美元对两个大型项目进行进一步资助，用来支持人体对新生或再生传染性疾病免疫应答的研究。得到资助的两个项目是人类免疫学和生物防御转化型研究协作中心（CCHI）和病毒控制免疫机制（IMVC)。英国 MRC“炎症与免疫系统”2002～2010 年收录的项目信息共 189 项①，资助总金额为 1.5 亿英镑。意大利、加拿大、荷兰、澳大利亚等国的免疫学研究处于第二方阵，我国和西班牙、韩国等处于第三方阵。

表 13　2002～2012 年主要国家免疫学科技论文情况

国别	论文数量/篇	论文数量排名	所占比例/%	被引频次/次	被引频次排名	篇均被引频次/次
美国	54，684	1	42.91	1，439，176	1	26.32
英国	13，150	2	10.32	315，099	2	23.96
德国	10，384	3	8.15	230，037	3	22.15
日本	9，420	4	7.39	217，492	4	23.09
法国	8，124	5	6.38	186，335	5	22.94
意大利	6，427	6	5.04	131，117	6	20.4
加拿大	5，777	7	4.53	122，096	7	21.13
中国	5，600	8	4.39	46，858	13	8.37
荷兰	5，020	9	3.94	109，691	9	21.85

① http：//www.mrc.ac.uk/ResearchPortfolio/Browse/index.htm？cat＝GC&cat _ Selected＝Grant&HT＝Inflammatory and Immune System＃.

续表

国别	论文数量/篇	论文数量排名	所占比例/%	被引频次/次	被引频次排名	篇均被引频次/次
澳大利亚	4，978	10	3.91	111，564	8	22.41
西班牙	3，768	12	2.96	63，105	12	16.75
巴西	2，892	14	2.27	34，979	17	12.1
韩国	2，398	15	1.88	27，720	19	11.56
印度	2，122	17	1.67	18，569	23	8.75
俄罗斯	497	39	0.39	6.256	41	12.59

二、中国中医药科技文献分析

赵英凯　童元元　张华敏　崔　蒙
中国中医科学院

（一）基于SCI数据库的近十年（2002～2011）中国中医药科技文献分析

本文以Web of Science数据库的科学引文索引（SCI-EXPANDED）为检索源，检索年限为2002年1月1日至2011年12月31日，检索日期为：2012年12月20日。采用包括“Traditional Chinese Medicine”等在内的共43个检索词构建检索策略。在此基础上，借助Web of Science数据库平台的分析工具，从发文量、被引频次等方面，对2002～2011年我国中医药科技文献进行统计分析，并通过与美国、英国、德国等现代医学发达国家，及韩国、日本、印度等具有传统医学应用背景国家的对比，以了解和把握我国在中医药领域的科技水平及其国际影响力。

1. 2002～2011年我国中医药科技论文发表情况分析

SCI-E数据显示，2002～2011年，有关中医药研究的科技论文共发表了21，737篇，总被引209，520次，篇均被引9.64次。其中，由我国科研机构发表的7679篇，占文献量总数的35.33%，总被引66，337次，篇均被引8.64次（详见表1，图1、图2）。较之2000～2009年共发表有关中医药研究科技论文16，586篇，总被引113，086次，以及由我国科研机构发表5439篇，占文献量总数的32.79 %，被引28，462次，均有明显增长。

表1　2002～2011年中医药科技论文年发文量及被引次数统计

	年份	2002	2003	2004	2005	2006	2007	2008	2009	2010	2011
世界	论文数量	1，130	1，289	1，458	1，680	1，984	2，173	2，559	2，878	3，014	3，572
	被引频次/次	280	1，666	4，119	7，300	11，507	15，873	21，763	27，856	33，860	42，565
中国	论文数量	237	288	393	519	716	788	966	1，129	1，164	1，479
	被引频次/次	27	316	888	1，659	2，976	4，559	6，303	8，815	10，954	14，146

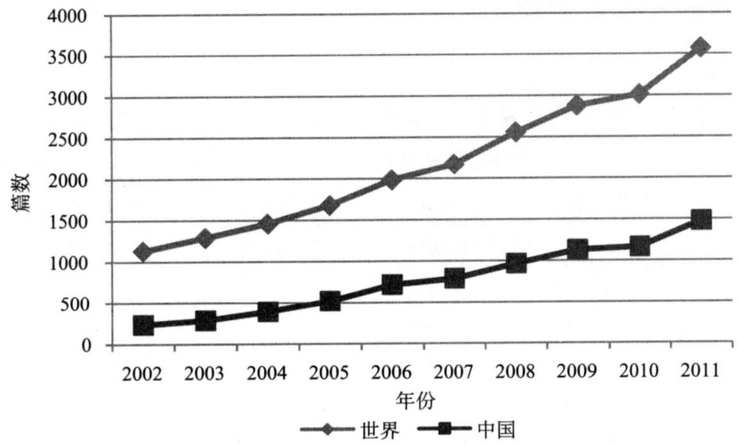

图 1　2002～2011 年中医药科技论文年发文量统计

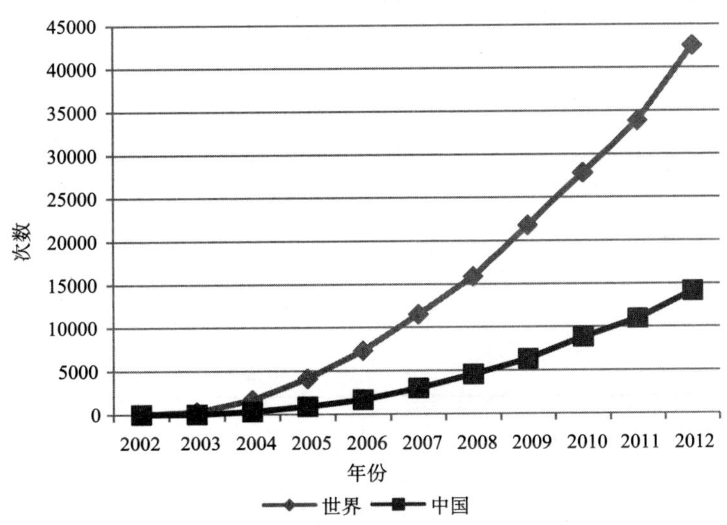

图 2　2002～2011 年中医药科技论文年被引次数统计

2. 世界主要国家中医药科技论文发表情况分析

中国为中医药科技论文的主要产出国家，发文量达 7，679 篇，占 2002～2011 年世界总发文量的 35.33%，其后依次为美国 4416 篇，日本 1479 篇，分别占到总数的 20.32%和 6.80%。中国的发文总量远高于其他国家，是排在第二位的美国的 1.74 倍；十年总被引次数亦排名第一。

另一方面，中国中医药科技论文的被引情况与发文量不对称。虽然总被引次数已由 2000～2009 年低于美国变为高于美国，但是与此同时，我国论文的篇均被引频次 8.64，与美国、英国、德国、加拿大、意大利、西班牙、澳大利亚、法国等国家还存在差距，在所调研的十五个国家中，排名第十一位，低于平均水平，略高于韩国和印度。与篇均被引次数最高的荷兰相比，仅是其 49.12%（详见表 2 情况分析、表 3，图 3、图 4、图 5）。

表 2　2002～2011 年世界主要国家中医药科技论文发表情况分析

国家	论文发表情况			被引情况	
	世界排名	论文数量	所占比例/%	总被引次数	篇均被引频次/次
中国	1	7，679	35.33	66，337	8.64
美国	2	4，416	20.32	58，171	13.17
日本	3	1，479	6.80	13，142	8.89
韩国	5	1，344	6.18	10，093	7.51
英国	6	1，166	5.36	16，215	13.91
德国	7	1，109	5.10	13，579	12.24
澳大利亚	8	640	2.94	6，871	10.74
加拿大	9	562	2.59	7，817	13.91
巴西	10	431	1.98	2，466	5.72
印度	11	405	1.86	2，972	7.34
意大利	12	401	1.85	5，566	13.88
法国	13	272	1.25	3，233	11.89
西班牙	18	190	0.87	2，722	14.33
荷兰	19	187	0.86	3，290	17.59
俄罗斯	35	61	0.281	235	3.38

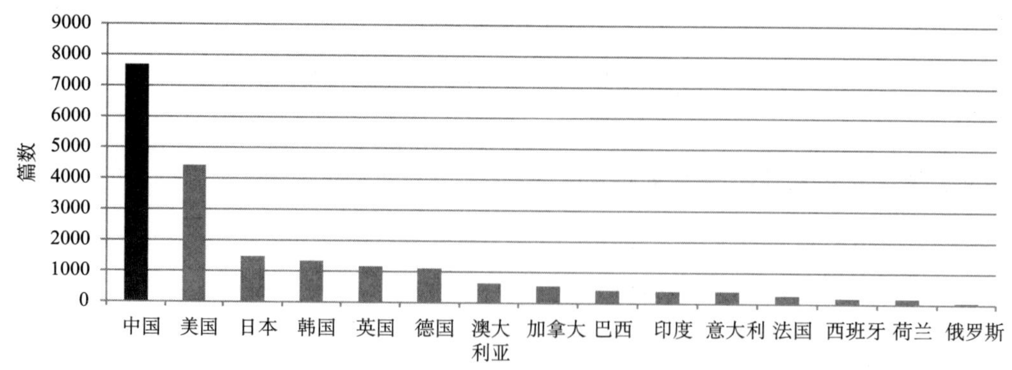

图 3　2002～2011 年世界主要国家中医药科技论文发文量统计

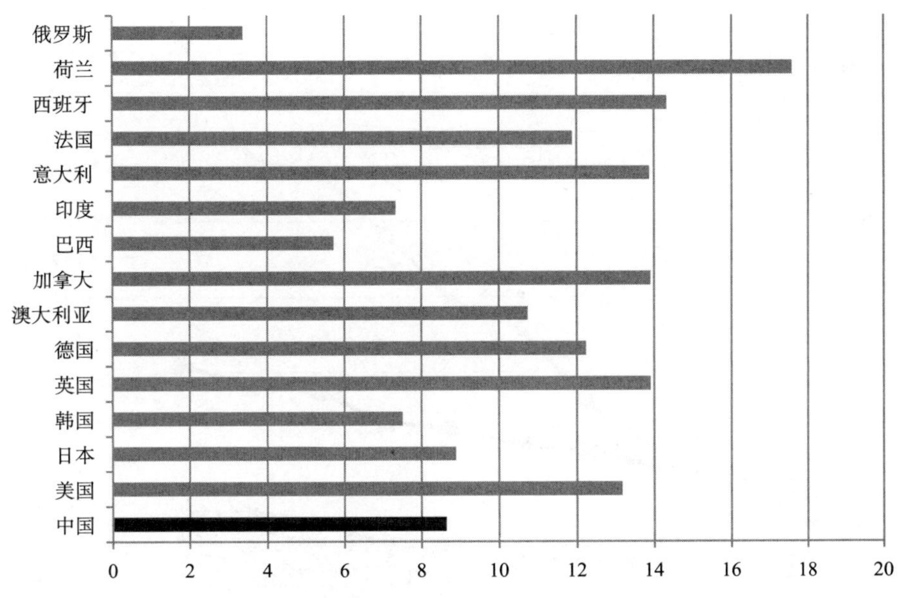

图 4　2002～2011 年世界主要国家中医药科技论文篇均被引情况

表 3　2002～2011 年世界主要国家中医药科技论文年发文量统计

国家	2002	2003	2004	2005	2006	2007	2008	2009	2010	2011
中国	237	288	393	519	716	788	966	1，129	1，164	1，479
美国	297	324	349	391	406	453	466	550	562	618
日本	119	149	153	140	130	149	157	148	182	152
韩国	45	80	96	104	91	126	138	206	229	229
英国	64	82	80	103	131	101	137	146	148	174
德国	82	83	86	90	116	121	130	120	132	149
澳大利亚	27	33	35	39	44	62	81	99	95	125
加拿大	32	28	39	54	47	60	72	77	74	79
巴西	13	12	11	26	23	33	78	65	79	91
印度	15	12	15	22	25	36	60	56	67	97
意大利	21	18	29	37	32	33	49	58	58	66
法国	22	19	19	24	22	31	22	32	44	37
西班牙	12	11	17	12	19	17	22	21	29	30
荷兰	12	11	23	12	17	22	17	16	26	31
俄罗斯	8	8	5	7	7	2	5	7	3	9

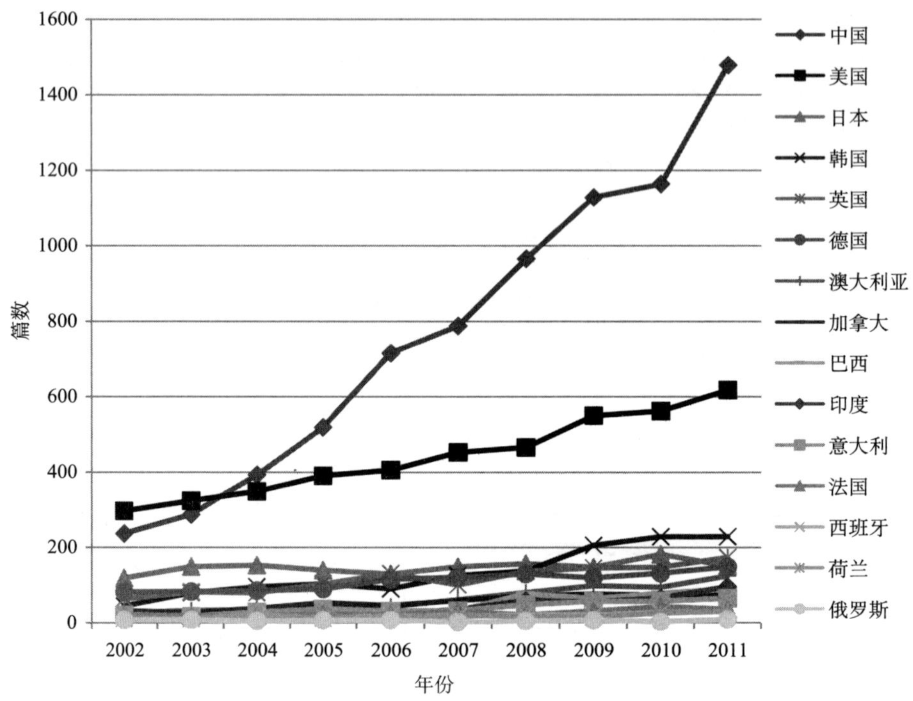

图 5　2002～2011 年世界部分国家中医药科技论文年发文量

3. 中医药主要领域科技论文分析

国际对于中医药的研究主要集中于中草药研究、针灸研究，以及以气功和太极拳为代表的中医传统养生保健方法研究，其中中草药研究为科技论文产出量最高的领域，同时也是我国占世界科技论文总量比重最大的领域；针灸研究，我国占该领域论文总量的比例最小；另外，我国在中草药、针灸、气功及其他等各领域的篇均被引频次，虽然分别相较于 2000～2009 年的 7.81 次、5.29 次、9.64 次、4.74 次，均有较大提高，但仍低于世界平均水平（详见表 4）。

表 4　2002～2011 年中医药研究主要领域发文情况

领域	论文发表情况			篇均被引情况	
	世界/占论文总量比例/%	中国/占论文总量比例/%	中国所占比例/%	世界	中国
中、草药	12,894/59.32	6,084/79.23	47.19	10.01	9.07
针灸	6,119/28.15	972/12.66	15.89	8.93	7.07
养生保健	867/3.99	138/1.78	15.92	10.19	10.08
其他	2,985/13.73	1,208/15.73	40.47	7.98	6.65

(1) 中草药领域科技论文分析

2002～2011 年，SCI-E 共收录有关中草药及复方研究相关科技论文 12，894 篇，总被引 129，005 次，篇均被引 10.01 次。其中，我国发表论文 6，084 篇，占世界该领域发表论文总数的 47.19%，论文总被引 55，332 次，篇均被引 9.07 次，与 2000～2009 年相比，我国发文所占比例和篇均被引频次分别高出 5.63 个百分点（41.56%）和 1.26 次（7.81），发表论文数量及总被引次数排名世界第一。而篇均被引频次远低于美国、英国、加拿大、西班牙、意大利、荷兰等国家，在所调研的十五个国家中排名第十一位，低于平均水平（详见表 5、表 6，图 6、图 7、图 8）。

表 5　2002～2011 年中草药及复方研究领域科技论文时间分布

	2002 年	2003 年	2004 年	2005 年	2006 年	2007 年	2008 年	2009 年	2010 年	2011 年	总被引	篇均被引
世界	624	726	818	965	1，200	1，301	1，486	1，708	1，797	2，269	129，005	10.01
中国	173	217	302	415	597	633	770	888	930	1，174	55，332	9.07

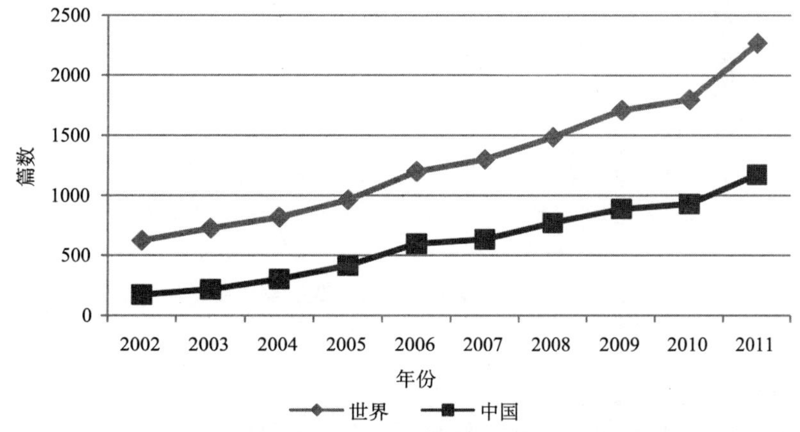

图 6　2002～2011 年中草药研究领域年发文量统计

表 6　2002～2011 年世界主要国家中草药及复方研究领域发文情况分析

国家	论文发表情况			被引情况	
	世界排名	论文数量	所占比例/%	总被引次数	篇均被引频次/次
中国	1	6，084	47.19	55，332	9.07
美国	2	1，473	11.42	22，248	15.10
日本	3	1，072	8.31	10，024	9.35
韩国	5	669	5.19	5，510	8.24
德国	6	493	3.82	6，775	13.74
英国	7	462	3.58	7，367	15.95
印度	8	356	2.76	2，692	7.56
澳大利亚	9	304	2.36	3，522	11.59
巴西	10	245	1.90	1，518	6.20
加拿大	11	218	1.69	3，373	15.47

续表

国家	论文发表情况			被引情况	
	世界排名	论文数量	所占比例/%	总被引次数	篇均被引频次/次
意大利	12	212	1.65	3，038	14.33
法国	15	140	1.09	1，715	12.25
西班牙	20	79	0.61	1，650	20.89
荷兰	21	76	0.59	1，287	16.93
俄罗斯	49	16	0.12	119	7.44

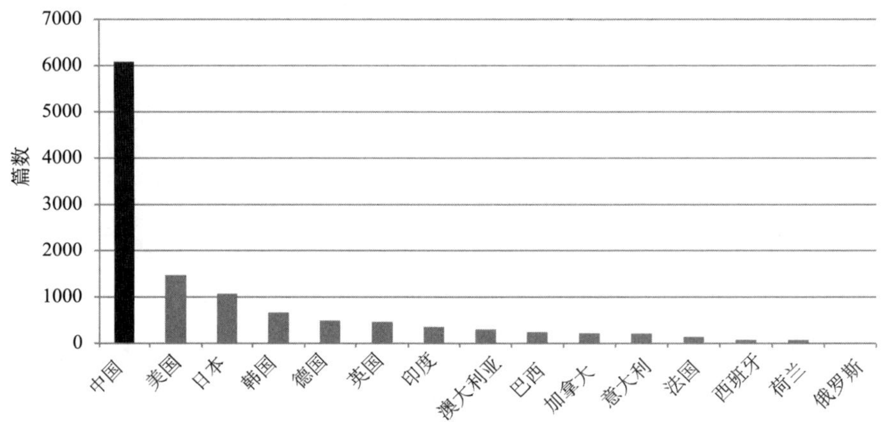

图7　2002～2011年世界主要国家中草研究领域发文量统计

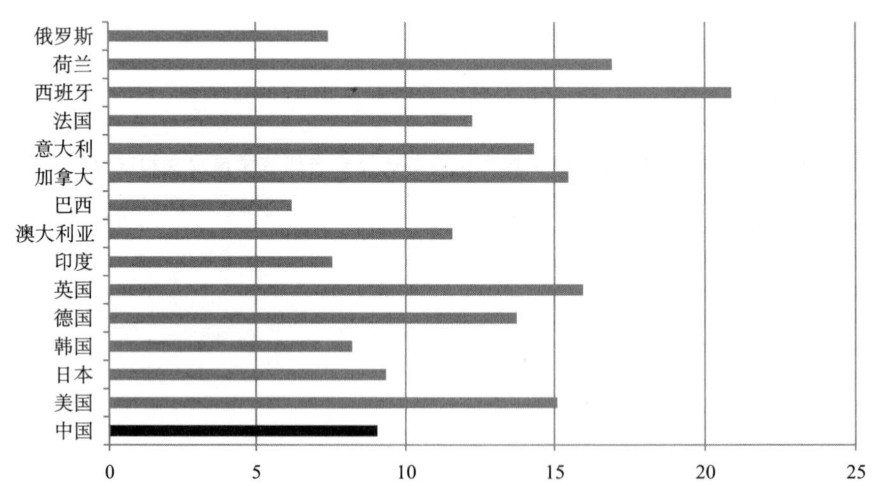

图8　2002～2011年世界主要国家中草研究领域论文篇均被引频次分析

(2) 针灸领域科技论文分析

2002～2011年有关针灸研究的科技论文共6,119篇，总被引54,670次，篇均被引

8.93 次。其中，我国发表论文 972 篇，占世界针灸研究领域发表论文的 15.89%，排名世界第二；论文总被引 6,875 次，篇均被引 7.07 次。在调研的十五个国家中，我国的针灸论文总被引次数排在第三位，次于美国和英国；篇均被引次数排在第十位，并低于平均水平，与 2000～2009 相比，中国低于西方国家的状况未变，是意大利的 40.91%，由略低于日本变为略高于日本（具体的发文及被引情况见表 7、表 8，图 9、图 10、图 11）。

表 7　2002～2011 年针灸研究领域科技论文时间分布

	2002	2003	2004	2005	2006	2007	2008	2009	2010	2011	总被引次数	篇均被引次数
世界	384	412	438	512	548	570	722	800	814	919	54，670	8.93
中国	38	42	53	59	73	84	119	149	143	212	6，875	7.07

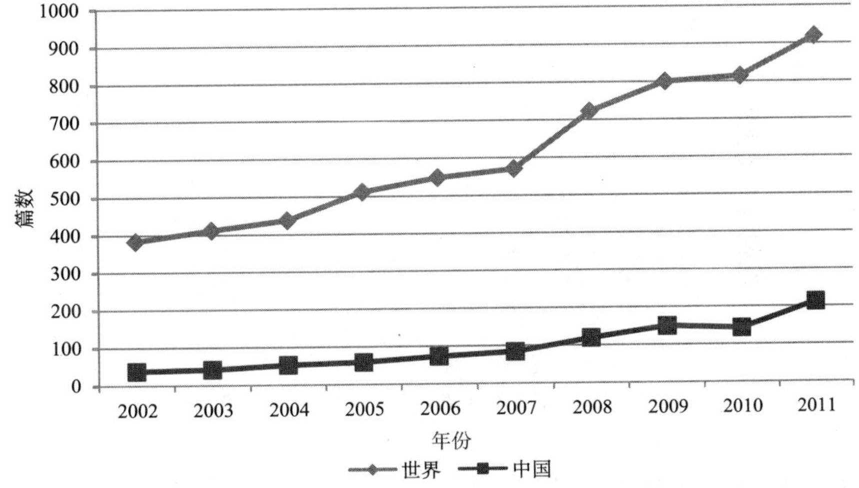

图 9　2002～2011 年针灸研究领域年发文量统计

表 8　2002～2011 年世界主要国家针灸研究领域发文情况分析

国家	论文发表情况			被引情况	
	世界排名	论文数量	所占比例/%	总被引次数	篇均被引频次/次
美国	1	1，795	29.34	22，102	12.31
中国	2	972	15.89	6，875	7.07
英国	3	608	19.94	7，676	12.62
韩国	4	592	9.68	3，850	6.50
德国	5	517	8.45	5，847	11.31
日本	7	281	4.59	1，892	6.73
澳大利亚	8	227	3.71	1，480	8.11
加拿大	9	216	3.53	2，404	11.13
巴西	11	158	2.58	794	5.03

续表

国家	论文发表情况			被引情况	
	世界排名	论文数量	所占比例/%	总被引次数	篇均被引频次/次
意大利	12	130	2.13	2，246	17.28
西班牙	17	77	1.26	1，085	14.09
荷兰	19	76	1.24	1，175	15.46
法国	20	67	1.10	1，042	15.55
俄罗斯	22	41	0.67	96	2.34
印度	26	27	0.44	119	4.41

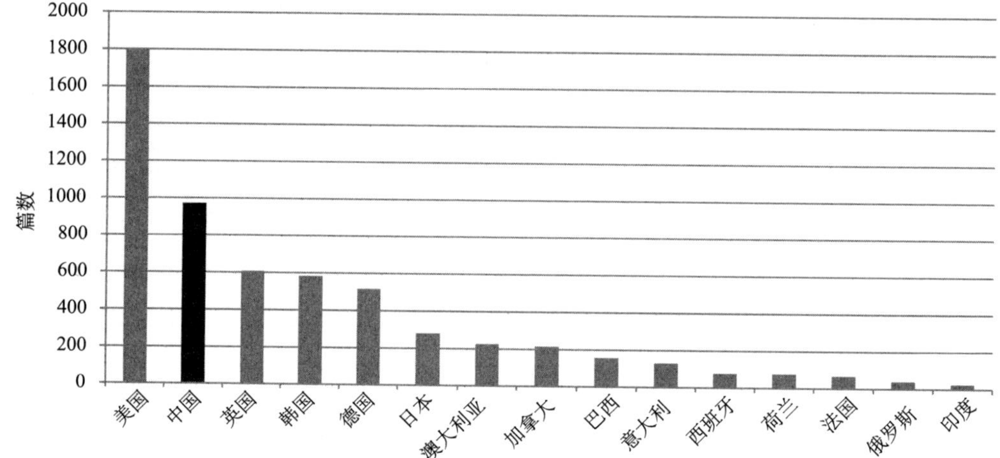

图 10　2002～2011 年世界主要国家针灸研究领域发文量统计

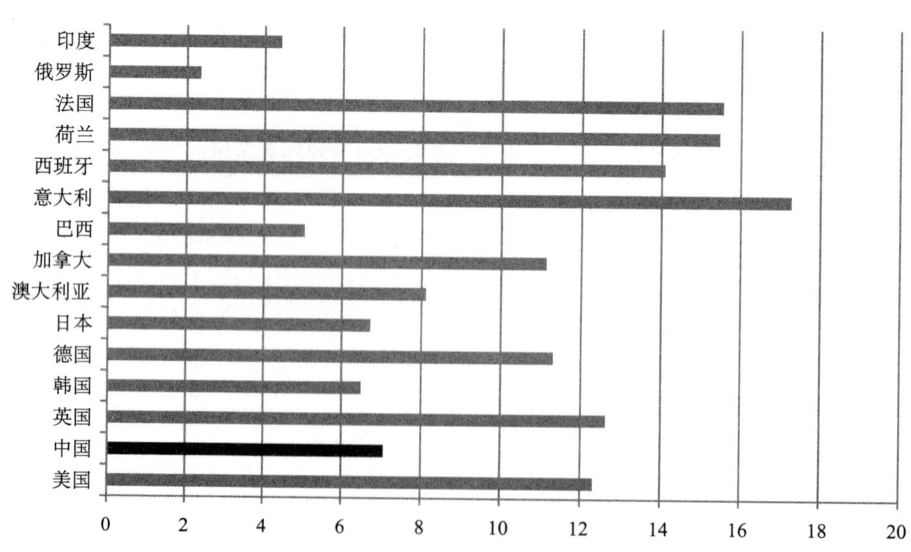

图 11　2002～2011 年世界主要国家针灸研究领域论文篇均被引频次分析

(3) 养生保健领域科技文献分析

目前，国际社会对于传统的中医养生保健方法的研究主要集中于气功和太极拳研究方面。2002～2011 年，SCI-E 共收录中医养生保健相关科技论文 867 篇，总被引8,838 次，篇均被引 10.19 次。其中，我国发表论文 138 篇，占世界传统中医养生保健领域发表论文总数的 15.92%，排名世界第二；论文总被引 1391 次，篇均被引 10.08 次，以上各项数字均较 2000～2009 年为高；但在调研的十五个国家中，总被引次数排在第二位未变，篇均被引数则落后于 2000～2009 年的第二位，除低于英国外，亦低于荷兰、澳大利亚、美国、加拿大等国家，仅是荷兰的 32.19%（具体的发文及被引情况见表 9、表 10，图 12、图 13、图 14）。

表 9 2002～2011 年养生保健研究领域科技论文时间分布

	2002	2003	2004	2005	2006	2007	2008	2009	2010	2011	总被引次数	篇均被引次数
世界	31	51	72	60	89	97	110	118	133	106	8，838	10.19
中国	5	11	10	11	16	11	15	17	20	22	1391	10.08

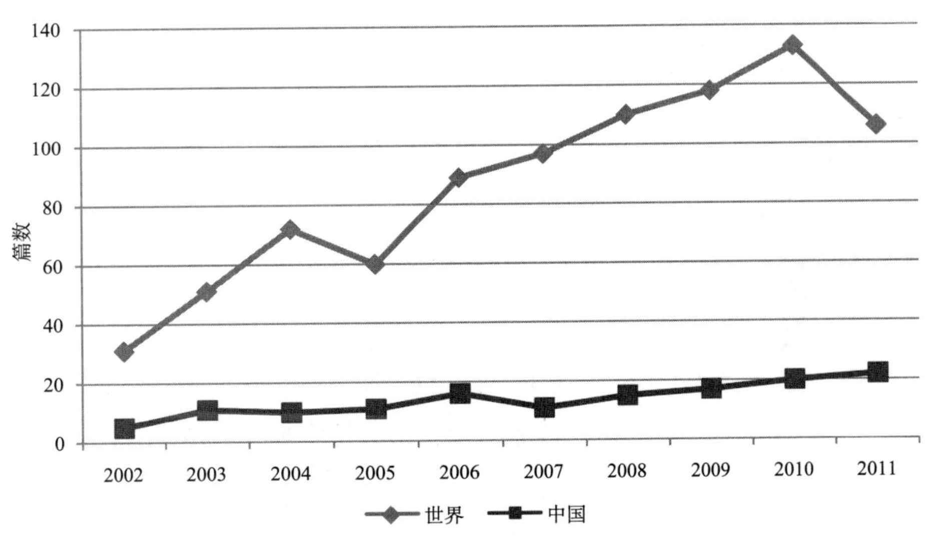

图 12 2002～2011 年养生保健领域年发文量统计

表 10 2002～2011 年世界主要国家养生保健领域发文情况分析

国家	论文发表情况			被引情况	
	世界排名	论文数量	所占比例/%	总被引次数	篇均被引频次/次
美国	1	372	42.91	4，159	11.18
中国	2	138	15.92	1，391	10.08
澳大利亚	3	68	7.84	1，205	17.72
韩国	4	63	7.27	491	7.79

续表

国家	论文发表情况			被引情况	
	世界排名	论文数量	所占比例/%	总被引次数	篇均被引频次/次
加拿大	6	51	5.88	1040	20.39
英国	6	51	5.88	998	19.57
日本	8	40	4.61	204	5.10
德国	9	24	2.77	145	6.04
法国	11	15	1.73	77	5.13
荷兰	13	13	1.50	407	31.31
西班牙	14	11	1.27	77	7.00
巴西	15	8	0.92	9	1.12
意大利	15	8	0.92	67	8.38
印度	33	1	0.12	1	1
俄罗斯	—	—	—	—	—

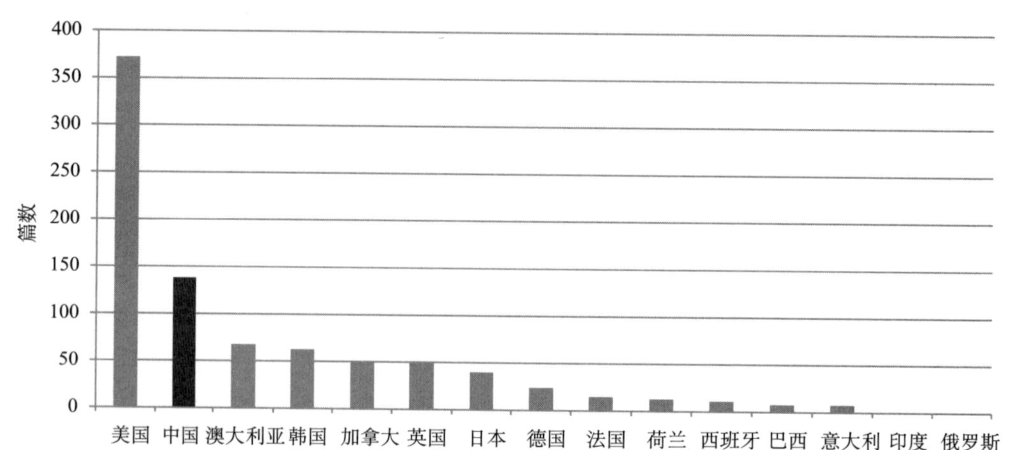

图13　2002～2011年世界主要国家养生保健领域发文量统计

(4) 其他研究论文分析

除去中药、针灸等中医药的主要研究领域，2002～2011年其他研究共发表论文2，985篇，总被引23，815次，篇均被引7.98次。其中，我国发表论文1，208篇，占文献总数的40.47%，排名第一位；论文总被引7951次，篇均被引6.65次，论文总被引次数排名第二位；但篇均被引次数位于西班牙、澳大利亚、美国、日本、韩国之后，低于平均水平（具体的发文及被引情况见表11、表12，图15、图16、图17）。

表11　2002～2011年中医研究其他研究领域科技论文时间分布

	2002	2003	2004	2005	2006	2007	2008	2009	2010	2011	总被引次数	篇均被引次数
世界	170	168	220	213	256	313	347	404	413	481	23815	7.98
中国	32	56	55	73	101	120	159	184	192	236	7951	6.65

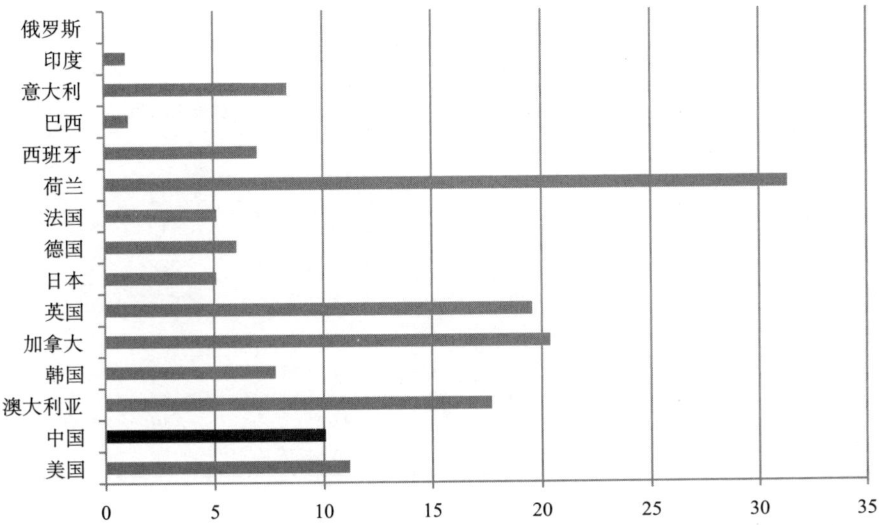

图14 2002～2011年世界主要国家养生保健领域论文篇均被引频次分析

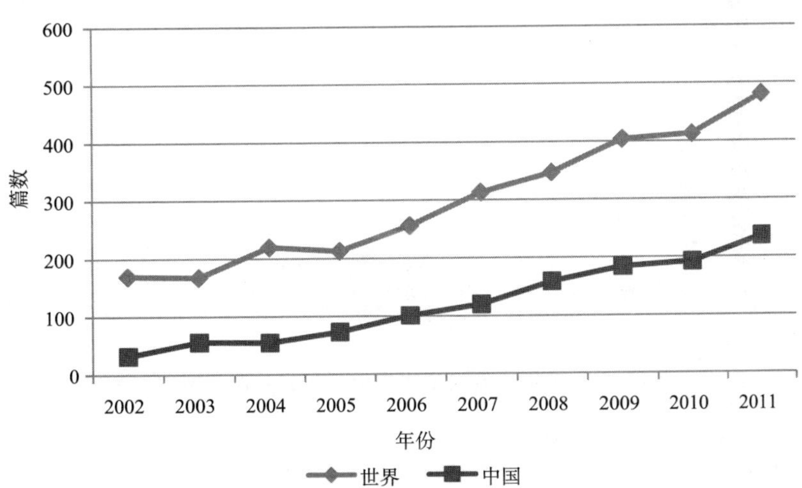

图15 2002～2011年中医研究其他研究领域发文情况分析

表12 2002～2011年世界主要国家中医研究其他领域发文情况分析

国家	论文发表情况			被引情况	
	世界排名	论文数量	所占比例/%	总被引次数	篇均被引频次/次
中国	1	1，208	40.47	7，951	6.65
美国	2	648	21.71	7，178	11.8
日本	4	162	5.43	1，133	6.99
德国	5	133	4.46	1，452	10.92
韩国	6	119	3.99	841	7.07
英国	7	103	3.45	949	9.21

续表

国家	论文发表情况			被引情况	
	世界排名	论文数量	所占比例/%	总被引次数	篇均被引频次/次
澳大利亚	8	102	3.42	1，553	15.23
加拿大	9	86	2.88	1，240	14.42
印度	9	86	2.88	443	5.15
巴西	11	51	1.71	322	6.31
意大利	12	49	1.64	504	10.29
西班牙	14	36	1.21	910	25.28
法国	17	30	1.01	354	11.80
荷兰	24	17	0.57	210	12.35
俄罗斯	35	6	0.20	50	8.33

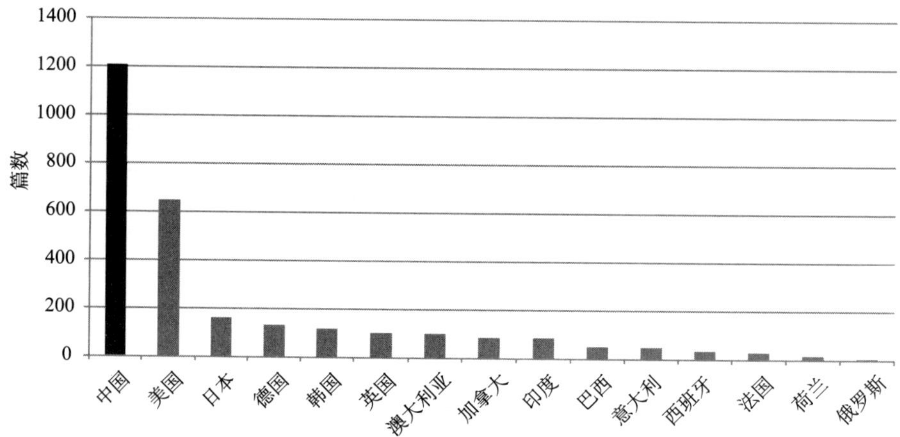

图16　2002～2011年世界主要国家中医研究其他领域发文量统计

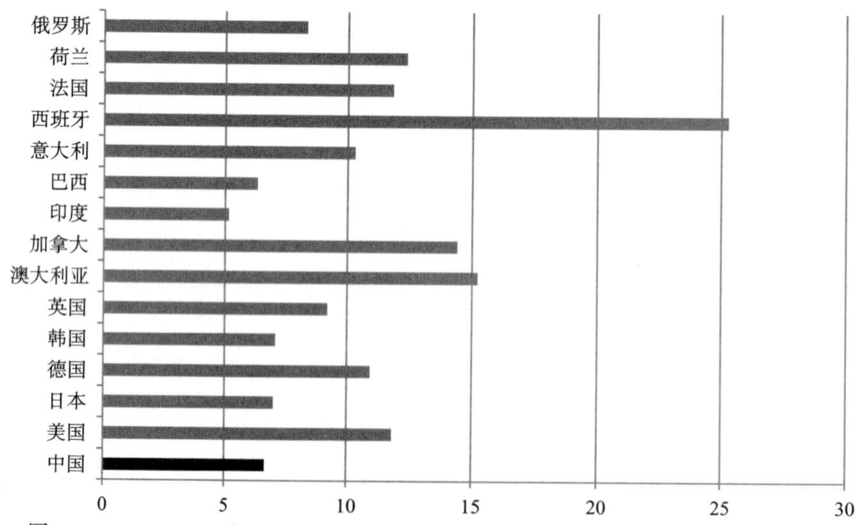

图17　2002～2011年世界主要国家中医研究其他领域论文篇均被引频次分析

4. 小结

1）我国作为中医药的起源地，在世界中医药研究中起着主要作用。SCI-E数据显示，在不计入我国主办的*Chinese Journal of Integrative Medicine*和*Journal of Chinese Traditional Medicine*两杂志所收录文献的情况下，2002～2011年，我国科研机构发表的中医药相关科技论文占世界该领域总文献量的35.33%，高于排名第二的美国15.01个百分点，位居第一，并较2000～2009年的32.79%增加了2.54个百分点。中草药、针灸、养生保健领域相关论文数量分别占各领域的47.19%、15.89%和15.92%，分别高于2000～2009年41.56%、13.75%和15.54%。但针灸和养生保健领域，我国的论文所占比例均位居美国之后。

2）除了相关科技论文数量的持续增长外，2002～2011年10年间论文的总被引频次倍增，并超过美国，从2000～2009年的第二位跃升为第一位。

3）虽然我国中医药研究在国际上的影响力有了显著的提升，但论文的篇均被引频次与发文量仍不对称。例如，论文整体的篇均被引频次仅是排名第一位的荷兰论文的49.12%，中草药领域论文的篇均被引是排名第一的西班牙的43.43%，针灸领域是排名第一的意大利的40.91%，养生保健相关论文的篇均被引频次是被引最高的荷兰的32.19%。在所调研的15个国家中，我国论文整体及中草药和复方研究领域的篇均被引频次均排在第11位，针灸研究论文篇均被引频次排名第10，传统的中医养生保健研究论文篇均被引频次排名第6，与2000～2009年相比，被美国反超。且上述各领域均低于篇均被引频次的平均水平。

（二）基于CNKI数据库的近十年（2002～2011）中国中医药科技文献分析

中国知网（CNKI）的《中国学术期刊网络出版总库》是世界上最大的连续动态更新的中国学术期刊全文数据库，其核心期刊收录率为96%，包括中医药等在内的特色期刊收录率达100%。本文以《中国学术期刊网络出版总库》为检索源，依托其学科分类，对2002～2011年我国的中医药科技论文从时间分布、核心期刊发文量，以及基金资助等方面进行了统计、分析，以期从文献角度了解和把握近十年来中医药领域的科技发展状况。

1. 2002～2011年我国中医药科技论文发表情况分析

近十年来，我国中医药科学研究得到显著发展，CNKI数据显示，2002～2011年中医药科技论文共569,203篇，占到同期医药卫生科技论文总数的14.05%。十年平均增长率约27.09%，2011年发文量比2002年增加了85.74%（详见表13，图18）。

表13 2002～2011年我国中医药科技论文年发文量统计

	2002	2003	2004	2005	2006	2007	2008	2009	2010	2011
发文量/篇	40,620	42,088	42,830	47,902	54,986	59,452	65,376	67,851	72,649	75,449
所占比例/%	7.14	7.39	7.52	8.42	9.66	10.44	11.49	11.92	12.76	13.26

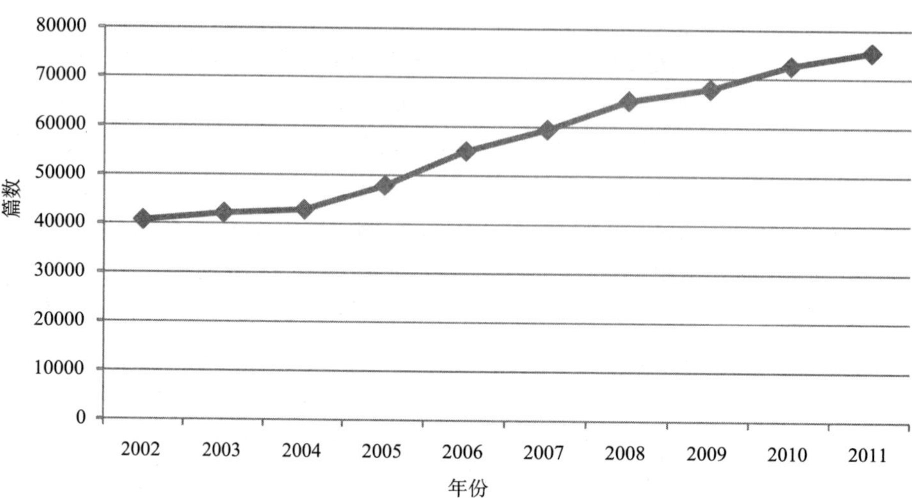

图 18　2002～2011 年我国中医药科技论文年发文量统计

2. 2002～2011 年我国中医药主要领域科技论文分析

2002～2011 年，根据 CNKI 的学科分类（下同），我国中医药研究论文主要集中于中医研究，发文量占到总发文量一半以上；其次为中药研究，发文量约占三分之一；中西医结合研究发文量所占比例最小（详见表 14、图 19）。以上三个领域文献量份额间距大，但增速平衡，各领域发文量与总发文量的年度增加均势基本一致（详见表 15、图 20）。

表 14　2002～2011 年中医药各领域科技论文发文状况

	中医	中药	中西医结合
发文量/篇	339,822	198,537	36,220
所占比例/%	59.70	34.88	6.36

注：由于研究内容的综合性，中医药各领域之间存在部分文献重合，因此，所占百分比总计大于 100%

表 15　2002～2011 年中医药各领域科技论文年度发文状况

	2002	2003	2004	2005	2006	2007	2008	2009	2010	2011
中医	26,896	27,453	26,791	28,705	33,061	34,823	37,681	39,060	41,925	43,427
中药	11,376	12,307	13,217	16,205	19,039	21,540	24,607	25,452	26,824	27,970
中西医结合	2,736	2,351	2,853	3,069	3,505	3,949	4,244	4,123	4,558	4,832

3. 2002～2011 年我国中医药核心期刊论文分析

2002～2011 年发表于核心期刊的中医药科技研究文献共 140,292 篇，呈持续增长趋

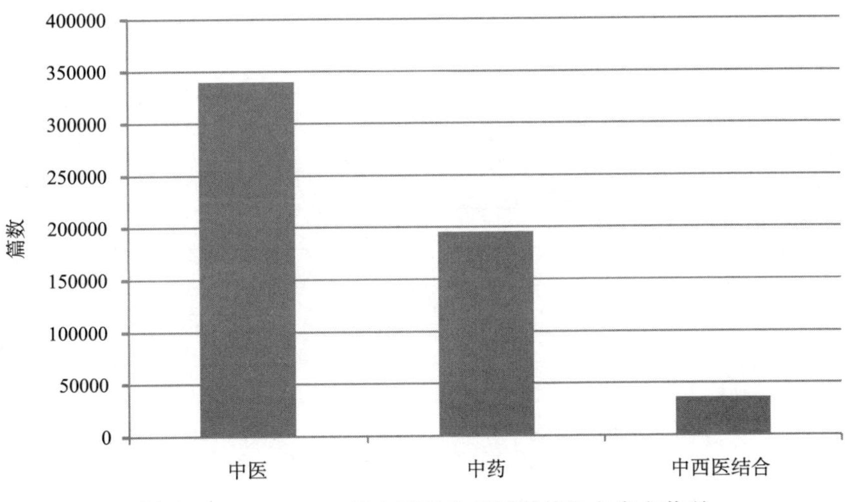

图 19 2002～2011 年中医药各领域科技论文发文状况

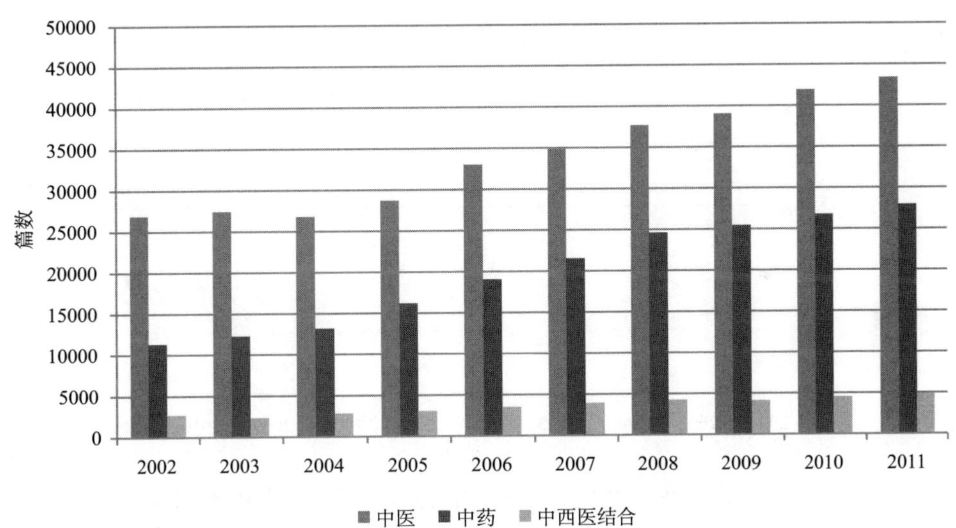

图 20 2002～2011 年中医药各领域科技论文年度发文状况

势，年增幅略有波动。年度核心期刊论文量所占同时段总发文量的比例波动在 20%～30%（详见表 16，图 21、图 22）。发表于核心期刊的中医药科技论文，中药研究比例最高，总量超过中医研究，占到本领域发文总量 39.55%（详见表 17，图 23）。

表 16 2002～2011 年中医药核心期刊科技论文年度发文状况

	2002	2003	2004	2005	2006	2007	2008	2009	2010	2011
发文量/篇	8,507	8,321	11,272	13,409	15,615	16,380	15,531	16,007	17,388	17,862
所占该时段文献比例/%	20.94	19.77	26.32	27.99	28.40	27.55	23.76	23.59	23.93	23.67

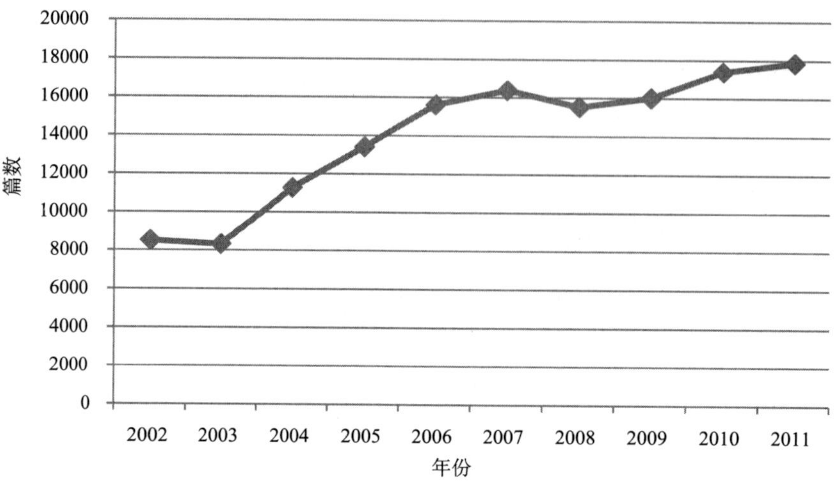

图 21　2002～2011 年中医药核心期刊科技论文年度发文量

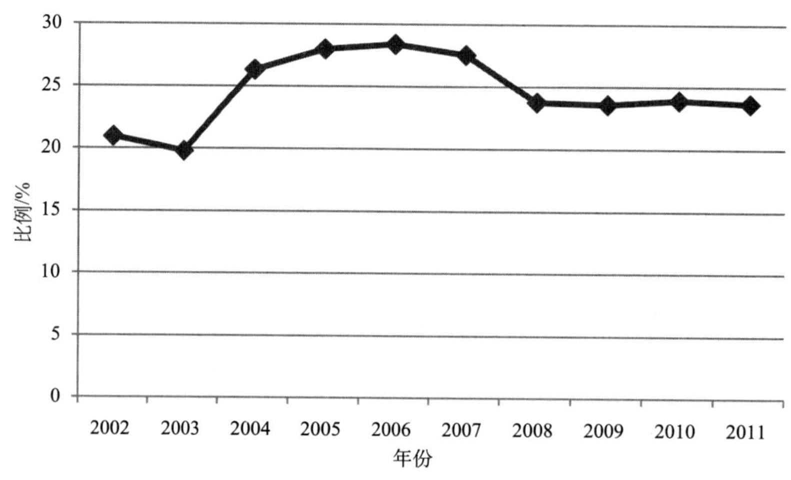

图 22　2002～2011 年中医药核心期刊论文占该年总文献量百分比

表 17　2002～2011 年中医药各领域科技论文核心期刊发文状况

	中医	中药	中西医结合
发文量/篇	58,335	78,528	4,215
占该领域总发文量比例/%	17.17	39.55	11.64

4. 2002～2011 年我国中医药领域主要基金资助文献文分析

近十年来，我国对于中医药研究的投入力度逐年加大。主要基金资助的中医药研究论文量持续较快增长，2011 年发文量达到 6，290 篇，比 2002 年增加了 5.87 倍；所占当年发文总量的比例也由 2.25%提高到 8.34%，基本呈直线增长（详见表 18、图 24、图 25）。十年主要基金资助论文共计 31，773 篇。

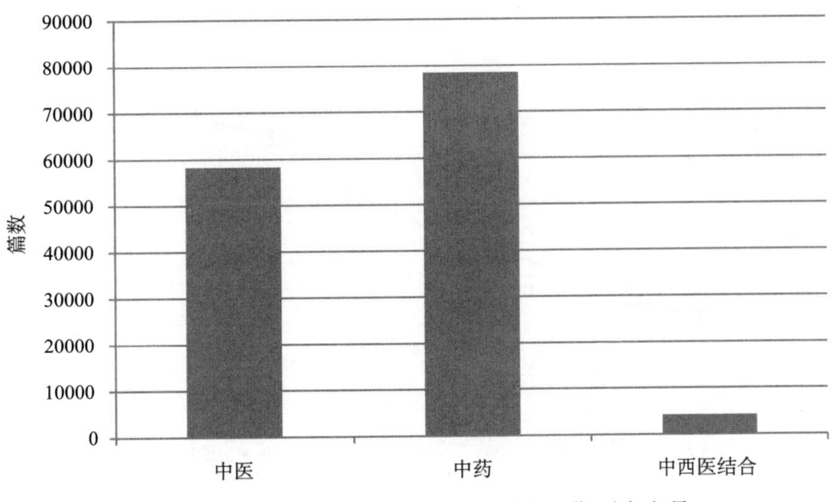

图23 2002～2011年中医药各领域核心期刊发文量

从资助领域看，中药研究是其首要集中点，主要基金论文量超过中医研究一倍以上，所占本领域发文总量的比例也远高于中医研究和中西医结合研究（详见表19，图26）。统计基金包括（国家自然科学基金、国家社会科学基金国家高技术研究发展计划（863计划）、国家重点基础研究发展计划（973计划）、基础研究重大项目前期研究专项、攀登计划、国家科技支撑计划、国家科技攻关计划、国家重点实验室建设项目计划）。

表18 2002～2011年中医药主要基金论文发文状况

	2002	2003	2004	2005	2006	2007	2008	2009	2010	2011
发文量/篇	915	1,158	1,365	1,918	2,486	3,011	4,207	4,607	5,816	6,290
所占该时段文献比例/%	2.25	2.75	3.19	4.00	4.52	5.06	6.44	6.79	8.01	8.34

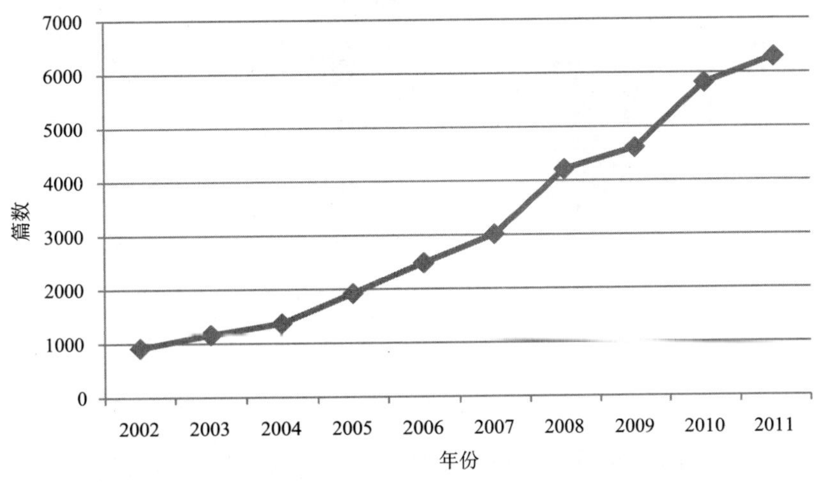

图24 2002～2011年中医药主要基金科技论文年度发文量

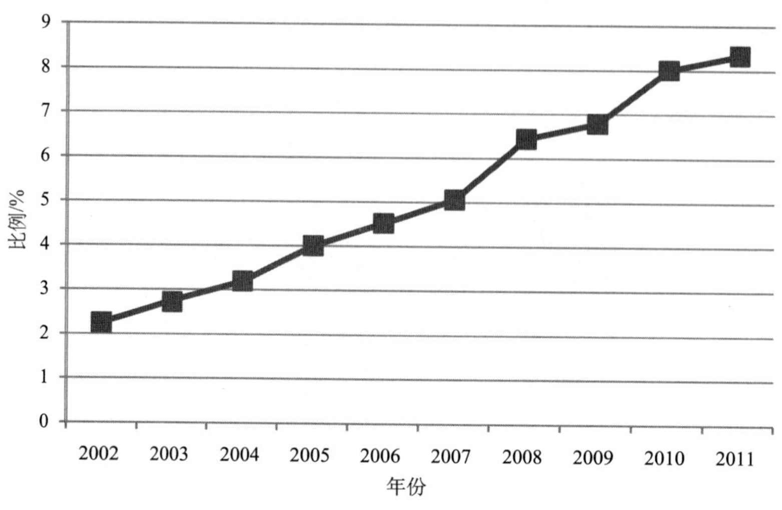

图 25　2002～2011 年中医药主要基金论文占该年总文献量百分比

表 19　2002～2011 年中医药各领域主要基金论文发文状况

	中医	中药	中西医结合
发文量/篇	9，811	21，884	202
占该领域总发文量比例/%	2.89	11.02	0.56

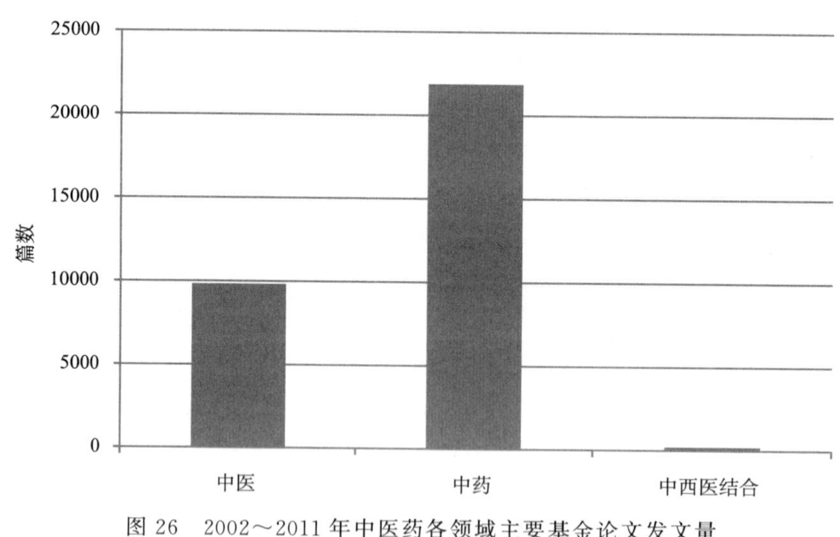

图 26　2002～2011 年中医药各领域主要基金论文发文量

5. 小结

2002～2011 十年间，我国中医药科学研究有了显著发展，相关科技论文数量逐年稳步增长，增长幅度接近 1 倍。此外，中医药科研投入不断加大，主要基金资助的中医药研究论文量增长较快，起止年相比发文量增加了5倍多，所占当年本领域发文量比例也得到大幅度提高。核心期刊中医药科技文献亦呈持续增长趋势。

2002～2011年，我国中医药研究集中的主要领域是中医研究和中药研究，发文量分别占到总发文量的一半和三分之一以上。核心期刊科技论文和主要基金科技论文量均以中药研究最高。这与SCI-E 2002～2011年数据所显示国际上中医学研究主要集中的领域以中药研究所占比重最大的趋势相一致。

中医发文量分别是中药和中西医结合发文量的1.72和9.38倍，但其核心期刊发文量及所占本领域发文总量的比例均低于中药研究；其主要基金论文量不到中药研究的一半。

基于上述分析，未来十年中医领域的研究水平有待提高，中西医结合研究亟待加强。

三、医学专利分析

李海存
中国医学科学院北京协和医学院医学信息研究所

专利反映了技术创新与进步，是研究与开发活动的最重要的成果表现形式，通过对专利特别是发明专利的分析，可以衡量一个国家、地区的研发实力、创新能力和核心竞争力。Thomson Innovation是汤森路透集团（Thomson Reuters）整合专利、科技文献和商业数据的创新平台。它包括全球70多个国家和地区、超过7800万篇专利。本部分利用权威的Thomson Innovation，应用国际专利分类号（IPC）A61K（医用、牙科用或梳妆用的配制品）和A61P（化合物或药物制剂的治疗活性）进行检索，定量揭示中国的医学相关专利申请情况，并与美国、英国、日本、德国、法国、加拿大等主要发达国家以及巴西、印度等国家进行比较。

（一）对整体医学专利进行分析

利用Thomson Innovation数据库，检索专利申请年2006～2011年主要国家的专利申请。Thomson Innovation数据库收录的美国专利申请除了在2006年被中国超越外，从2007～2011年一直位居世界第一位，显示出美国强大的研发实力。中国的专利申请量位居第二位，日本紧随其后。2006～2010年，中国专利申请量比较稳定，约18，000件（详见表1）。

表1　2006～2011年各国专利申请情况

国家	2006	2007	2008	2009	2010	2006～2010	2011
美国	16,800	21,157	20,688	19,122	20,443	98,210	18,142
中国	18,576	17,900	19,971	18,753	18,825	94,025	14,046
日本	13,428	12,272	11,369	11,243	6,064	54,376	2,895

续表

	2006	2007	2008	2009	2010	2006～2010	2011
加拿大	7,578	6,804	6,099	5,869	4,880	31,230	598
印度	5,474	6,884	6,647	5,050	4,076	28,131	1,727
德国	2,451	1,723	993	666	654	6,487	195
巴西	3,376	1,655	433	308	195	5,967	11
法国	907	886	846	812	787	4,238	195
英国	159	253	243	195	199	1,049	106

注：1. 检索时间：2012-10-10；

2. 由于专利从申请到公开有至少需要 18 个月，因此 2011 年数据不全，仅供参考；

（二）各国专利的主要专注领域

通过对各国药品相关专利的分析，确定各国药品的主要专注领域。

在全球范围内，美国拥有最强的研发实力，加上巨额的医学研发投入，药品专利产出也最多，详见图 1。美国 NIH 在癌症、神经系统、心脑血管系统、糖尿病等代谢病领域投入巨大，例如在癌症领域 NIH 每年投入约 55 亿美元，相应的在各个领域取得的药品专利也比较多，如抗肿瘤药、神经系统疾病、心血管系统等领域。

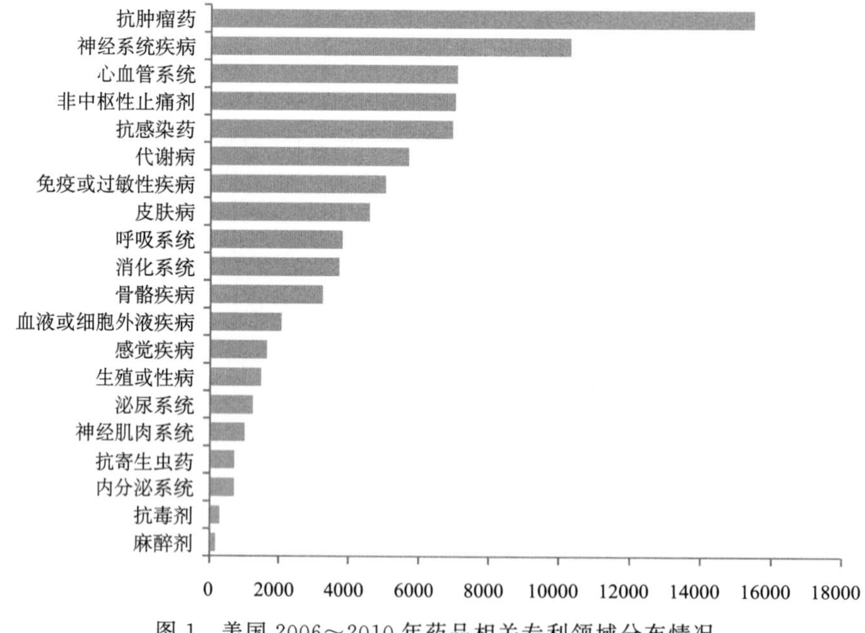

图 1 美国 2006～2010 年药品相关专利领域分布情况

英国政府研发投入主要集中在癌症、神经科学、感染性疾病等领域，药品专利主要集中在抗肿瘤药、抗感染药、神经系统疾病、皮肤病、心血管系统等领域，详见图 2。

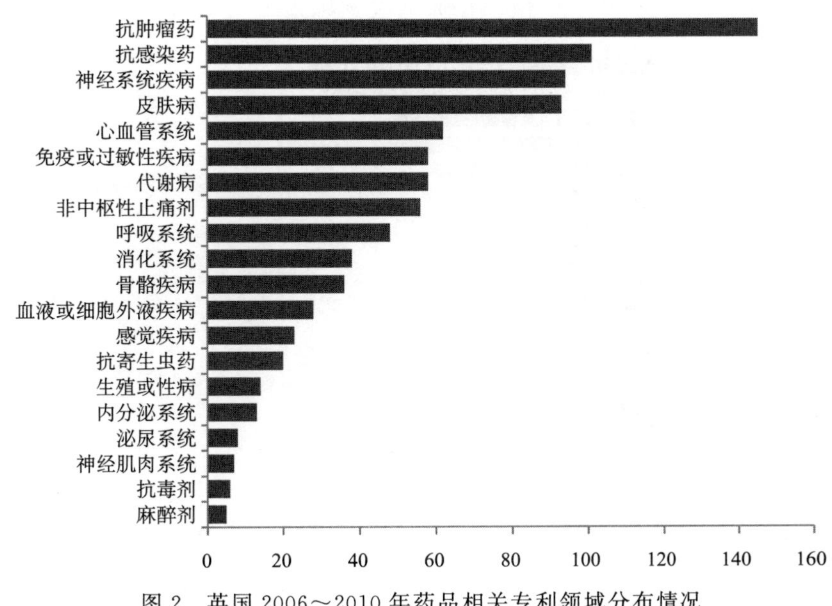

图 2 英国 2006～2010 年药品相关专利领域分布情况

日本针对本国老龄化日益加剧的国情，在癌症、神经科学与精神卫生等领域投入巨大，药品专利也以抗肿瘤药、非中枢性止痛剂、神经系统疾病和心血管系统等领域为主，详见图 3。

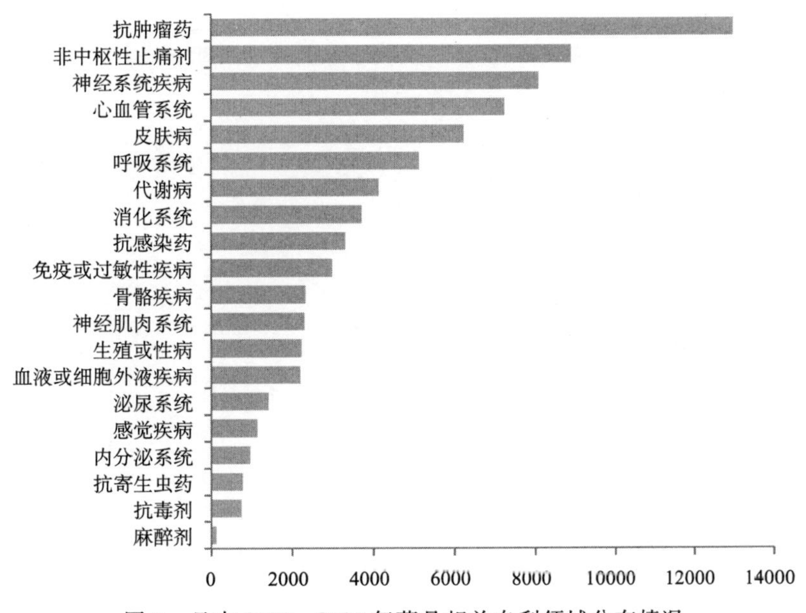

图 3 日本 2006～2010 年药品相关专利领域分布情况

德国针对发病率高、死亡率高的疾病如癌症、心血管疾病、代谢性疾病、感染疾病、神经退行性疾病和精神疾病等领域投入较多，其药品专利也以抗肿瘤药、皮肤病、神经系统疾病、心血管系统和非中枢性止痛剂等领域为主，见图 4。

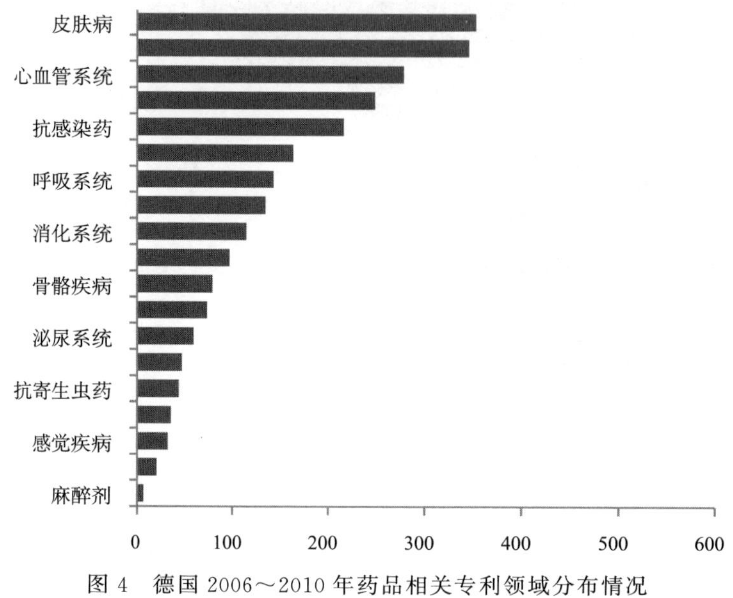

图 4　德国 2006～2010 年药品相关专利领域分布情况

加拿大为应对心脑血管疾病、癌症、精神疾病、老年痴呆和代谢病等慢性非传染性疾病的挑战，加大了上述领域的投入，药品专利以抗肿瘤药、非中枢性止痛剂、神经系统疾病、心血管系统和呼吸系统等领域为主，见图 5。

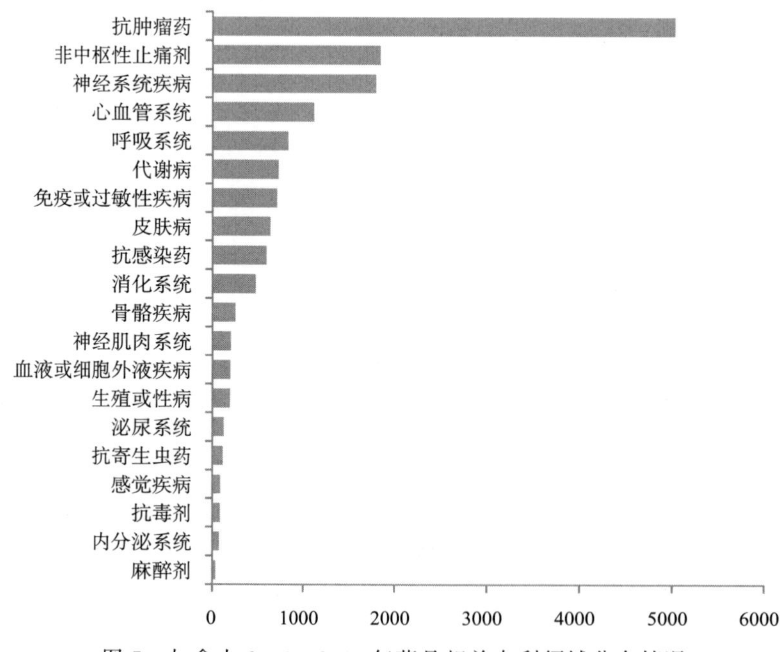

图 5　加拿大 2006～2010 年药品相关专利领域分布情况

法国医学研究主要集中在癌症、精神病、神经退行性疾病、心血管疾病、代谢病和罕见疾病等领域，而药品专利除了抗肿瘤药、神经系统疾病、心血管系统和抗感染药等领域数量比较多之外，皮肤病领域药物是法国药品专利最多的领域，见图6。

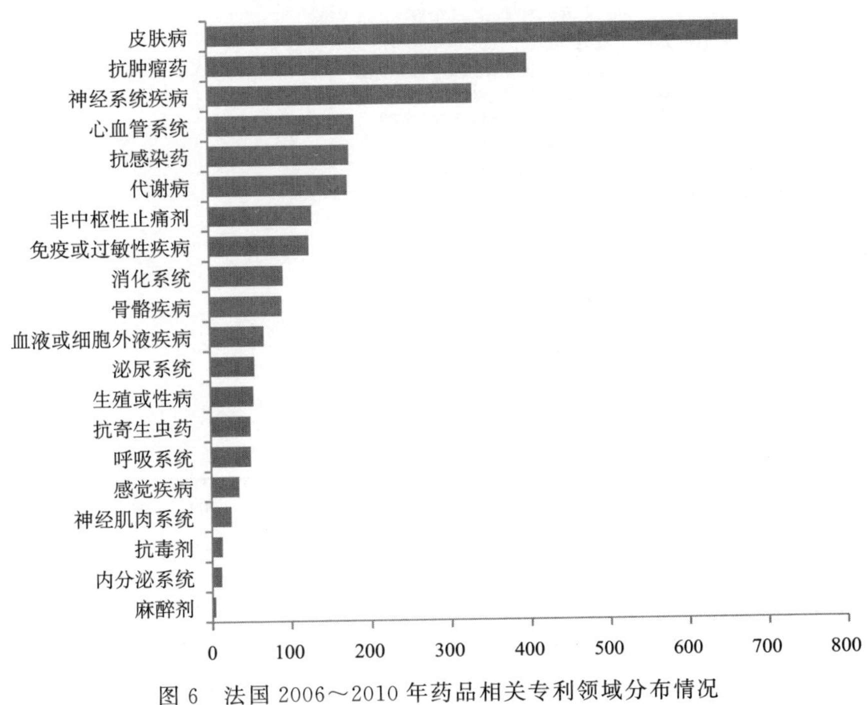

图6　法国2006～2010年药品相关专利领域分布情况

印度针对本国重大非传染性疾病如癌症、心血管疾病、失明、糖尿病和其他代谢和血液疾病、精神卫生等领域进行了重点部署研究。而印度药品专利以抗肿瘤药、神经系统疾病、非中枢性止痛剂、心血管系统和抗感染药等领域为主，见图7。

巴西作为发展中国家，在工业职业病、传染病、心血管病等慢性非传染性疾病研究投入巨大[①]。药品专利以抗肿瘤药、非中枢性止痛剂、神经系统疾病、心血管系统和呼吸系统等领域为主，见图8。

中国针对国内传染性疾病高发和慢性非传染性疾病（如心脑血管疾病、恶性肿瘤和糖尿病等疾病）的发病率持续上升的趋势，在上述领域投入加大。药品专利较多集中在抗肿瘤药、抗感染药、心血管系统、神经系统疾病和非中枢性止痛剂等领域，见图9。

对各国专利数量排名前5位的领域进行分析（见表2），可以看到，抗肿瘤药都是各国专利申请的重点，这与各国均重视癌症领域的科研投入密切相关。各国在癌症、神经系统疾病、感染性疾病、心血管系统疾病等重点领域的药品专利部署基本一致，只是各国针对各自具体情况偏重不一。其中，法国的药品专利以皮肤病领域最多，其次是抗肿瘤药。

---

① Pacheco Santos，et al. Fulfillment of the brazilian agenda of priorities in health research. Health Res Policy Syst. 2011，9：35

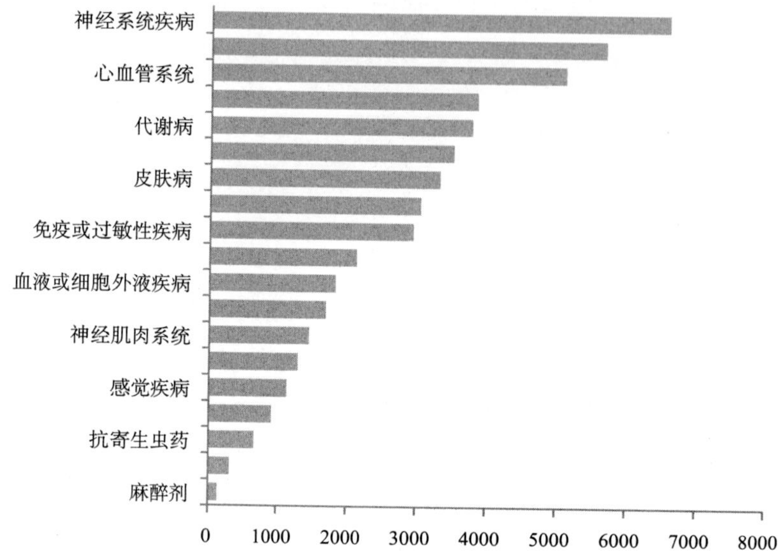

神经系统疾病
心血管系统
代谢病
皮肤病
免疫或过敏性疾病
血液或细胞外液疾病
神经肌肉系统
感觉疾病
抗寄生虫药
麻醉剂
0
1000
2000
3000
4000
5000
6000
7000
8000

图 7　印度 2006～2010 年药品相关专利领域分布情况

抗肿瘤药
非中枢性止痛剂
神经系统疾病
心血管系统
呼吸系统
皮肤病
代谢病
消化系统
抗感染药
免疫或过敏性疾病
抗寄生虫药
骨骼疾病
生殖或性病
血液或细胞外液疾病
泌尿系统
神经肌肉系统
麻醉剂
内分泌系统
感觉疾病
抗毒剂
0
200
400
600
800

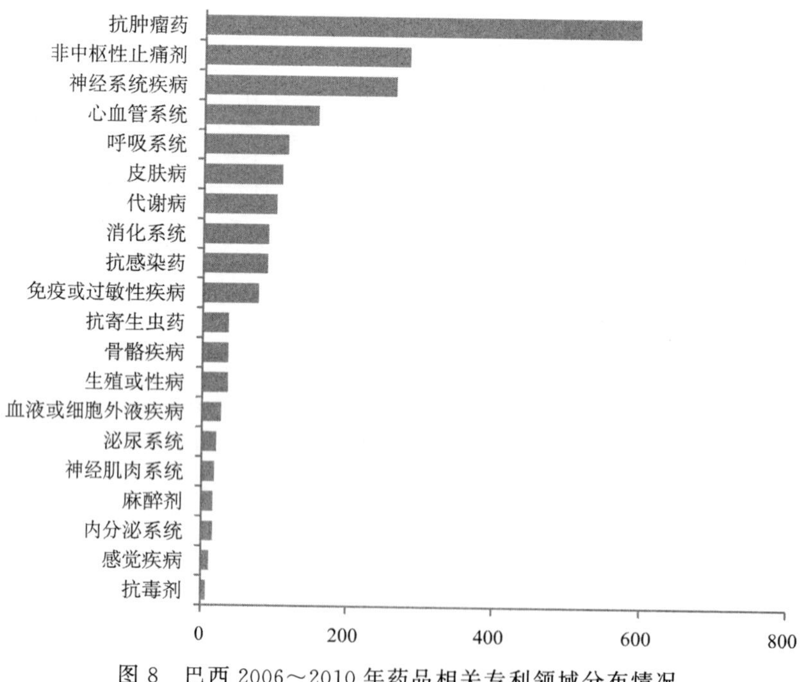

图 8　巴西 2006～2010 年药品相关专利领域分布情况

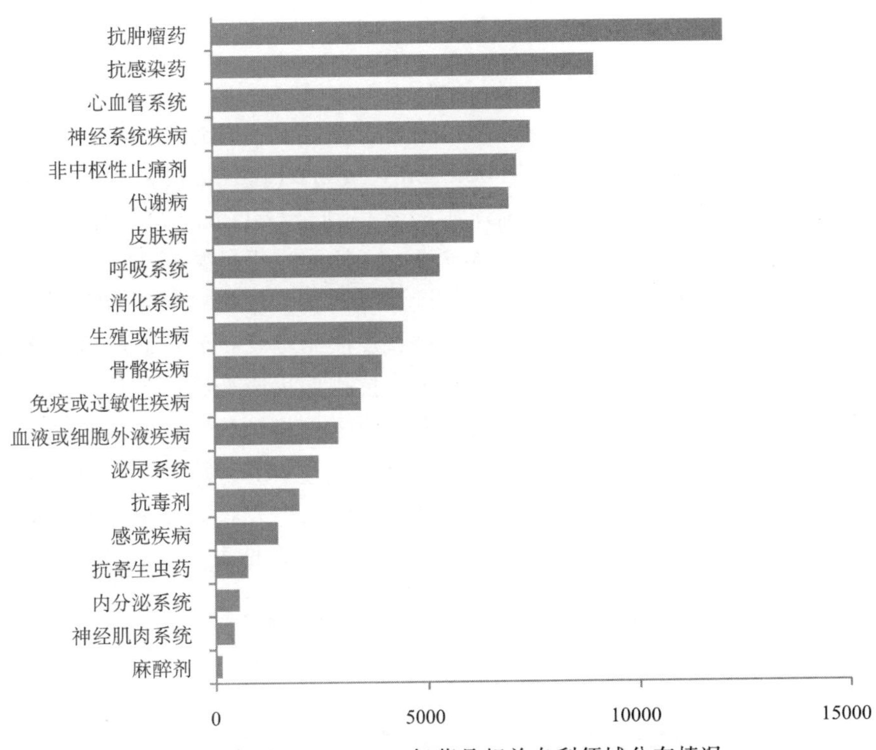

图9　中国2006～2010年药品相关专利领域分布情况

表2　2006～2011年各国专利申请排名前5位综合分布情况

序号	专利领域（IPC）	美国	英国	中国	日本	德国	法国	加拿大	印度	巴西
1	抗肿瘤药	1	1	1	1	1	2	1	1	1
2	神经系统疾病	2	3	4	3	3	3	3	2	3
3	抗感染药	5	2	2			5		5	
4	非中枢性止痛剂	4		5	2	5		2	3	2
5	心血管系统	3	5	3	4	4	4	4	4	4
6	皮肤病		4		5	2	1			
7	呼吸系统							5		5

四、药品与临床研究项目统计分析

钟　华

中国医学科学院北京协和医学院医学信息研究所

（一）药品注册和审批情况

药品注册与审批环节是国家对药品的安全性、有效性、质量可控性进行系统评价的有效手段。本报告研究主要国家的药品注册和审批情况，并对其总体趋势和统计结果进行分析。

1. 药品注册和审批概况

药品注册和审批制度是各国确保开发的新药安全性和有效性的重要保障。在对全球上市药物的分析方面，项目组利用了 Thomson Reuters Pharma 的数据对全球各国批准的上市药物进行了统计分析，从该数据库中检索得到全球上市药物共有 3847 个，其中销售额大于 1 亿美元的药品有 498 个，大于 10 亿美元的药品共有 122 个，涉及抗感染药物、抗肿瘤药物、血液与造血系统药物、抗过敏药物、中枢神经系统药物、呼吸系统药物、心脑血管系统药物、抗炎与抗风湿药物、皮肤用药、抗骨质疏松及骨骼用药、降血糖药物、眼科用药物、生殖及泌尿系统药物、抗排斥反应药物等药物。此外，对各大制药公司按其上市药物数量进行排名，其中大部分上榜机构为跨国制药公司，以辉瑞公司为例，该公司 2011 年销售收入 674 亿美元，研发投入近 70 亿美元，有 15 个产品的销售超过 10 亿美元，有超过 60 个产品的销售超过 1 亿美元，其业务遍布全球约 150 个国家/地区，成为了全球排名第一的普药和特药公司[①]（详见表 1）。

表 1　各大制药公司上市药物数量排名

	中文名称	英文名称	数量
1	辉瑞公司	Pfizer Inc	287
2	赛诺菲制药集团	Sanofi	228
3	葛兰素史克公司	GlaxoSmithKline plc	226
4	诺华公司	Novartis AG	203
5	默克集团	Merck & Co Inc	170
6	强生公司	Johnson & Johnson	137
7	罗氏控股集团	Roche Holding AG	136
8	雅培公司	Abbott Laboratories	128
9	拜耳集团	Bayer AG	119
10	武田制药公司	Takeda Pharmaceutical Co Ltd	119
11	安斯泰来制药公司	Astellas Pharma Inc	106
12	第一三共制药公司	Daiichi Sankyo Co Ltd	104
13	百时美施贵宝公司	Bristol-Myers Squibb Co	97
14	梯瓦制药公司	Teva Pharmaceutical Industries Ltd	90
15	阿斯利康公司	AstraZeneca plc	81
16	三菱化学控股公司	Mitsubishi Chemical Holdings Corp	81
17	赛诺菲-安万特公司	sanofi-aventis	80
18	卫材药业公司	Eisai Co Ltd	67
19	住友化学株式会社	Sumitomo Chemical Co Ltd	67
20	优时比制药公司	UCB SA	63

数据来源：Thomson Reuters PHARMA（检索日期：2012-09-28）

① 辉瑞公司：http：//www. pfizer. com. cn/

同时，本报告对Thomson Reuters PHARMA收录的上市药物按其治疗领域进行了统计分析（见图1）。其中，治疗高血压的药物最多，有209个，止痛类药物共计196个，其次依次是治疗癌症、风湿性关节炎和细菌感染类的药物，分别是155种、124种和123种。高血压作为最常见的心血管病，是全球范围内的重大公共卫生问题。止痛类药物也占了上市药物的很大比重。随着生活水平的提高和人们对疼痛可能造成严重躯体和生理功能障碍认识的深化，全球对疼痛的关注和投入正在与日俱增。此外，肿瘤、关节炎、哮喘等慢性疾病类药物和抗感染类药物也越来越受到全世界的高度重视。

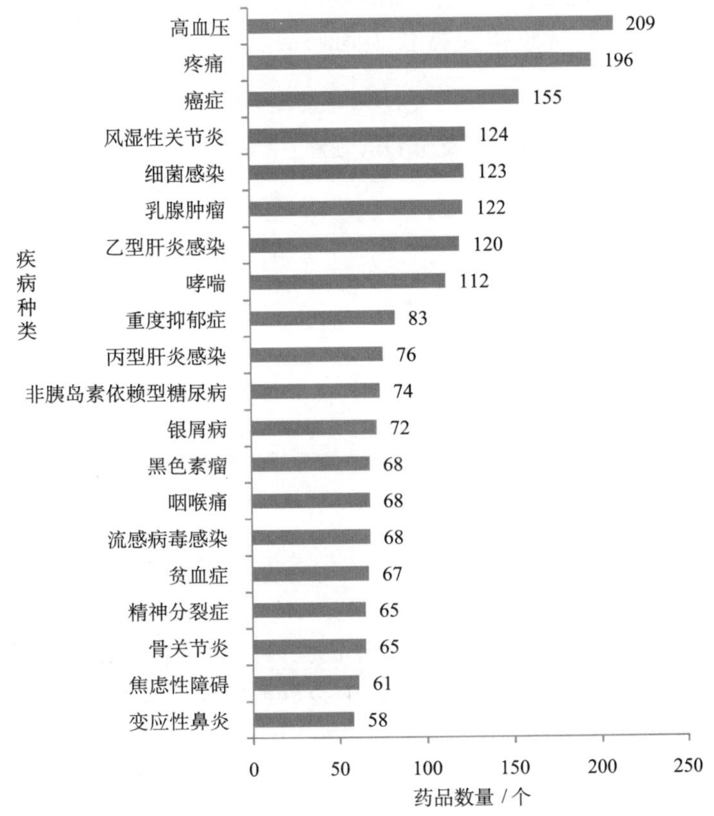

图1　全球已上市的创新药物治疗领域分布（Top 20）

数据来源：Thomson Reuters PHARMA（检索日期：2012-09-30）

2. 美国药品注册和审批

美国FDA负责美国所有药品上市申请的技术审评和审批。2011年11月美国发表了2011财政年度（2010年10月1日～2011年9月30日）创新药批准手册（FY 2011 Innovative Drug Approvals）①，指出“FDA要促进和保护美国人健康和福利，强调了

① USA FDA. FY 2011 Innovative Drug Approvals［EB/OL］.（2012-10-01）［2011-11-01］. http://www.fda.gov/downloads/AboutFDA/ReportsManualsForms/Reports/UCM278358.pdf

新药批准应注重保护人用药物安全和有效，同时也加快对拯救生命有益的创新药物批准进程，保证了药物以最优水平快速和高效上市”。此外，2011 年 7 月美国 FDA 发表了对于新药审批和相应药物治疗政策的产业指导原则草案①。

美国 FDA 在 2011 年批准的原始创新药物申请（original new drug application approvals）共计 102 件。其中新分子实体（new molecular entity，NME）24 件，新活性成分（New active ingredient）类型新药 1 个，新剂型（New dosage form）类型新药 22 个，新组合（New combination）类型新药 11 个，新配方或新制造商（new formulation or new manufacturer）类型新药 30 个。表 2 是 2007 年至 2011 年 FDA 批准上市的新药，其批准数量总体保持较为均衡的状况，并且新生物制品类比例有所增加。

表 2　2007～2011 年美国 FDA 批准上市的新药和新生物制品

年份	新分子实体	新生物制品	总数
2007	17	2	19
2008	21	3	24
2009	20	6	26
2010	15	6	21
2011	24	7	31

数据来源：Food and Drug Administration（检索日期：2012-09-28）

3. 欧盟药品注册和审批

欧洲药品管理局（European Medicines Agency）是欧盟药品监管机构，EMA 在欧盟、制药工业和会员国的赞助下，于 1995 年成立，目的是在协调会员国间国家级的药物检验单位，以节省新药在引进欧洲的过程中会员国间重复审查的费用，并消弥在新药引进过程中个别国家中的保护政策。欧盟自 2007 年至 2011 年共批准了 92 个“通用名药（Generics）”（图 2），其中 2011 年批准了 26 个，2010 年批准了 21 个。“生物类似物（Biosimilars）”2007 年至 2011 年共计批准了 12 个，其中 2010 年批准 1 个，2011 年没有批准此类药物。“有条件批准类药品（conditional approval）”在 2007 年至 2011 年共批准了 8 件，其中 2011 年 2 件，2010 年 2 件。“特殊情况类药品（exceptional circumstances）”共批准了 23 件，其中 2011 年 1 件，2010 年未批准此类药品。孤药类（orphan medicines）共计 61 件，其中 2010 年 4 件，2011 年 5 件②。

在欧盟，药品作为一种特殊的产品管理非常复杂。欧洲药品的生产、流通和价格的制定都由欧盟及各成员国控制。除了试验中的药和临床用药不受法律管辖外，在

① USA FDA. *In Vitro* Companion Diagnostic Devices［EB/OL］.（2011-07-01）｛2011-07-01｝. http://www.fda.gov/downloads/MedicalDevices/DeviceRegulationandGuidance/GuidanceDocuments/UCM262327.pdf

② http://www.ema.europa.eu/ema/index.jsp?curl=/pages/medicines/landing/epar_search.jsp&mid=WC0b01ac058001d124

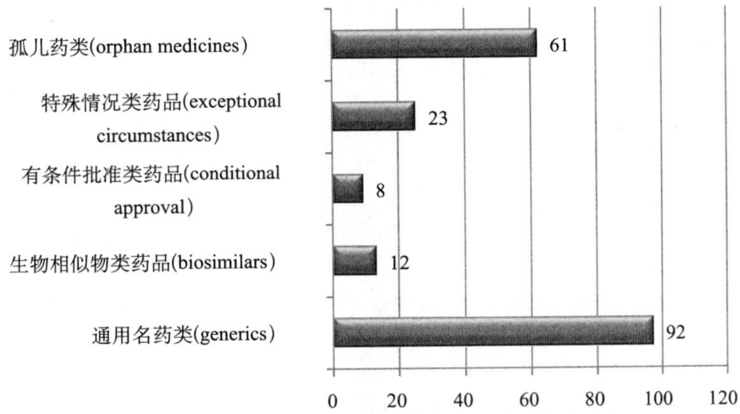

图 2 2007～2011 年欧盟药物管理局批准各类型药品分布图

数据来源：欧洲药物管理局（检索日期：2012-09-28）

市场上销售的药品都纳入管理。根据其在 1993 年 2309 号指令，新药上市若是向欧盟申请的，发证后 15 国通用；新药上市若是向各成员国申请的，发证后在本国有效。若各成员国之间有歧义，可上报欧洲药品管理局（EMEA），评估通过后 15 国通用，另一国认证亦可使用，不必重新来过。由中国科学院成都生物研究所和成都地奥制药集团有限公司研制生产的“地奥心血康胶囊”于 2012 年 3 月以治疗性药品身份通过荷兰药品评价委员会的注册，获得在该国上市许可，实现了我国具有自主知识产权治疗性药品进入发达国家主流市场零的突破，同时成为欧盟成员国以外获得市场准入的第一个植物药。

4. 中国药品注册和审批

药品注册和管理是从源头上对药品安全性和有效性实施监管的重要手段，其根本目的是通过科学评价，保证上市药品安全有效，保障和促进公众健康。根据我国国家食品药品监督管理局发布的数据，2011 年共批准药品注册申请 718 件（见表 3）。其中批准境内药品注册申请 644 件，批准进口 74 件。在 644 件境内药品注册申请中，批准上市药品中，化学药品 569 件，数量仍居首位，占 88.4%；其次是中药 50 件，占 7.8%；生物制品 25 件，占 3.8%。从注册分类看，境内药品注册申请中，新药 149 件，占 22.9%；改剂型 59 件，占 9.3%；仿制药 436 件，占 67.7%。与 2010 年相比较，批准化学药品仿制药品的数量减少，批准新药的数量增加（见图 3）。其中，1.1 类化学药品共批准 10 件，相比 2009 年及 2010 年有显著增长。数据显示，2011 年中国药物研发活动保持良好有序态势，批准上市药品分布于多个治疗领域，为临床医疗提供了更多的药品和治疗手段。

表 3　2011 年国家食品药品监督管理局批准的药品情况/件

注册分类	新药	改剂型	仿制药	进口药	合计
化学药品	103	35	431	68	637
中药	21	24	5	2	52
生物制品	25			4	29
合计	718				

注：1. 表中数据以受理号计，受理号系申请人提出的一件申请事项的编号。对各申请企业的原料药、制剂、制剂不同规格分别予以编号。

2. 表中新药系根据《药品注册管理办法》规定按照新药管理的药品。化学药品新药包括化学药品注册分类 1-4，中药新药包括中药、天然药物注册分类 1-7。

3. 表中化学药品改剂型为化学药品注册分类 5，中药改剂型为中药、天然药物注册分类 8。

4. 表中化学药品仿制药为化学药品注册分类 6，中药仿制药为中药、天然药物注册分类 9。

5. 生物制品不进行分类。

数据来源：中国国家食品药品监督管理局《2011 年药品注册审批年度报告》

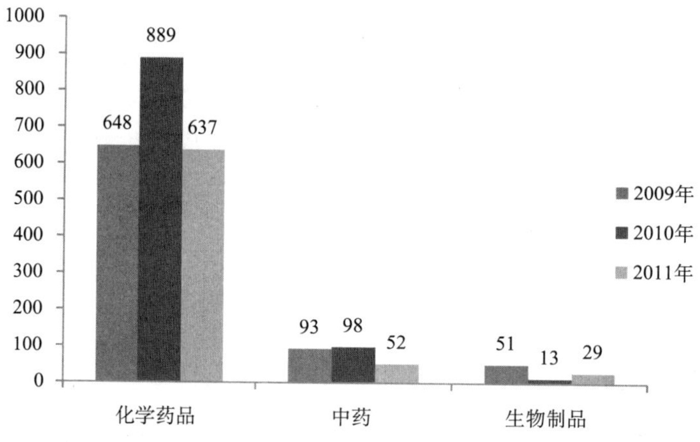

图 3　2009～2011 年国家食品药品监督管理局批准的药品对比

数据来源：中国国家食品药品监督管理局《药品注册审批年度报告》

国家食品药品监督管理局批准的重要治疗领域药品品种主要包括临床急需药品、预防用生物制品、特殊人群用药、治疗类风湿性关节炎和骨关节炎药品、治疗 HIV 感染的药品、治疗乙肝的药品、治疗疟疾的药、利尿药、抗凝药等品种。

2011 年，国家食品药品监督管理局共批准 621 个注册申请开展临床研究。其中 39 个为注册分类为 1 类的化学药品注册申请，110 件为国际多中心临床研究申请。批准进入临床试验的药物，既涵盖在我国疾病谱中占重要位置的常见疾病和多发疾病，如肿瘤、心血管病等的治疗药物，也包括了社会影响度高的一些罕见性疾病的治疗药物。对于符合《新药注册特殊审批管理规定》要求的，按照特殊审批程序开展审评审批，促进药物研究进程。与 2009 年和 2010 年相比，2011 年批准进入临床研究的化学药品和生物制品均有所减少，批准进入临床研究的药物总数也有所减少（见表 4）。

表 4　2009～2011 年国家食品药品监督管理局批准药物临床研究概况比较

注册分类	2009 年	2010 年	2011 年
化学药品	627	780	483
中药	81	55	54
生物制品	64	81	84
合计	773	916	621

注：以受理号计

数据来源：中国国家食品药品监督管理局《年药品注册审批年度报告》

（二）临床研究注册情况

1. 全球

临床研究是指以人为对象的前瞻性研究，预先将受试者或受试人群分配至接受一种或多种医疗干预，以评价医疗干预对健康结局的影响。临床研究是推动人类健康事业向前发展的重要手段。对于每一种新药的上市不管经过多少体外和动物试验，最终依然需要在人体进行临床研究才能最终确定药物的疗效和安全性，而通过严格遵循药物临床研究质量管理规范，才得以保证药物临床研究过程规范，结果科学可靠，保护受试者的权益并保障其安全。

在本报告中，通过检索临床研究数据库（ClinnicalTrials），通过对临床研究项目信息的处理和分析，能够在一定程度上反映药物研发活动和研发趋势，有助于了解全球药物研究的基本情况。

临床研究数据库（ClinnicalTrials）登记了美国和其他 174 个国家和地区进行的包括药物在内的 10 万项临床研究，药物临床研究项目呈逐年增加趋势。通过检索统计结果开看，截至 2012 年 10 月 10 日，全球共开展了约 13.4 万项临床研究，其中Ⅰ期临床研究 20985 项，Ⅱ期临床研究 33269 项，Ⅲ期临床研究 22110 项，Ⅳ期临床研究 14400 项。开展临床研究的区域集中在北美洲、欧洲、东亚（包括中国、日本、韩国、蒙古国）等（详见表 5、图 4）。

表 5　ClinicalTrials 收录的临床研究项目地区分布

地区名称	临床研究项目	地区名称	临床研究项目	地区名称	临床研究项目
非洲	2958	中东	5395	南美洲	4484
中美洲	1777	北美洲	70529	亚洲南部	2394
东亚	11219	亚洲北部	2450	东南亚	2655
欧洲	35683	太平洋	3736		
全世界			133741		

数据来源：ClinnicalTrials（检索日期：2012-10-10）

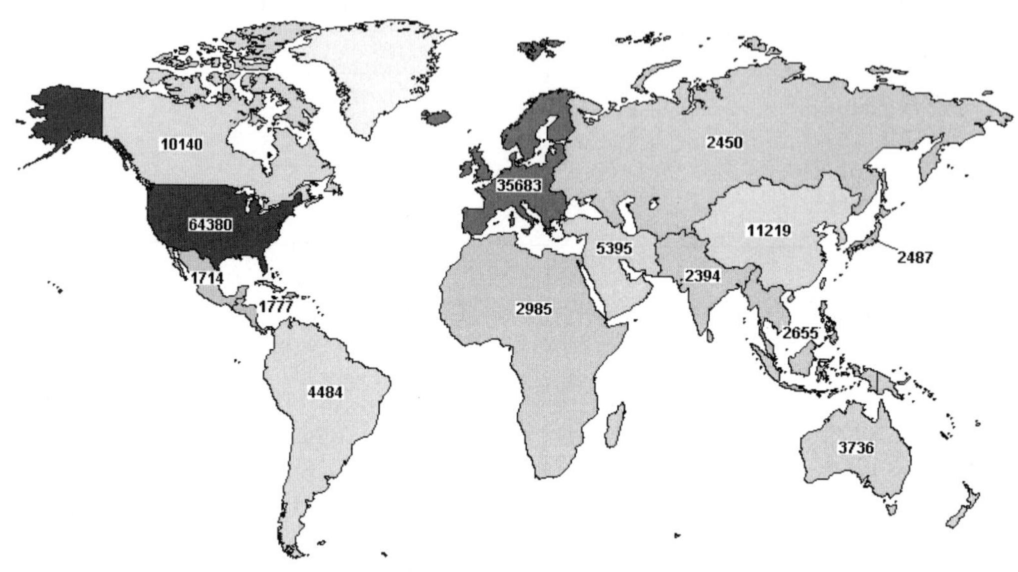

图 4　ClinnicalTrials 收录的临床研究项目分布图

数据来源：ClinnicalTrials（检索日期：2012-10-10）

来自临床研究数据库（ClinnicalTrials）的数据显示，注册的临床研究项目呈逐年增加趋势（详见图 5）。

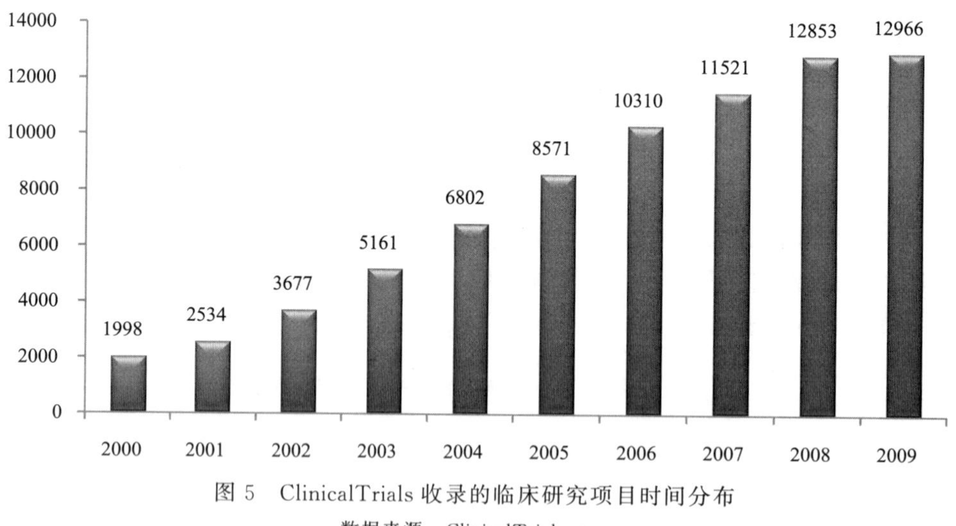

图 5　ClinicalTrials 收录的临床研究项目时间分布

数据来源：ClinicalTrials. gov

其中，本项目对 ClinnicalTrials 数据库 2011 年收录的全球临床研究项目进行了分析，该数据库在 2011 年收录项目数共计 18102 项，其中Ⅰ期临床研究 2964 项，Ⅱ期临床研究 3658 项，Ⅲ期临床研究 2395 项，Ⅳ期临床研究 1788 项。开展临床研究的区域仍然集中在北美洲、欧洲、东亚（包括中国、日本、韩国、蒙古国）等国家和地区（详见表 6，图 6）。

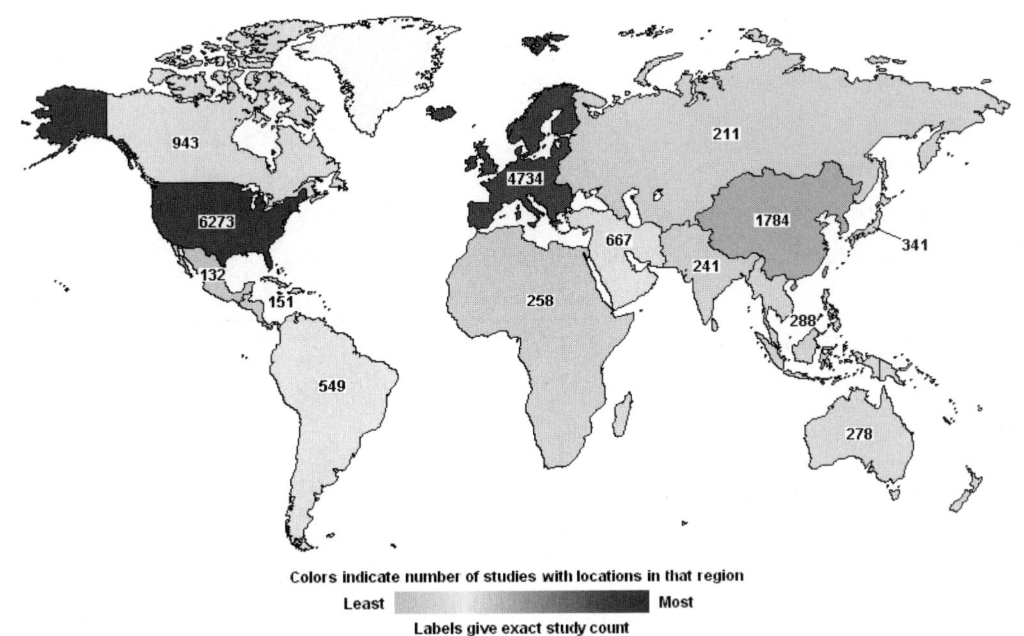

图 6　ClinicalTrials 收录的临床研究项目地区分布（2011 年）

数据来源：ClinicalTrial. gov（检索日期 2012-10-10）

表 6　ClinicalTrials 收录的临床研究项目地区分布（2011 年）

地区名称	临床研究项目	地区名称	临床研究项目	地区名称	临床研究项目
非洲	367	中东	829	南美洲	722
中美洲	201	北美洲	8129	亚洲南部	314
东亚	2155	亚洲北部	352	东南亚	387
欧洲	5666	太平洋	411	全世界	18102

数据来源：ClinicalTrial. gov（检索日期 2012-10-10）

此外，ClinicalTrial 在 2011 年收录中国临床研究项目共计 681 项。本项目按试验主办单位进行了统计分析。其中中山大学作为主办单位的临床实验项目数最多，为 40 项，其次依次为复旦大学、北京大学、第四军医大学西京医院、上海交通大学等单位（详见表 7）。

表 7　ClinicalTrials 收录的临床研究项目主办单位统计（2011 年）

序号	机构中文名	机构英文名	数量
1	中山大学	Sun Yat-sen University	40
2	复旦大学	Fudan University	39
3	北京大学	Peking University	33

续表

序号	机构中文名	机构英文名	数量
4	第四军医大学西京医院	Xijing Hospital Xijing Hospital	28
5	上海交通大学	Shanghai Jiao Tong University School of Medicine	23
6	香港中文大学	Chinese University of Hong Kong	22
7	中国人民解放军总医院	Chinese PLA General Hospital	21
8	中国医学科学院	Chinese Academy of Medical Sciences	20
9	北京协和医学院	Peking Union Medical College Hospital	18
10	香港大学	The University of Hong Kong	17

数据来源：ClinicalTrial. gov（检索日期 2011-12-7）

2. 中国

本项目还对 ClinnicalTrials 数据库收录的中国临床研究项目进行了分析，共有 3274 个项目。从各阶段药品数量分布情况看，处于 Phase I 阶段的药品数量有 174 个、Phase I/Phase II 阶段的药品数量有 113 个、Phase II 阶段的药品数量有 452 个，Phase II/Phase III阶段的药品数量有 108 个，Phase III 阶段的药品数量有 820 个，Phase IV 阶段的药品数量有 498 个（详见表 8）。

表 8 ClinnicalTrials 收录的中国临床研究项目阶段分布

阶段	项目数量
Phase I	174
Phase I/Phase II	113
Phase II	452
Phase II/Phase III	108
Phase III	820
Phase IV	498
所有项目数	3274

数据来源：ClinicalTrial. gov（检索日期 2012-10-10）

从时间分布来看（见图 7），中国临床研究阶段项目呈显著增加趋势，从 2000 年的 14 个临床实验项目增加至 2010 年的 591 个项目。

从在中国临床研究项目的承担机构来看，中山大学、复旦大学、香港大学等高等院校承担的项目数量最多，其次是诺华、辉瑞、葛兰素史克等国外大型医药公司（详见表 9）。

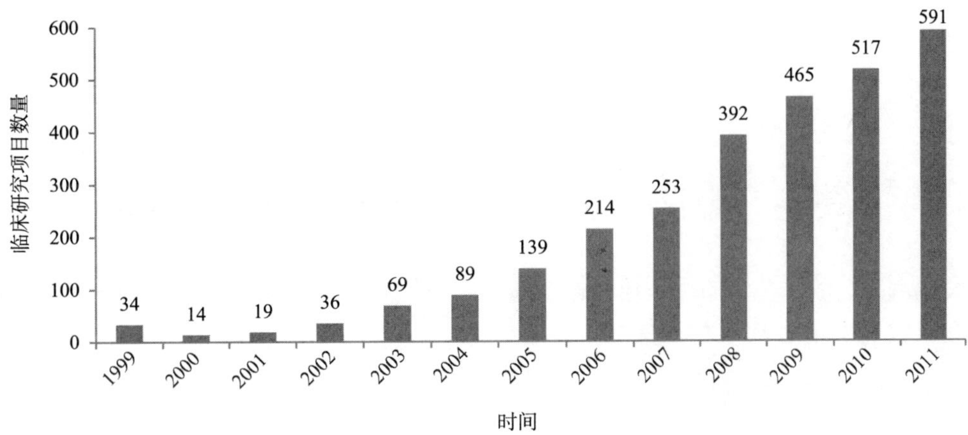

图 7 ClinnicalTrials 收录的中国临床研究阶段项目开始时间统计

数据来源：ClinicalTrial. gov（检索日期 2012-10-10）

表 9 ClinicalTrial 收录的中国临床研究阶段项目主办机构统计（Top 15）

序号	中文名称	英文名称	数量
1	中山大学	Sun Yat-sen University	189
2	复旦大学	Fudan University	164
3	香港大学	Chinese University of Hong Kong	132
4	北京大学	Peking University	113
5	诺华公司	Novartis	109
6	辉瑞制药有限公司	Pfizer	104
7	葛兰素史克公司	GlaxoSmithKline	85
8	上海交通大学医学院	Shanghai JiaoTong University School of Medicine	79
9	罗氏公司	Hoffmann-La Roche	76
10	拜耳医药公司	Bayer	72
11	阿斯利康制药有限公司	AstraZeneca	71
12	诺菲-安万特集团	Sanofi-Aventis	68
13	第四军医大学西京医院	Xijing Hospital	67
14	南京医科大学	Nanjing Medical University	65
15	中国医学科学院	Chinese Academy of Medical Sciences	61

数据来源：ClinicalTrial. gov（检索日期 2012-10-10）

附　录

附录一　*Nature* 2012 年度科学事件（医学部分）

Nature 杂志于 2012 年 12 月回顾了当年 11 件重大科研进展和科技政策事件，直接与医学科技相关的 3 项事件入选。

（一）人类“百科全书”

人们目前对自身基因组的认识仅仅是冰山一角，基因编码序列只占整个基因组序列的很小一部分，而占大部分的基因非编码序列起着重要的作用，影响着基因组在不同类型细胞中的形成、控制和读取。2012 年 9 月，440 位参与 ENCODE 项目（Encyclopedia of DNA Elements）的科学家发表了 30 篇论文，分析了至少 20%的能够影响基因表达的基因组。这一年中其他研究小组也进行大生物学数据研究，包括首次绘就小鼠完整大脑回路图、追踪人脑 900 个解剖结构的基因活性等。

在细胞水平上，干细胞的灵活性再次让科学家们感到惊讶。美国研究人员发现，女性卵巢干细胞似乎能产生新的卵子，这反驳了女性是为提供配子而生的说法。日本研究人员也展示了如何使小鼠干细胞变成有生育能力的卵子，并将其受精后移植入雌鼠体内，制造出健康的幼鼠。

（二）病毒之争

两篇论述高致病性 H5N1 禽流感病毒变异版本如何在雪貂之间传播的论文，引发了国际范围的争论，甚至造成了美国政府机构间的尖锐矛盾。专家们担心，一旦这种能够在哺乳动物间传播的 H5N1 病毒的制造方式被公布，可能会被恐怖分子利用，或是因意外流失而产生巨大风险。

2011 年年底，美国国家生物安全科学咨询委员会（National Science Advisory Board for Bio-security，NSABB）建议只部分发表这两篇论文。但是，有人提出反对：审查这些研究是对科学应公开传播的悍然反对，并且可能会影响到旨在救助生命的其他研究。2012 年，NSABB 放弃了原先的立场，于 5 月和 6 月陆续发表这两篇论文。但是争论还在继续，政客痛斥美国政府决定过于匆忙，一些科学家却责备得出结论耗费太多时间，而政府管理者正在考虑加紧对类似病毒研究的限制。

（三）制药业的未来

2012 年美国食品和药品监督管理局（Food and Drug Administration，FDA）批准两种减肥药（Belviq 和 Qsymia）上市，这是自 1999 年以来 FDA 首次批准该类药物。该机构还为首个预防艾滋病感染的药物 Truvada 打开绿灯。但是期盼已久的两个治疗老年痴呆症的单株抗体（bapineuzumab 和 solanezumab）临床试验以失败告终。

在这一年中制药业行业格局也发生了重要变化。中国华大基因（China's BGI）打败强劲对手，以 1.18 亿美元收购总部位于加利福尼亚州的基因测序公司 Complete Genomics；生物技术巨头 Amgen 公司称将花费 4.15 亿美元买下 deCODE Genetics 公司；Bristol-Myers Squibb 公司和 AstraZeneca 公司投资 53 亿美元兼并了生物技术公司 Amylin；GlaxoSmithKline 公司以 36 亿美元的价格买下了 Human Genome Sciences 公司。

主要参考文献

1. Hawrylycz M J, Lein E S, Guillozet-Bongaarts A L, et al. An anatomically comprehensive atlas of the adult human brain transcriptome. Nature. 2012, 489: 391-399.
2. Yen H L, Sriyal J, Peiris M. Virology: Bird flu in mammals. Nature. 2012, 486: 332-333.
3. Callaway E. Alzheimer's drugs take a new tack-Hopes pinned on pre-emptive clinical trials after latest setbacks. Nature. 2012, 489: 13-14.

（整理：汪楠，陈丹霞）

附录二 *Science* 2012 年度十大科学突破（医学部分）

Science 杂志 2012 年 12 月 20 日公布了 2012 年度 10 大科学突破，其中医学领域研究有 5 项入选。

（一）丹尼索瓦人基因组

一种将特定分子固定在 DNA（脱氧核糖核酸）单链上的新技术帮助研究人员仅用一块远古人的小指骨碎片，就完成丹尼索瓦人完整的基因组测序。该基因组序列让研究人员能够将与尼安德特人密切相关的古老人类丹尼索瓦人与现代人进行比较。研究显示，该指骨属于生活在 7.4 万年至 8.2 万年之间死于西伯利亚的一个女孩，她的眼睛、毛发和皮肤均为棕色。

（二）干细胞可形成卵子

研究人员证实小鼠的胚胎干细胞可被诱导成为具有生育能力的卵细胞。研究中，他们让实验室中受精的细胞在代孕母体发育并产下小鼠幼仔。这种方法要求发育中的卵子在雌性小鼠体内存留一段时间。虽然这没有达到科学家追求的完全在实验室中得到卵细胞的终极目标，但是它为卵细胞发育机制研究提供了强有力的工具。

（三）X 射线激光解开蛋白质结构

研究人员使用比传统同步加速辐射光源亮 10 亿倍的 X 射线激光确认了布氏锥虫所需的一种酶的结钩，这种寄生虫是引起非洲昏睡病的原因。该研究证明了 X 射线激光解密蛋白质结构的潜力，而这是传统的 X 射线所无法做到的。

（四）基因组精密工程

以往研究人员无法确定对高级生物DNA进行修饰和剔除带来的后果，然而一种名为“转录激活子样效应因子核酸酶”（transcription activator-like effector nucleases，TALENs）的工具赋予研究人员改变或关闭斑马鱼、蟾蜍及其他动物甚至患者细胞中特定基因的能力。这种技术与已有的基因靶向技术一样廉价和有效，同时它能让研究人员在健康人和病人中确认基因及变异的特定作用。

（五）ENCODE项目

440位参与ENCODE项目（Encyclopedia of DNA Elements）的科学家于2012年9月发表了30篇论文，该长达10年的研究项目显示，尽管只有2%的基因组会为实际蛋白编码，但大约80%的基因组是有活性的，可帮助开启或关闭基因。这些新的细节有望帮助研究人员理解基因受到控制的途径，以及进一步了解某些疾病的遗传学风险因子。

主要参考文献

1. Meyer M, Kircher M, Gansauge M, et al. A high-coverage genome sequence from an archaic denisovan individual. Science. 2012, 338 (6104): 222-226.
2. Hayashi K, Ogushi S, Kurimoto K, et al. Offspring from oocytes derived from *in vitro* primordial germ cell-like cells in mice. Science. 2012, 338 (6109): 971-975.
3. Cho A. News flash: X-ray laser produces first protein structure. Science. 2012, 338 (6111): 1136.
4. Mak A, Bradley P, Cernadas RA, et al. The crystal structure of TAL effector PthXo1 bound to its DNA target. Science. 2012, 335 (6069): 716-719.
5. Pennisi E. ENCODE project writes eulogy for junk DNA. Science. 2012, 337 (6099): 1159-1161.

（整理：汪楠，陈丹霞）

附录三 2012年度我国学者发表代表性论文目录（部分）

如下部分列举论文为我国学者2012年度在顶级医学类期刊发表论文。入选标准：①SCIE数据库中各医学相关分类中，5年影响因子排名1%的期刊；②第一作者和责任作者地址均为我国机构；③论文类型为“research article”。论文按照期刊缩写第一字母排序。

1. Chan SS, Leung DY, Wong DC, et al. A randomized controlled trial of stage-matched intervention for smoking cessation in cardiac out-patients. ***Addiction***. 2012; 107 (4): 829-837.
2. Jiang MH, Xiang Y, Wang DS, et al. Dysregulated expression of miR-146a contributes to age-related dysfunction of macrophages. ***Aging Cell***. 2012; 11 (1): 29-40.
3. Xia WH, Li J, Su C, et al. Physical exercise attenuates age-associated reduction in endothelium-reparative capacity of endothelial progenitor cells by increasing CXCR4/

JAK-2 signaling in healthy men. ***Aging Cell***. 2012; 11 (1): 111-119.

4. Zhang CP, Chen P, Fei Y, et al. Wnt/ss-catenin signaling is critical for dedifferentiation of aged epidermal cells in vivo and in vitro. ***Aging Cell***. 2012; 11 (1): 14-23.
5. Li Z, He X, Wang Z, et al. Tracing the origin and history of HIV-1 subtype B′ epidemic by near full-length genome analyses. ***Aids***. 2012; 26 (7): 877-884.
6. Pang W, Zhang CY, Duo L, et al. Extensive and complex HIV-1 recombination between B′, C and CRF01 _ AE among IDUs in south-east Asia. ***Aids***. 2012; 26 (9): 1121-1129.
7. Yang J, Ge M, Pan XM. A time lag insensitive approach for estimating HIV-1 transmission direction. ***Aids***. 2012; 26 (8): 921-928.
8. Ye ZJ, Zhou Q, Yuan ML, et al. Differentiation and Recruitment of IL-22-Producing Helper T Cells Stimulated by Pleural Mesothelial Cells in Tuberculous Pleurisy. ***American Journal of Respiratory and Critical Care Medicine***. 2012; 185 (6): 660-669.
9. Zhang XH, Zhang YN, Li HB, et al. Overexpression of miR-125b, a Novel Regulator of Innate Immunity, in Eosinophilic Chronic Rhinosinusitis with Nasal Polyps. ***American Journal of Respiratory and Critical Care Medicine***. 2012; 185 (2): 140-151.
10. Jiang D, Ao YF, Gong X, et al. Double-Bundle Anterior Cruciate Ligament Reconstruction Using Bone-Patellar Tendon-Bone Allograft Technique and 2- to 5-Year Follow-up. ***American Journal of Sports Medicine***. 2012; 40 (5): 1084-1092.
11. Xie GM, Huangfu XQ, Zhao JZ. Prediction of the Graft Size of 4-Stranded Semitendinosus Tendon and 4-Stranded Gracilis Tendon for Anterior Cruciate Ligament Reconstruction A Chinese Han Patient Study. ***American Journal of Sports Medicine***. 2012; 40 (5): 1161-1166.
12. Zhao JZ, Huangfu XQ. The Biomechanical and Clinical Application of Using the Anterior Half of the Peroneus Longus Tendon as an Autograft Source. ***American Journal of Sports Medicine***. 2012; 40 (3): 662-671.
13. Zhao JZ, Huangfu XQ, He YH, et al. Recurrent Patellar Dislocation in Adolescents Medial Retinaculum Plication Versus Vastus Medialis Plasty. ***American Journal of Sports Medicine***. 2012; 40 (1): 123-132.
14. Ma T, Liu H, Chen W, et al. Implanted Adipose-Derived Stem Cells Attenuate Small-for-Size Liver Graft Injury by Secretion of VEGF in Rats. ***American Journal of Transplantation***. 2012; 12 (3): 620-629.
15. Zhao X, Boenisch O, Yeung M, et al. Critical Role of Proinflammatory Cytokine IL-6 in Allograft Rejection and Tolerance. ***American Journal of Transplantation***. 2012; 12 (1): 90-101.
16. Li QR, Wang CY, Zhang Q, et al. The Role of Sphingosine Kinase 1 in Patients

With Severe Acute Pancreatitis. ***Annals of Surgery***. 2012; 255 (5): 954-962.

17. Li SQ, Liang LJ, Peng BG, et al. Outcomes of Liver Resection for Intrahepatic Stones A Comparative Study of Unilateral Versus Bilateral Disease. ***Annals of Surgery***. 2012; 255 (5): 946-953.
18. Ma YL, Zhang P, Wang F, et al. An Integrated Proteomics and Metabolomics Approach for Defining Oncofetal Biomarkers in the Colorectal Cancer. ***Annals of Surgery***. 2012; 255 (4): 720-730.
19. Tong LL, Gao P, Wang ZN, et al. Is the Seventh Edition of the UICC/AJCC TNM Staging System Reasonable for Patients With Tumor Deposits in Colorectal Cancer? ***Annals of Surgery***. 2012; 255 (2): 208-213.
20. Gong Y, Zheng N, Chen SB, et al. Ten years′ experience with needle biopsy in the early diagnosis of sacroiliitis. ***Arthritis and Rheumatism***. 2012; 64 (5): 1399-1406.
21. Samartzis D, Karppinen J, Chan D, et al. The association of lumbar intervertebral disc degeneration on magnetic resonance imaging with body mass index in overweight and obese adults: A population-based study. ***Arthritis and Rheumatism***. 2012; 64 (5): 1488-1496.
22. Shi J, Diao ZJ, Zhou JS, et al. Epirubicin potentiates recombinant adeno-associated virus type 2/5-mediated TRAIL expression in fibroblast-like synoviocytes and augments the antiarthritic effects of rAAV2/5-TRAIL. ***Arthritis and Rheumatism***. 2012; 64 (5): 1345-1354.
23. Sui JD, Li H, Fang YF, et al. NLRP1 gene polymorphism influences gene transcription and is a risk factor for rheumatoid arthritis in han chinese. ***Arthritis and Rheumatism***. 2012; 64 (3): 647-654.
24. Wang CH, Yao H, Chen LN, et al. CD147 induces angiogenesis through a vascular endothelial growth factor and hypoxia-inducible transcription factor 1 alpha-mediated pathway in rheumatoid arthritis. ***Arthritis and Rheumatism***. 2012; 64 (6): 1818-1827.
25. Wang JG, Xu WD, Zhai WT, et al. Disorders in Angiogenesis and Redox Pathways Are Main Factors Contributing to the Progression of Rheumatoid Arthritis A Comparative Proteomics Study. ***Arthritis and Rheumatism***. 2012; 64 (4): 993-1004.
26. Zhou XJ, Lu XL, Nath SK, et al. Gene-gene interaction of BLK, TNFSF4, TRAF1, TNFAIP3, and REL in systemic lupus erythematosus. ***Arthritis and Rheumatism***. 2012; 64 (1): 222-231.
27. Liu XJ, Zhang FX, Liu H, et al. Activin C expressed in nociceptive afferent neurons is required for suppressing inflammatory pain. ***Brain***. 2012; 135: 391-403.
28. Sun W, Miao B, Wang XC, et al. Reduced conduction failure of the main axon of polymodal nociceptive C-fibres contributes to painful diabetic neuropathy in rats.

Brain. 2012; 135: 359-375.

29. Zeng LL, Shen H, Liu L, et al. Identifying major depression using whole-brain functional connectivity: a multivariate pattern analysis. ***Brain***. 2012; 135: 1498-1507.

30. Xue WN, Wang Y, He SM, et al. SK- and h-current contribute to the generation of theta-like resonance of rat substantia nigra pars compacta dopaminergic neurons at hyperpolarized membrane potentials. ***Brain Structure & Function***. 2012; 217 (2): 379-394.

31. Lu DD, Wu YY, Wang YY, et al. CREPT Accelerates Tumorigenesis by Regulating the Transcription of Cell-Cycle-Related Genes. ***Cancer Cell***. 2012; 21 (1): 92-104.

32. Hou Y, Song LT, Zhu P, et al. Single-Cell Exome Sequencing and Monoclonal Evolution of a JAK2-Negative Myeloproliferative Neoplasm. ***Cell***. 2012; 148 (5): 873-885.

33. Sun LM, Wang HY, Wang ZG, et al. Mixed Lineage Kinase Domain-like Protein Mediates Necrosis Signaling Downstream of RIP3 Kinase. ***Cell***. 2012; 148 (1-2): 213-227.

34. Wei W, Ba ZQ, Gao M, et al. A Role for Small RNAs in DNA Double-Strand Break Repair. ***Cell***. 2012; 149 (1): 101-112.

35. Xu X, Hou Y, Yin XY, et al. Single-Cell Exome Sequencing Reveals Single-Nucleotide Mutation Characteristics of a Kidney Tumor. ***Cell***. 2012; 148 (5): 886-895.

36. Yang H, Shi LY, Wang BA, et al. Generation of Genetically Modified Mice by Oocyte Injection of Androgenetic Haploid Embryonic Stem Cells. ***Cell***. 2012; 149 (3): 605-617.

37. Zhang ZB, Wu YL, Gao MH, et al. Disruption of PAMP-Induced MAP Kinase Cascade by a Pseudomonas syringae Effector Activates Plant Immunity Mediated by the NB-LRR Protein SUMM2. ***Cell Host & Microbe***. 2012; 11 (3): 253-263.

38. Zhang TF, Wang SW, Lin Y, et al. Acetylation Negatively Regulates Glycogen Phosphorylase by Recruiting Protein Phosphatase 1. ***Cell Metabolism***. 2012; 15 (1): 75-87.

39. Li ZW, Fei T, Zhang JP, et al. BMP4 Signaling Acts via Dual-Specificity Phosphatase 9 to Control ERK Activity in Mouse Embryonic Stem Cells. ***Cell Stem Cell***. 2012; 10 (2): 171-182.

40. Ma LX, Hu BY, Liu Y, et al. Human Embryonic Stem Cell-Derived GABA Neurons Correct Locomotion Deficits in Quinolinic Acid-Lesioned Mice. ***Cell Stem Cell***. 2012; 10 (4): 455-464.

41. Wang M, Yang H, Zheng LY, et al. Downregulation of TMEM16A Calcium-Activated Chloride Channel Contributes to Cerebrovascular Remodeling During Hyper-

tension by Promoting Basilar Smooth Muscle Cell Proliferation. ***Circulation***. 2012; 125 (5): 697-U137.

42. Zhao JY, Yang XY, Gong XH, et al. Functional Variant in Methionine Synthase Reductase Intron-1 Significantly Increases the Risk of Congenital Heart Disease in the Han Chinese Population. ***Circulation***. 2012; 125 (3): 482-490.
43. Tian XY, Wong WT, Xu AM, et al. Uncoupling Protein-2 Protects Endothelial Function in Diet-Induced Obese Mice. ***Circulation Research***. 2012; 110 (9): 1211-1216.
44. Zhang DH, Xie XN, Chen YQ, et al. Homocysteine Upregulates Soluble Epoxide Hydrolase in Vascular Endothelium *In Vitro* and *In Vivo*. ***Circulation Research***. 2012; 110 (6): 808-817.
45. Liu R, Chen X, Du YQ, et al. Serum MicroRNA Expression Profile as a Biomarker in the Diagnosis and Prognosis of Pancreatic Cancer. ***Clinical Chemistry***. 2012; 58 (3): 610-618.
46. Ma CP, Zhao CH, Ge YJ, et al. Aptameric Molecular Switch for Cascade Signal Amplification. ***Clinical Chemistry***. 2012; 58 (2): 384-390.
47. Zheng YWL, Chan KCA, Sun H, et al. Nonhematopoietically Derived DNA Is Shorter than Hematopoietically Derived DNA in Plasma: A Transplantation Model. ***Clinical Chemistry***. 2012; 58 (3): 549-558.
48. Yue R, Li HS, Liu H, et al. Thrombin Receptor Regulates Hematopoiesis and Endothelial-to-Hematopoietic Transition. ***Developmental Cell***. 2012; 22 (5): 1092-1100.
49. Gong W, Xiong Y, Zhi F, et al. Preliminary experience of endoscopic submucosal tunnel dissection for upper gastrointestinal submucosal tumors. ***Endoscopy***. 2012; 44 (3): 231-235.
50. Luo H, Pan Y, Min L, et al. Transgastric endoscopic gastroenterostomy using a partially covered occluder: a canine feasibility study. ***Endoscopy***. 2012; 44 (5): 493-498.
51. Cao JJ, Xu HM, Xu Q, et al. Fine Particulate Matter Constituents and Cardiopulmonary Mortality in a Heavily Polluted Chinese City. ***Environmental Health Perspectives***. 2012; 120 (3): 373-378.
52. Li ZH, Liu XY, Wang N, et al. Effects of Decabrominated Diphenyl Ether (PBDE-209) in Regulation of Growth and Apoptosis of Breast, Ovarian, and Cervical Cancer Cells. ***Environmental Health Perspectives***. 2012; 120 (4): 541-546.
53. Liang YH, Lei LJ, Nilsson J, et al. Renal Function after Reduction in Cadmium Exposure: An 8-Year Follow-up of Residents in Cadmium-Polluted Areas. ***Environmental Health Perspectives***. 2012; 120 (2): 223-228.
54. Qiu H, Yu ITS, Tian LW, et al. Effects of Coarse Particulate Matter on Emergency

Hospital Admissions for Respiratory Diseases: A Time-Series Analysis in Hong Kong. ***Environmental Health Perspectives***. 2012; 120 (4): 572-576.

55. Tao YB, Huang W, Huang XL, et al. Estimated Acute Effects of Ambient Ozone and Nitrogen Dioxide on Mortality in the Pearl River Delta of Southern China. ***Environmental Health Perspectives***. 2012; 120 (3): 393-398.
56. Wang C, Wang T, Liu W, et al. The in Vitro Estrogenic Activities of Polyfluorinated Iodine Alkanes. ***Environmental Health Perspectives***. 2012; 120 (1): 119-125.
57. Hui LL, Leung GM, Lam TH, et al. Premature Birth and Age at Onset of Puberty. ***Epidemiology***. 2012; 23 (3): 415-422.
58. Wang Z, Luo HB, Pan XF, et al. A model for data analysis of microRNA expression in forensic body fluid identification. ***Forensic Science International-Genetics***. 2012; 6 (3): 419-423.
59. Xu HM, Zhao Y, Liu ZP, et al. Bisulfite genomic sequencing of DNA from dried blood spot microvolume samples. ***Forensic Science International-Genetics***. 2012; 6 (3): 306-309.
60. Deng YZ, Yao F, Li JJ, et al. RACK1 Suppresses Gastric Tumorigenesis by Stabilizing the beta-Catenin Destruction Complex. ***Gastroenterology***. 2012; 142 (4): 812-823.
61. Zhang Y, Du XL, Wang CJ, et al. Reciprocal Activation Between PLK1 and Stat3 Contributes to Survival and Proliferation of Esophageal Cancer Cells. ***Gastroenterology***. 2012; 142 (3): 521-530.
62. Yuan J, Luo KT, Liu TZ, et al. Regulation of SIRT1 activity by genotoxic stress. ***Genes & Development***. 2012; 26 (8): 791-796.
63. Jin WF, Xu SH, Wang HF, et al. Genome-wide detection of natural selection in African Americans pre- and post-admixture. ***Genome Research***. 2012; 22 (3): 519-527.
64. Liu XL, Somel M, Tang L, et al. Extension of cortical synaptic development distinguishes humans from chimpanzees and macaques. ***Genome Research***. 2012; 22 (4): 611-622.
65. Chao SB, Guo L, Ou XH, et al. Heated spermatozoa: effects on embryonic development and epigenetics. ***Human Reproduction***. 2012; 27 (4): 1016-1024.
66. Chen H, Fok KL, Jiang XH, et al. CD147 regulates apoptosis in mouse spermatocytes but not spermatogonia. ***Human Reproduction***. 2012; 27 (6): 1568-1576.
67. Chen N, Zhu L, Lang JH, et al. The clinical features and management of perineal endometriosis with anal sphincter involvement: a clinical analysis of 31 cases. ***Human Reproduction***. 2012; 27 (6): 1624-1627.
68. Chen SL, Ye DS, Chen X, et al. Circulating luteinizing hormone level after triggering oocyte maturation with GnRH agonist may predict oocyte yield in flexible

GnRH antagonist protocol. ***Human Reproduction***. 2012; 27 (5): 1351-1356.

69. Li HG, Wu CL, Gu XL, et al. A novel application of cell-free seminal mRNA: non-invasive identification of the presence of germ cells or complete obstruction in men with azoospermia. ***Human Reproduction***. 2012; 27 (4): 991-997.
70. Liu JM, Liu MY, Ye XY, et al. Delay in oocyte aging in mice by the antioxidant N-acetyl-l-cysteine (NAC) . ***Human Reproduction***. 2012; 27 (5): 1411-1420.
71. Lu YC, Ding GL, Yang J, et al. Small-conductance calcium-activated K+ channels 3 (SK3) regulate blastocyst hatching by control of intracellular calcium concentration. ***Human Reproduction***. 2012; 27 (5): 1421-1430.
72. Ren L, Liu YQ, Zhou WH, et al. Trophoblast-derived chemokine CXCL12 promotes CXCR4 expression and invasion of human first-trimester decidual stromal cells. ***Human Reproduction***. 2012; 27 (2): 366-374.
73. Xu HM, Li HG, Xu LG, et al. The decline of fertility in male uremic patients is correlated with low expression of the cystic fibrosis transmembrane conductance regulator protein (CFTR) in human sperm. ***Human Reproduction***. 2012; 27 (2): 340-348.
74. Zhang QY, Guan Q, Wang Y, et al. BDNF Val66Met polymorphism is associated with Stage IIIIV endometriosis and poor in vitro fertilization outcome. ***Human Reproduction***. 2012; 27 (6): 1668-1675.
75. Zhao H, Xu XH, Xing XY, et al. Family-based analysis of susceptibility loci for polycystic ovary syndrome on chromosome 2p16. 3, 2p21 and 9q33. 3. ***Human Reproduction***. 2012; 27 (1): 294-298.
76. Zheng Y, Liu XS, Guo SW. Therapeutic potential of andrographolide for treating endometriosis. ***Human Reproduction***. 2012; 27 (5): 1300-1313.
77. Liu Y, Qu F, Cao X, et al. Con A-binding protein Zn-a2-glycoprotein on human sperm membrane is related to acrosome reaction and sperm fertility. ***International Journal of Andrology***. 2012; 35 (2): 145-157.
78. Ma Y, Kong XM, Dai HL, et al. Attitudes towards biosample donation in andrology patients. ***International Journal of Andrology***. 2012; 35 (2): 170-175.
79. Wu W, Shen O, Qin Y, et al. Methylenetetrahydrofolate reductase C677T polymorphism and the risk of male infertility: a meta-analysis. ***International Journal of Andrology***. 2012; 35 (1): 18-24.
80. Leung TF, Ko FWS, Wong GWK. Roles of pollution in the prevalence and exacerbations of allergic diseases in Asia. ***Journal of Allergy and Clinical Immunology***. 2012; 129 (1): 42-47.
81. Jiang LL, Lin CY, Song LB, et al. MicroRNA-30e * promotes human glioma cell invasiveness in an orthotopic xenotransplantation model by disrupting the NF-kappa B/I kappa B alpha negative feedback loop. ***Journal of Clinical Investigation***. 2012;

122 (1): 33-47.

82. Huang Z, Zhang ZP, Jiang YC, et al. Targeted delivery of oligonucleotides into tumor-associated macrophages for cancer immunotherapy. ***Journal of Controlled Release***. 2012; 158 (2): 286-292.

83. Mimi H, Ho KM, Siu YS, et al. Polyethyleneimine-Based Core-Shell Nanogels: A Promising siRNA Carrier for Argininosuccinate Synthetase mRNA Knockdown in HeLa Cells. ***Journal of Controlled Release***. 2012; 158 (1): 123-130.

84. Xia W, Wang PJ, Lin C, et al. Bioreducible polyethylenimine-delivered siRNA targeting human telomerase reverse transcriptase inhibits HepG2 cell growth in vitro and in vivo. ***Journal of Controlled Release***. 2012; 157 (3): 427-436.

85. Yan ZQ, Wang F, Wen ZY, et al. LyP-1-conjugated PEGylated liposomes: A carrier system for targeted therapy of lymphatic metastatic tumor. ***Journal of Controlled Release***. 2012; 157 (1): 118-125.

86. Zhao SS, Dai WB, He B, et al. Monitoring the transport of polymeric micelles across MDCK cell monolayer and exploring related mechanisms. ***Journal of Controlled Release***. 2012; 158 (3): 413-423.

87. Zhuang Y, Ma YF, Wang C, et al. PEGylated cationic liposomes robustly augment vaccine-induced immune responses: Role of lymphatic trafficking and biodistribution. ***Journal of Controlled Release***. 2012; 159 (1): 135-142.

88. Zhang JP, Dong JD, Gu H, et al. CD9 Is Critical for Cutaneous Wound Healing through JNK Signaling. ***Journal of Investigative Dermatology***. 2012; 132 (1): 226-236.

89. Chan KF, Wong ILK, Kan JWY, et al. Amine Linked Flavonoid Dimers as Modulators for P-Glycoprotein-Based Multidrug Resistance: Structure-Activity Relationship and Mechanism of Modulation. ***Journal of Medicinal Chemistry***. 2012; 55 (5): 1999-2014.

90. Chang SH, Zhang LW, Xu SL, et al. Design, Synthesis, and Biological Evaluation of Novel Conformationally Constrained Inhibitors Targeting Epidermal Growth Factor Receptor Threonine (790) -> Methionine (790) Mutant. ***Journal of Medicinal Chemistry***. 2012; 55 (6): 2711-2723.

91. Chao B, Tong XK, Tang W, et al. Discovery and Optimization of 2, 4-Diaminoquinazoline Derivatives as a New Class of Potent Dengue Virus Inhibitors. ***Journal of Medicinal Chemistry***. 2012; 55 (7): 3135-3143.

92. Chen Y, Sun JF, Fang L, et al. Tacrine-Ferulic Acid-Nitric Oxide (NO) Donor Trihybrids as Potent, Multifunctional Acetyl- and Butyrylcholinesterase Inhibitors. ***Journal of Medicinal Chemistry***. 2012; 55 (9): 4309-4321.

93. Cheng HM, Wan JT, Lin MI, et al. Design, Synthesis, and in Vitro Biological Evaluation of 1H-1, 2, 3-Triazole-4-carboxamide Derivatives as New Anti-influenza

A Agents Targeting Virus Nucleoprotein. ***Journal of Medicinal Chemistry***. 2012; 55 (5): 2144-2153.

94. Deng H, Liu X, Xie J, et al. Quantitative and Site-Directed Chemical Modification of Hypocrellins toward Direct Drug Delivery and Effective Photodynamic Activity. ***Journal of Medicinal Chemistry***. 2012; 55 (5): 1910-1909.
95. Hou JL, Li ZH, Fang QH, et al. Discovery and Extensive in Vitro Evaluations of NK-HDAC-1: A Chiral Histone Deacetylase Inhibitor as a Promising Lead. ***Journal of Medicinal Chemistry***. 2012; 55 (7): 3066-3075.
96. Li DY, Zhan P, De Clercq E, et al. Strategies for the Design of HIV-1 Non-Nucleoside Reverse Transcriptase Inhibitors: Lessons from the Development of Seven Representative Paradigms. ***Journal of Medicinal Chemistry***. 2012; 55 (8): 3595-3613.
97. Li WW, Wang XY, Zheng RL, et al. Discovery of the Novel Potent and Selective FLT3 Inhibitor 1- {5- 7- (3-Morpholinopropoxy) quinazolin-4-ylthio - 1, 3, 4 thiadiazol-2-yl } -3-p-tolylurea and Its Anti-Acute Myeloid Leukemia (AML) Activities in Vitro and in Vivo. ***Journal of Medicinal Chemistry***. 2012; 55 (8): 3852-3866.
98. Li XB, Wu PX, Cheng SH, et al. Synthesis and Assessment of Globotriose-Chitosan Conjugate, a Novel Inhibitor of Shiga Toxins Produced by Escherichia coli. ***Journal of Medicinal Chemistry***. 2012; 55 (6): 2702-2710.
99. Liu Q, Li N, Yuan YY, et al. Cyclobutane Derivatives As Novel Nonpeptidic Small Molecule Agonists of Glucagon-Like Peptide-1 Receptor. ***Journal of Medicinal Chemistry***. 2012; 55 (1): 250-267.
100. Qiao ZT, Wang Q, Zhang FL, et al. Chalcone-Benzoxaborole Hybrid Molecules as Potent Antitrypanosomal Agents. ***Journal of Medicinal Chemistry***. 2012; 55 (7): 3553-3557.
101. Ren F, Deng GH, Wang HL, et al. Discovery of Novel 1, 2, 4-Thiadiazole Derivatives as Potent, Orally Active Agonists of Sphingosine 1-Phosphate Receptor Subtype 1 (S1P (1)). ***Journal of Medicinal Chemistry***. 2012; 55 (9): 4286-4296.
102. Shan JQ, Zhang BY, Zhu YQ, et al. Overcoming Clopidogrel Resistance: Discovery of Vicagrel as a Highly Potent and Orally Bioavailable Antiplatelet Agent. ***Journal of Medicinal Chemistry***. 2012; 55 (7): 3342-3352.
103. Wang XW, Zhang JF, Huang Y, et al. Design, Synthesis, and Biological Evaluation of 1- (2-Benzyloxyl/alkoxyl) methyl -5-halo-6-aryluracils as Potent HIV-1 Non-nucleoside Reverse Transcriptase Inhibitors with an Improved Drug Resistance Profile. ***Journal of Medicinal Chemistry***. 2012; 55 (5): 2242-2250.
104. Wang Y, Guan XL, Wu PF, et al. Multifunctional Mercapto-tacrine Derivatives for Treatment of Age-Related Neurodegenerative Diseases. ***Journal of Medicinal***

Chemistry. 2012; 55 (7): 3588-3592.

105. Wang YX, Zhang XB, Zhao J, et al. Nonhematotoxic Naphthalene Diimide Modified by Polyamine: Synthesis and Biological Evaluation. ***Journal of Medicinal Chemistry***. 2012; 55 (7): 3502-3512.

106. Wu YR, He C, Gao Y, et al. Dynamic Modeling of Human 5-Lipoxygenase-Inhibitor Interactions Helps To Discover Novel Inhibitors. ***Journal of Medicinal Chemistry***. 2012; 55 (6): 2597-2605.

107. Xu J, Li ZX, Luo J, et al. Synthesis and Biological Evaluation of Heterocyclic Ring-Fused Betulinic Acid Derivatives as Novel Inhibitors of Osteoclast Differentiation and Bone Resorption. ***Journal of Medicinal Chemistry***. 2012; 55 (7): 3122-3134.

108. Chan T. Computerized Method for Automatic Evaluation of Lean Body Mass from PET/CT: Comparison with Predictive Equations. ***Journal of Nuclear Medicine***. 2012; 53 (1): 130-137.

109. Mou TT, Zhao ZQ, Fang W, et al. Synthesis and Preliminary Evaluation of F-18-Labeled Pyridaben Analogues for Myocardial Perfusion Imaging with PET. ***Journal of Nuclear Medicine***. 2012; 53 (3): 472-479.

110. Xie BQ, Tian YQ, Zhang J, et al. Evaluation of Left and Right Ventricular Ejection Fraction and Volumes from Gated Blood-Pool SPECT in Patients with Dilated Cardiomyopathy: Comparison with Cardiac MRI. ***Journal of Nuclear Medicine***. 2012; 53 (4): 584-591.

111. Zhu ZH, Miao WB, Li QW, et al. (99) mTc-3PRGD2 for Integrin Receptor Imaging of Lung Cancer: A Multicenter Study. ***Journal of Nuclear Medicine***. 2012; 53 (5): 716-722.

112. Han HB, Gu J, Zuo HJ, et al. Let-7c functions as a metastasis suppressor by targeting MMP11 and PBX3 in colorectal cancer. ***Journal of Pathology***. 2012; 226 (3): 544-555.

113. Man CH, Lun SWM, Hui JWY, et al. Inhibition of NOTCH3 signalling significantly enhances sensitivity to cisplatin in EBV-associated nasopharyngeal carcinoma. ***Journal of Pathology***. 2012; 226 (3): 471-481.

114. Meng XM, Huang XR, Xiao J, et al. Diverse roles of TGF-beta receptor II in renal fibrosis and inflammation in vivo and in vitro. ***Journal of Pathology***. 2012; 227 (2): 175-188.

115. Qiu W, Zhang Y, Liu XM, et al. Sublytic C5b-9 complexes induce proliferative changes of glomerular mesangial cells in rat Thy-1 nephritis through TRAF6-mediated PI3K-dependent Akt1 activation. ***Journal of Pathology***. 2012; 226 (4): 619-632.

116. Song LB, Liu LP, Wu ZQ, et al. Knockdown of stomatin-like protein 2

(STOML2) reduces the invasive ability of glioma cells through inhibition of the NF-kappa B/MMP-9 pathway. ***Journal of Pathology***. 2012; 226 (3): 534-543.

117. Sun XD, Li DW, Yang YF, et al. Microtubule-binding protein CLIP-170 is a mediator of paclitaxel sensitivity. ***Journal of Pathology***. 2012; 226 (4): 666-673.

118. Tse EYT, Ko FCF, Tung EKK, et al. Caveolin-1 overexpression is associated with hepatocellular carcinoma tumourigenesis and metastasis. ***Journal of Pathology***. 2012; 226 (4): 645-653.

119. Wu H, Ding ZH, Hu DQ, et al. Central role of lactic acidosis in cancer cell resistance to glucose deprivation-induced cell death. ***Journal of Pathology***. 2012; 227 (2): 189-199.

120. Dong B, Yu QT, Dai HY, et al. Angiotensin-Converting Enzyme-2 Overexpression Improves Left Ventricular Remodeling and Function in a Rat Model of Diabetic Cardiomyopathy. ***Journal of the American College of Cardiology***. 2012; 59 (8): 739-747.

121. Liao YH, Xia N, Zhou SF, et al. Interleukin-17A Contributes to Myocardial Ischemia/Reperfusion Injury by Regulating Cardiomyocyte Apoptosis and Neutrophil Infiltration. ***Journal of the American College of Cardiology***. 2012; 59 (4): 420-429.

122. Zhang L, Lu YZ, Jiang H, et al. Additional Use of Trimetazidine in Patients With Chronic Heart Failure. ***Journal of the American College of Cardiology***. 2012; 59 (10): 913-922.

123. Chan R, Chan D, Woo J, et al. Not All Elderly People Benefit From Vitamin D Supplementation with Respect to Physical Function: Results From the Osteoporotic Fractures in Men Study, Hong Kong. ***Journal of the American Geriatrics Society***. 2012; 60 (2): 290-295.

124. Lin M, Yiu WH, Wu HJ, et al. Toll-Like Receptor 4 Promotes Tubular Inflammation in Diabetic Nephropathy. ***Journal of the American Society of Nephrology***. 2012; 23 (1): 86-102.

125. Liu N, Guo JK, Pang MY, et al. Genetic or Pharmacologic Blockade of EGFR Inhibits Renal Fibrosis. ***Journal of the American Society of Nephrology***. 2012; 23 (5): 854-867.

126. Wang J, Li XY, Ke YY, et al. GPR48 Increases Mineralocorticoid Receptor Gene Expression. ***Journal of the American Society of Nephrology***. 2012; 23 (2): 281-293.

127. Cheung KMC, Cheung JPY, Samartzis D, et al. Magnetically controlled growing rods for severe spinal curvature in young children: a prospective case series. ***Lancet***. 2012; 379 (9830): 1967-1974.

128. Huang JF, Millis JM, Mao YL, et al. A pilot programme of organ donation after

cardiac death in China. ***Lancet***. 2012; 379 (9818): 862-865.

129. Leung CC, Yu ITS, Chen WH. Silicosis. ***Lancet***. 2012; 379 (9830): 2008-2018.

130. Zhang LX, Wang F, Wang L, et al. Prevalence of chronic kidney disease in China: a cross-sectional survey. ***Lancet***. 2012; 379 (9818): 815-822.

131. Huang Y, Li WC, Yao X, et al. Mediator Complex Regulates Alternative mRNA Processing via the MED23 Subunit. ***Molecular Cell***. 2012; 45 (4): 459-469.

132. Xiao R, Tang P, Yang B, et al. Nuclear Matrix Factor hnRNP U/SAF-A Exerts a Global Control of Alternative Splicing by Regulating U2 snRNP Maturation. ***Molecular Cell***. 2012; 45 (5): 656-668.

133. Dong PX, Wan B, Guo LH. In vitro toxicity of acid-functionalized single-walled carbon nanotubes: Effects on murine macrophages and gene expression profiling. ***Nanotoxicology***. 2012; 6 (3): 288-303.

134. He X, Kuang YS, Li YY, et al. Changing exposure media can reverse the cytotoxicity of ceria nanoparticles for Escherichia coli. ***Nanotoxicology***. 2012; 6 (3): 233-240.

135. Liu ZW, Zhang T, Ren GG, et al. Nano-Ag inhibiting action potential independent glutamatergic synaptic transmission but increasing excitability in rat CA1 pyramidal neurons. ***Nanotoxicology***. 2012; 6 (4): 414-423.

136. Pan R, Liu Y, Chen W, et al. The toxicity evaluation of nano-trititanate with bactericidal properties in vitro. ***Nanotoxicology***. 2012; 6 (3): 327-337.

137. Shaymurat T, Gu JX, Xu CS, et al. Phytotoxic and genotoxic effects of ZnO nanoparticles on garlic (Allium sativum L.): A morphological study. ***Nanotoxicology***. 2012; 6 (3): 241-248.

138. Xiao JB, Kai GY, Chen XQ. Effect of CdTe QDs on the protein-drug interactions. ***Nanotoxicology***. 2012; 6 (3): 304-314.

139. Zhao CM, Wang WX. Importance of surface coatings and soluble silver in silver nanoparticles toxicity to Daphnia magna. ***Nanotoxicology***. 2012; 6 (4): 361-370.

140. Feng F, Yang F, Rong W, et al. A Xanthomonas uridine 5′-monophosphate transferase inhibits plant immune kinases. ***Nature***. 2012; 485 (7396): 114-118.

141. Ma D, Lu PL, Yan CY, et al. Structure and mechanism of a glutamate-GABA antiporter. ***Nature***. 2012; 483 (7391): 632-636.

142. Wu D, Hu Q, Yan Z, et al. Structural basis of ultraviolet-B perception by UVR8. ***Nature***. 2012; 484 (7393): 214-219.

143. Yu YC, He SJ, Chen S, et al. Preferential electrical coupling regulates neocortical lineage-dependent microcircuit assembly. ***Nature***. 2012; 486 (7401): 113-117.

144. Zhang L, Ding XJ, Cui J, et al. Cysteine methylation disrupts ubiquitin-chain sensing in NF-kappa B activation. ***Nature***. 2012; 481 (7380): 204-208.

145. Zhang WY, Du J, Evans SL, et al. T-cell differentiation factor CBF-beta regulates

HIV-1 Vif-mediated evasion of host restriction. ***Nature***. 2012; 481 (7381): 376-379.

146. Zhang X, Ren WL, DeCaen P, et al. Crystal structure of an orthologue of the NaChBac voltage-gated sodium channel. ***Nature***. 2012; 486 (7401): 130-134.
147. Peng ZY, Cheng YB, Tan BCM, et al. Comprehensive analysis of RNA-Seq data reveals extensive RNA editing in a human transcriptome. ***Nature Biotechnology***. 2012; 30 (3): 253-260.
148. Liu L, Feng D, Chen G, et al. Mitochondrial outer-membrane protein FUNDC1 mediates hypoxia-induced mitophagy in mammalian cells. ***Nature Cell Biology***. 2012; 14 (2): 177-185.
149. Liu CX, Yin QQ, Zhou HC, et al. Adenanthin targets peroxiredoxin I and II to induce differentiation of leukemic cells. ***Nature Chemical Biology***. 2012; 8 (5): 486-493.
150. Guo GW, Gui YT, Gao SJ, et al. Frequent mutations of genes encoding ubiquitin-mediated proteolysis pathway components in clear cell renal cell carcinoma. ***Nature Genetics***. 2012; 44 (1): 17-19.
151. Hu ZB, Xia YK, Guo XJ, et al. A genome-wide association study in Chinese men identifies three risk loci for non-obstructive azoospermia. ***Nature Genetics***. 2012; 44 (2): 183-186.
152. Lin ZM, Bei JX, Shen MX, et al. A genome-wide association study in Han Chinese identifies new susceptibility loci for ankylosing spondylitis. ***Nature Genetics***. 2012; 44 (1): 73-77.
153. Wang C, Li YL, Shi L, et al. Mutations in SLC20A2 link familial idiopathic basal ganglia calcification with phosphate homeostasis. ***Nature Genetics***. 2012; 44 (3): 254-256.
154. Wu C, Miao XP, Huang LM, et al. Genome-wide association study identifies five loci associated with susceptibility to pancreatic cancer in Chinese populations. ***Nature Genetics***. 2012; 44 (1): 62-66.
155. Yu XQ, Li M, Zhang H, et al. A genome-wide association study in Han Chinese identifies multiple susceptibility loci for IgA nephropathy. ***Nature Genetics***. 2012; 44 (2): 178-182.
156. Wang D, Zheng MZ, Lei L, et al. Tespa1 is involved in late thymocyte development through the regulation of TCR-mediated signaling. ***Nature Immunology***. 2012; 13 (6): 560-568.
157. Xu S, Liu XG, Bao Y, et al. Constitutive MHC class I molecules negatively regulate TLR-triggered inflammatory responses via the Fps-SHP-2 pathway. ***Nature Immunology***. 2012; 13 (6): 551-559.
158. Wang WS, Lv N, Zhang SS, et al. Cidea is an essential transcriptional coactivator

regulating mammary gland secretion of milk lipids. ***Nature Medicine***. 2012; 18 (2): 235-243.

159. Zhang G, Guo BS, Wu H, et al. A delivery system targeting bone formation surfaces to facilitate RNAi-based anabolic therapy. ***Nature Medicine***. 2012; 18 (2): 307-314.

160. Wang X, Chen XJ, Yang Y. Spatiotemporal control of gene expression by a light-switchable transgene system. ***Nature Methods***. 2012; 9 (3): 266-269.

161. Ip JPK, Shi L, Chen Y, et al. alpha 2-chimaerin controls neuronal migration and functioning of the cerebral cortex through CRMP-2. ***Nature Neuroscience***. 2012; 15 (1): 39-47.

162. Li KX, Lu YM, Xu ZH, et al. Neuregulin 1 regulates excitability of fast-spiking neurons through Kv1. 1 and acts in epilepsy. ***Nature Neuroscience***. 2012; 15 (2): 267-273.

163. Xu SJ, Jiang WC, Poo MM, et al. Activity recall in a visual cortical ensemble. ***Nature Neuroscience***. 2012; 15 (3): 449-455.

164. Chang LF, Chen S, Liu CC, et al. Structural characterization of full-length NSF and 20S particles. ***Nature Structural & Molecular Biology***. 2012; 19 (3): 268-275.

165. Wang L, Yang F, Zhang DJ, et al. A conserved proline switch on the ribosome facilitates the recruitment and binding of trGTPases. ***Nature Structural & Molecular Biology***. 2012; 19 (4): 403-410.

166. Chen SH, Wu XT, Lui S, et al. Resting-state fMRI study of treatment-naive temporal lobe epilepsy patients with depressive symptoms. ***Neuroimage***. 2012; 60 (1): 299-304.

167. Dai ZJ, Yan CG, Wang ZQ, et al. Discriminative analysis of early Alzheimer's disease using multi-modal imaging and multi-level characterization with multi-classifier (M3) . ***Neuroimage***. 2012; 59 (3): 2187-2195.

168. de Greck M, Shi ZH, Wang G, et al. Culture modulates brain activity during empathy with anger. ***Neuroimage***. 2012; 59 (3): 2871-2882.

169. Duan L, Zhang YJ, Zhu CZ. Quantitative comparison of resting-state functional connectivity derived from fNIRS and fMRI: A simultaneous recording study. ***Neuroimage***. 2012; 60 (4): 2008-2018.

170. Duan XJ, He S, Liao W, et al. Reduced caudate volume and enhanced striatal-DMN integration in chess experts. ***Neuroimage***. 2012; 60 (2): 1280-1286.

171. Tian LX, Ren JJ, Zang YF. Regional homogeneity of resting state fMRI signals predicts Stop signal task performance. ***Neuroimage***. 2012; 60 (1): 539-544.

172. Wang DF, Shi L, Chu WCW, et al. Abnormal cerebral cortical thinning pattern in adolescent girls with idiopathic scoliosis. ***Neuroimage***. 2012; 59 (2): 935-942.

173. Wang QF, Su TP, Zhou Y, et al. Anatomical insights into disrupted small-world networks in schizophrenia. ***Neuroimage***. 2012; 59 (2): 1085-1093.

174. Yang JF, Wang XJ, Shu H, et al. Task by stimulus interactions in brain responses during Chinese character processing. ***Neuroimage***. 2012; 60 (2): 979-990.

175. Zhang H, Chen CS, Zhou XL. Neural correlates of numbers and mathematical terms. ***Neuroimage***. 2012; 60 (1): 230-240.

176. Zhang ZQ, Liu Y, Jiang TZ, et al. Altered spontaneous activity in Alzheimer's disease and mild cognitive impairment revealed by Regional Homogeneity. ***Neuroimage***. 2012; 59 (2): 1429-1440.

177. Zhao DD, Zhou HY, Wu QZ, et al. Diffusion tensor imaging characterization of occult brain damage in relapsing neuromyelitis optica using 3.0T magnetic resonance imaging techniques. ***Neuroimage***. 2012; 59 (4): 3173-3177.

178. Zhao J, Li QL, Wang JJ, et al. Neural basis of phonological processing in second language reading: An fMRI study of Chinese regularity effect. ***Neuroimage***. 2012; 60 (1): 419-425.

179. Zhu ZD, Hagoort P, Zhang JX, et al. The anterior left inferior frontal gyrus contributes to semantic unification. ***Neuroimage***. 2012; 60 (4): 2230-2237.

180. Zhao YL, Xu SF, Wang LX, et al. National Survey of Drug-Resistant Tuberculosis in China. ***New England Journal of Medicine***. 2012; 366 (23): 2161-2170.

181. Liu Y, Insel KC, Reed PG, et al. Family Caregiving of Older Chinese People With Dementia Testing a Model. ***Nursing Research***. 2012; 61 (1): 39-50.

182. Ngai FW, Chan SWC. Learned Resourcefulness, Social Support, and Perinatal Depression in Chinese Mothers. ***Nursing Research***. 2012; 61 (2): 78-85.

183. Ko JKY, Wan HL, Ngu SF, et al. Cesarean Scar Molar Pregnancy. ***Obstetrics and Gynecology***. 2012; 119 (2): 449-451.

184. Zhang J, Laughon SK, Branch DW. Oxytocin Regimen for Labor Augmentation, Labor Progression, and Perinatal Outcomes Reply. ***Obstetrics and Gynecology***. 2012; 119 (2): 381-382.

185. Duan KZ, Xu Q, Zhang XM, et al. Targeting A-type K+ channels in primary sensory neurons for bone cancer pain in a rat model. ***Pain***. 2012; 153 (3): 562-574.

186. Song Y, Li HM, Xie RG, et al. Evoked bursting in injured A beta dorsal root ganglion neurons: A mechanism underlying tactile allodynia. ***Pain***. 2012; 153 (3): 657-665.

187. Zhang JH, Lam SP, Li SX, et al. Insomnia, sleep quality, pain, and somatic symptoms: Sex differences and shared genetic components. ***Pain***. 2012; 153 (3): 666-673.

188. Wang HH, Gao XR, Liu CQ, et al. Morbidity and Mortality of Neonatal Respira-

tory Failure in China: Surfactant Treatment in Very Immature Infants. ***Pediatrics***. 2012; 129 (3): E731-E40.

189. Guo JJ, Zheng HJ, Xu J, et al. Sensitive and Specific Target Sequences Selected from Retrotransposons of Schistosoma japonicum for the Diagnosis of Schistosomiasis. ***Plos Neglected Tropical Diseases***. 2012; 6 (3): e1579.
190. Hou X, Yu FZ, Man SQ, et al. Negative Regulation of Schistosoma japonicum Egg-Induced Liver Fibrosis by Natural Killer Cells. ***Plos Neglected Tropical Diseases***. 2012; 6 (1): e1456.
191. Liu GH, Gasser RB, Su A, et al. Clear Genetic Distinctiveness between Human- and Pig-Derived Trichuris Based on Analyses of Mitochondrial Datasets. ***Plos Neglected Tropical Diseases***. 2012; 6 (2): e1539.
192. Zhang ZJ, Zhu R, Ward MP, et al. Long-Term Impact of the World Bank Loan Project for Schistosomiasis Control: A Comparison of the Spatial Distribution of Schistosomiasis Risk in China. ***Plos Neglected Tropical Diseases***. 2012; 6 (4): e1620.
193. Zhao QP, Sen Jiang M, Dong HF, et al. Diversification of Schistosoma japonicum in Mainland China Revealed by Mitochondrial DNA. ***Plos Neglected Tropical Diseases***. 2012; 6 (2): e1503.
194. Cheng W, Yin K, Lu DF, et al. Structural Insights into a Unique Legionella pneumophila Effector LidA Recognizing Both GDP and GTP Bound Rab1 in Their Active State. ***Plos Pathogens***. 2012; 8 (3): e1002528.
195. Sun C, Fu BQ, Gao YF, et al. TGF-beta 1 Down-Regulation of NKG2D/DAP10 and 2B4/SAP Expression on Human NK Cells Contributes to HBV Persistence. ***Plos Pathogens***. 2012; 8 (3): e1002594.
196. Chen XS, Chen ZD, Chen H, et al. Nucleosomes Suppress Spontaneous Mutations Base-Specifically in Eukaryotes. ***Science***. 2012; 335 (6073): 1235-1238.
197. Deng D, Yan CY, Pan XJ, et al. Structural Basis for Sequence-Specific Recognition of DNA by TAL Effectors. ***Science***. 2012; 335 (6069): 720-723.
198. Lin SY, Li TY, Liu Q, et al. GSK3-TIP60-ULK1 Signaling Pathway Links Growth Factor Deprivation to Autophagy. ***Science***. 2012; 336 (6080): 477-481.
199. Xue YX, Luo YX, Wu P, et al. A Memory Retrieval-Extinction Procedure to Prevent Drug Craving and Relapse. ***Science***. 2012; 336 (6078): 241-245.
200. Yi C, Ma MS, Ran LL, et al. Function and Molecular Mechanism of Acetylation in Autophagy Regulation. ***Science***. 2012; 336 (6080): 474-477.
201. Wang XR, Yano E, Qiu H, et al. A 37-year observation of mortality in Chinese chrysotile asbestos workers. ***Thorax***. 2012; 67 (2): 106-110.

(整理：贾晓峰)